循证医学微专业系列丛书

附大量
精彩视频

Meta
分析软件操作攻略

主　编　田金徽　李　江　葛　龙

副主编　杨　敏　罗小峰　谢建琴　王　权

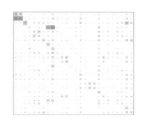 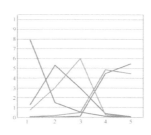 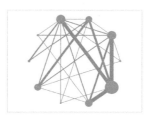

科学出版社

北　京

内 容 简 介

本书作为循证医学微专业系列丛书的第一本，阐述了 Meta 分析与网状 Meta 分析以及 GRADE 分级方法的基础知识，并结合案例介绍了 16 种 Meta 分析软件如何实现单臂、双臂、网状和诊断试验准确性研究 Meta 分析，同时介绍了 5 种文献自动化检索软件、5 种文献自动化筛选软件、2 种偏倚风险评估辅助软件、3 种数据辅助提取软件、4 种辅助撰写软件以及 2 种证据分级软件。本书系统全面呈现了 37 种软件，实现了 Meta 分析数据分析和呈现一体化；力求"教了就会用"，利用图片和视频形式把每个软件使用过程中遇到的核心问题与难点展示给读者，图文并茂，讲解深入浅出，可操作性强；内容实用性强，贴近前沿进展，具有指导意义。

本书可供循证医学研究的科研人员与临床工作者参考使用。

图书在版编目（CIP）数据

Meta 分析软件操作攻略 / 田金徽，李江，葛龙主编. —北京：科学出版社，2023.9
（循证医学微专业系列丛书）
ISBN 978-7-03-076305-1

Ⅰ. ①M… Ⅱ. ①田… ②李… ③葛… Ⅲ. ①医学统计-统计分析-应用软件 Ⅳ. ①R195.1

中国国家版本馆 CIP 数据核字（2023）第 170744 号

责任编辑：王灵芳 / 责任校对：张 娟
责任印制：赵 博 / 封面设计：蓝正设计

科 学 出 版 社 出版
北京东黄城根北街 16 号
邮政编码：100717
http://www.sciencep.com

北京华宇信诺印刷有限公司印刷
科学出版社发行 各地新华书店经销
*

2023 年 9 月第 一 版 开本：787×1092 1/16
2024 年 9 月第二次印刷 印张：16 3/4
字数：438 000
定价：98.00 元
（如有印装质量问题，我社负责调换）

编 者 名 单

主　　编　田金徽　李　江　葛　龙

副 主 编　杨　敏　罗小峰　谢建琴　王　权

编　　者（按姓氏笔画排序）

马晓婷　甘肃中医药大学

王　权　中国人民解放军空军军医大学第一附属医院

王士祺　中国人民解放军空军军医大学第一附属医院

王慧琳　中国医学科学院肿瘤医院

申希平　兰州大学

田　晨　兰州大学

田　敏　甘肃省人民医院

田金徽　兰州大学

许建国　兰州大学

孙铭谣　兰州大学

李　伦　中南大学湘雅二院

李　江　中国医学科学院肿瘤医院

李　杨　首都医科大学附属北京友谊医院

李　琳　兰州大学

杨　敏　中国医学科学院肿瘤医院

杨冬华　青海大学附属医院

张　珺　甘肃中医药大学

张　淳　兰州大学

张娇艳　兰州大学

陈耀龙　兰州大学

罗小峰　兰州大学

郑波波　陕西省人民医院

郑卿勇　兰州大学

赵　亮　兰州大学

徐　争　兰州大学

黄丹琪　中国医学科学院肿瘤医院

黄嘉杰　甘肃中医药大学

葛　龙　兰州大学

程露颖　自贡市第一人民医院

谢建琴　兰州大学第二医院

赖鸿皓　兰州大学

学术秘书　郑卿勇　兰州大学

王慧琳　中国医学科学院肿瘤医院

前　言

　　随着循证医学研究的兴起并逐步走向临床，越来越多的临床工作者开始运用最佳证据并服务于患者。Meta 分析作为循证医学研究的重要工具，其能够克服单项研究样本量过小、多中心研究花费过高等不足，在当今的医学领域得到了广泛应用。但是随着 Meta 分析方法不断发展，很多软件也出现在研究者的视野中，有 Meta 分析软件、Meta 分析自动化工具和证据分级软件，但没有一本书系统介绍所有相关软件的实际操作和应用。鉴于此，我们组织编写本书，旨在帮助相关研究者解决这方面的实际问题与困惑，为研究者开展 Meta 分析提供方法支持。

　　本书内容共分四篇。第一篇为 Meta 分析基础篇，包括 1~4 章，主要介绍系统评价/Meta 分析的起源、发展、定义和进展，Meta 分析的效应量选择、异质性的来源与处理、合并效应量模型选择和发表偏倚分析，网状 Meta 分析统计学原理、频率法和贝叶斯法选择、随机效应模型和固定效应模型选择、一致性模型与不一致性模型、异质性和一致性的识别和处理、效果的排序与检验效能，系统评价/Meta 分析撰写与质量评价；第二篇为 Meta 分析软件篇，包括 5~18 章，主要介绍 RevMan 软件、OpenMetaAnalyst 软件、Comprehensive Meta-analysis 软件、Meta-Disc 软件、ITC 软件、ADDIS 软件、GeMTC 软件、NetMetaXL 软件、Stata 软件、WinBUGS 软件、R 软件、SPSS 软件、SAS 软件、OpenMEE 软件、MetaGenyo 软件和 MetaDTA 软件的简介、下载和安装，以及其实现单臂 Meta 分析、双臂 Meta 分析、网状 Meta 分析和诊断试验准确性研究 Meta 分析的操作与结果解释；第三篇为自动化软件篇，包括 19~23 章，主要介绍了 2Dsearch、A2A(Apples to Apples)、Researchr、Yale MeSH Analyzer 和 Publish or Perish 等文献自动化检索软件；ASReview、Rayyan、Covidence、EPPI-Reviewer 和 DistillerSR 等文献自动化筛选软件；JBI SUMARI 和 Robvis 偏倚风险评估辅助软件；WebPlotDigitizer、Getdata Graph Digitizer 和 Unitex/GramLab 等数据辅助提取软件；Systematic Review Accelerator、Qiqqa、PRISMA Flow Diagram Generator 和 RevMan HAL 等辅助撰写软件；第四篇为证据分级篇，包括 24~26 章，主要介绍证据分级与推荐的演进、GRADE 分级方法简介与应用、GDT 网站在干预性系统评价与诊断准确性试验系统评价中的应用和 CINeMA 软件在网状 Meta 分析中的应用。

　　本书有以下特色：第一，系统全面呈现了 16 种 Meta 分析数据分析软件、19 种 Meta 分析自动化软件和 2 种证据分级软件，实现了 Meta 分析数据分析和呈现一体化；第二，本书贯彻"教了就会用"的原则，利用图片把每个软件应用过程中遇到的核心问题与难点展示给读者，"手把手"式教会读者使用；第三，本书内容具有实用性，贴近前沿进展，具有指导意义，非常值得有志于循证医学研究的科研人员与临床工作者阅读；第四，提供主要统计软件代码，方便读者重现。

《Meta 分析软件操作攻略》是我们推出的循证医学微专业系列丛书的第 1 本。囿于 Meta 分析认识和理解的局限性，以及 Meta 分析软件不断更新和发展，加之编者的水平和经验所限，书中若有不足之处，期待同行专家、广大师生和各位读者给予批评指正，以便再版时修订完善。在编写过程中，我们参考了大量国内外相关专著和论文，谨向原作者表示诚挚的谢意。本书的编写出版得到了甘肃省循证医学与临床转化重点实验室、兰州大学医学本科教育教学水平提升培育项目的支持，在此表示衷心的感谢！

主　编

2023 年 6 月 18 日

目　录

第一篇　Meta 分析基础篇

第二篇　Meta 分析软件篇

第三篇　自动化软件篇

第四篇　证据分级篇

第一篇 Meta 分析基础篇

第一章 系统评价/Meta 分析概述

第一节 起源与发展

一、系统评价/Meta 分析

12 世纪，中国南宋时期著名的哲学家、思想家朱熹（1130—1200 年），通过总结一系列相关的文献来凝练自己的哲学理论，提出了道统论。17 世纪，西方天文学家采用一系列单一数据进行合并以便得出更准确、可靠的结果。1904 年，Karl Pearson 在研究血清接种对伤寒的预防作用时，由于各个研究的样本量太小，可能存在误差和得不到科学、准确、可靠的结论，为此，他对不同的研究数据进行合并。1935 年，英国统计学家 Ronald Fisher 出版的 *The Design of Experiments* 一书中给出了在农业研究中合并多个研究的恰当方法，其随后出版的 *Statistical Methods and Scientific Inference* 一书中呈现了很多类似的例子，并鼓励科学家们采用这样的方法比较不同研究之间的差异，并对相似的研究进行合并。William Cochran 对 Ronald Fisher 的方法进行了拓展，采用加权平均效应合并研究结果，即最初的随机效应模型。William Cochran 等先后将这种方法应用到农业研究和医学研究中（如评估迷走神经切断的效果）。此后，该方法在心理学和教育学研究中得到了广泛应用，但在医学研究领域中却没有得到普及。

1974 年，英国 Peter Elwood 开展了第一个评价阿司匹林预防心肌梗死复发效果的随机对照试验，研究显示：阿司匹林可以减少心肌梗死的复发，但差异无统计学意义。1976 年，美国 Gene Glass 提出了"Meta 分析"这个术语。随着其他类似研究结论的公开发表，Elwood 和 Cochrane 采用 Meta 分析的方法对阿司匹林预防心肌梗死复发效果进行了评估，明确了阿司匹林对心肌梗死复发的预防效果，这一研究结果发表在 1980 年的 *Lancet* 上。20 世纪 80 年代，英国医学统计学家 Richard Peto 对研究间固定的权重持有异议，认为研究间结果差异是由于随机误差造成的。随后，DerSimonian 和 Laird 对传统的随机效应模型进行改进，这就形成了现在常用的随机效应模型。

与此同时，Mulrow 的研究显示，传统的文献综述由于没有系统全面的检索，因此可能存在潜在的偏倚。英国内科医师和流行病学家 Archie Cochrane 指出进行临床决策的人员并不能够对当前所有的信息进行评估，因此无法得到可靠的证据。为此，在 1974 年至 1985 年，Archie Cochrane 带领他的团队完成了 600 多篇系统评价，共收集 3500 多项临床对照研究。至此，系统评价才被广泛接受。20 世纪 90 年代，制作和更新系统评价的国际组织 Cochrane 协作网成立，进一步推动了医学各个领域系统评价和 Meta 分析的生产。系统评价/Meta 分析已经成为最常被引用的证据来源，无论其绝对数量还是相对数量都在逐年上升。

二、网状 Meta 分析

自 20 世纪 90 年代的单组间接比较到 2014 年网状 Meta 分析理论体系的成熟，其间伴随着统计方法和软件不断完善，具体发展历程如下：

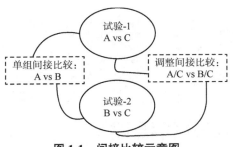

图 1-1　间接比较示意图

20 世纪 90 年代，研究者从不同研究中选择不同干预措施的数据，比较不同干预措施间效果的差异，即单组间接比较（图 1-1）。单组间接比较忽略影响研究结果因素在研究间的可比性，直接叠加不同研究的数据，破坏随机对照试验的随机性，增加了结果的偏倚，使结果不可靠性增加。

Bucher 等 1997 年提出通过共同对照比较两个干预措施间疗效差异，即调整间接比较（图 1-1），并采用这种方法比较磺胺甲噁唑-甲氧苄啶与氨苯砜/乙胺嘧啶预防艾滋病患者中卡氏肺囊虫感染的效果。由于该方法基于 Meta 分析的结果，基于共同对照的结果进行调整，并未破坏随机对照试验的随机性，也未引入偏倚。

2002 年，Lumley 等采取频率统计方法合并直接比较和间接比较结果，首次提出网状 Meta 分析和不连贯性的概念，比调整间接比较法更先进，可同时实现多个间接比较之间以直接比较与间接比较结果的合并。这种网状 Meta 分析本质上是混合治疗效应，相对于直接比较和间接比较结果，具有较高的统计学效能和精确性。

2003 年，Song 等验证了 Z 检验的可靠性，但 Z 检验只适合纳入两臂研究的网状 Meta 分析。

2004 年，Lu 等采用贝叶斯方法合并直接比较和间接比较结果，首次提出混合治疗效应。这种方法主要通过 WinBUGS 软件实现，比较灵活方便，是目前网状 Meta 分析应用最广的方法，开创了网状 Meta 分析新局面。

2006 年，Lu 等提出不一致性因子，采用贝叶斯模型计算闭合环中的不一致性因子，但该方法不容易判断是否存在不一致性。

2009 年，加拿大渥太华大学 Wells 等研发的间接比较软件（indirect treatment comparison，ITC）是最早可进行调整间接比较的软件，可分析多组干预措施间的间接比较结果，最多可以通过 10 个干预措施比较两个干预措施间的效果差异。由于该软件主要基于 Meta 分析的合并结果，因此，首先需对这些干预措施进行 Meta 分析后，才能使用 ITC 软件进行间接比较。

2010 年，Dias 等提出两种不一致性的计算方法：后推法和点分法。后推法根据合并结果和直接比较结果计算间接比较结果，分析直接比较和间接比较结果间的不一致性；点分法是将某一对照措施的结果拆分为直接比较和间接比较结果，比较两者的一致性。这两种方法计算比较麻烦，不容易实施，尤其是点分法需要在 R 软件中建模。

2011 年，White 等更新 Stata 软件中的 mvmeta 程序包，为频率统计方法开展网状 Meta 分析提供程序支持。

2012 年，White 发表 Stata 软件的 Network 命令，该命令是目前基于 Stata 实现网状 Meta 分析最为简单的命令，可同时实现一致性和不一致性网状 Meta 分析及采取点分法检测不一致性。

2013 年，英国国家卫生与临床优化研究所（National Institute for Health and Clinical Excellence）提出广义线性模型，并提供亚组分析、Meta 回归、异质性和风险偏倚调整分析模型，至此网状 Meta 分析的统计方法和模型已趋近完善，可分析不同情况下的数据。

2013 年，Chaimani 等发表 Stata 软件程序包，可实现以图的形式展示网状 Meta 分析的主要要素：证据关系图、网状 Meta 分析结果、不一致性、结果排序及证据贡献图。

2013 年，荷兰格罗宁根大学 Gert van Valkenhoef 等开发的 ADDIS 软件可同时实现直接比较 Meta 分析、网状 Meta 分析和风险收益评估，其界面简单，操作容易。该软件利用贝叶斯方法的一致性或不一致性模型，同时提供检验不一致性的点分法模型。

2014 年，Miladinovic 等开发 Indirect 命令，比较简单，可同时获取直接比较和间接比较结果，但并不能合并直接比较和间接比较结果。

2014 年，加拿大 Brown 等开发的 NetMetaXL 软件基于 Excel 软件 VB 功能调用 WinBUGS 软件进行网状 Meta 分析。该软件基于贝叶斯方法，可同时实现固定模型与随机模型、一致性与不一致性模型下的网状 Meta 分析，一次性实现证据网络的构建、不一致性的检测和收敛性的评估。该软件操作简单，不需要贝叶斯法的专业知识，结果以图表形式呈现，较为清晰。然而，该软件只能完成二分类变量数据的分析，不能实现连续变量和生存数据的分析，也不能实现亚组分析、Meta 回归和发表偏倚的检测。

2014 年，在网状 Meta 分析中应用证据推荐分级的评估、制订与评价（Grading of Recommendations Assessment，Development and Evaluation，GRADE）评估证据质量的论文陆续发表，标志着网状 Meta 分析已经初步建立成熟的理论体系。

第二节　系统评价/Meta 分析定义

一、系统评价定义

系统评价（systematic review，SR）是一种按照一定的纳入标准广泛收集关于某一医疗卫生问题的研究，对纳入研究进行严格的偏倚风险和证据质量评估，将各研究结果进行定量合并分析或定性分析，以对该问题进行系统总结的研究方法。Chalmers 和 Altman 将其定义为："采用各种方法以减少偏倚和随机误差并将其记录在案和研究报告的方法部分里的一种证据合成方法"。美国医疗保健研究与质量局（The Agency for Healthcare Research and Quality，AHRQ）将 SR 定义为临床文献的总结。研究人员就某一特定临床问题，系统全面地收集证据，采用一定的标准评价和总结证据。通过对研究的客观评价和总结，进而解决一个特定的临床问题，也可包含定量数据分析。Cochrane 协作网（The Cochrane Collaboration，CC）认为 SR 是全面收集符合纳入标准的证据，以期解决某一特定研究问题，采用严格和系统的方法收集证据，尽最大可能降低偏倚，呈现可靠的证据，进而得出可信的结论。

虽然不同组织对 SR 的定义不同，但是所有 SR 通常包括：制订全面的检索策略和严格的纳入排除标准；评估纳入研究的偏倚风险；对纳入研究资料进行定量或定性分析，获得纳入研究的合并效应量或定性结果证据；估计所获证据的质量，在此基础上形成对临床实践的应用推荐。

二、Meta 分析定义

不同阶段，不同的组织对（Meta analysis，MA）的定义略有所不同，详见表 1-1。

表 1-1　不同的组织对 MA 定义的一览表

个人/组织名称	MA 定义
Cochrane 协作网	采用统计方法将不同研究的数据进行合并。这种方法可以充分利用系统评价收集的所有信息，进而增加统计检验的效能。通过采用统计方法合并相似研究，可以提高结果效应量的精确性
美国国家医学图书馆（National Library of Medicine，NLM）	合并不同独立研究（通常基于发表文献）、总结不同研究结果的统计方法，指导临床实践和科研，以便评估治疗效果和开展新的研究
Himmelfarb 健康科学图书馆	是 SR 之一，是一种统计方法，可以系统地合并不同研究的定量或定性数据，进而得到一个具有更好统计学效能和精确性的结论
AHRQ	对不同研究数据合并的统计学方法
Salters-Pedneault	一种研究类型，可以对某一个研究问题的所有研究进行分析和合并，进而发现这些研究结果间的一般趋势。可以克服原始研究样本量较小的问题，帮助确定一个研究领域的研究趋势
Gene Glass	是对一系列研究结果进行统计学分析，进而整合这些研究结果
Crombie 等	合并不同研究的统计学方法，其通过合并两个及以上的随机对照试验来评估治疗措施的临床有效性；MA 可以提供一个精确的治疗效应，且根据纳入研究的大小和精确程度赋予不同的权重

通过比较上述的定义，不难发现，MA 首先是一种统计学方法，该方法可以对不同研究的结果进行合并，进而得到一个更精确、统计效能更高的结果。这种统计方法可以对研究结果间的相似性进行定量或定性的评价，可以克服原始研究样本量较小的问题。

三、网状 Meta 分析定义

网状 Meta 分析（network meta analysis，NMA）的术语有 3 个：网状 Meta 分析、混合治疗效应和多组 Meta 分析。学术界认为 3 种术语可互用。目前并不能很好地区分这 3 个术语，同时在术语使用上也存在着困难，3 种术语分别有着自身不同的解释和含义。网状 Meta 分析中的网状主要来自于对证据图的解释，证据图的形状是网状，因此，网状 Meta 分析就是基于形成证据图的研究对不同的干预措施进行分析。混合治疗效应是同时存在直接比较和间接比较的情况下（同时存在一个或者多个闭合环），基于间接比较结果及间接比较结果与直接比较结果的合并结果同时分析多个（三个或者三个以上）干预措施效果差异的分析。多组 Meta 分析是对多组干预措施进行比较的 Meta 分析。但是就目前的流行趋势而言，大多数研究更倾向使用网状 Meta 分析。

网状 Meta 分析的定义为基于直接比较和间接比较结果比较多个干预措施治疗效果差异的 Meta 分析，或者是在不存在直接比较的情况下，分析多个干预措施之间效果差异的 Meta 分析，或者为比较两个以上干预措施疗效的 Meta 分析。对网状 Meta 分析的定义可以分为：①基于直接比较和间接比较的结果比较多个干预措施的 Meta 分析，这种定义和混合治疗效应 Meta 分析的定义相似，主要应用在证据图存在闭合环的情况。这也就是在证据图存在闭合环时，网状 Meta 分析和混合治疗效应可以混用。②网状 Meta 分析在不存在直接比较的情况下，通过间接比较比较不同的干预措施。这种定义与调整间接比较的定义相似。对这两种定义的分析，不难看出，网状 Meta 分析应该包括调整间接比较和混合治疗效应。Jansen 等描述了间接比较、混合治疗效应和网状 Meta 分析三者之间的关系：当分析两个以上研究或两个以上干预措施时，可采用网状 Meta 分析；当证据图中存在闭合环时，可称之为混合治疗效应；当不存在任何闭合环的时候，可称之为调整间接比较。因此，网状 Meta 分析的定义应该至少包括这两个方面。我们将网状 Meta 分析定义为基于多个研究分析两个以上干预措施之间间接比较结果（主要是调整间接比较）或者直接比较结果与间接比较结果的合并结果（混合治疗效应）的 Meta 分析（图 1-2）。

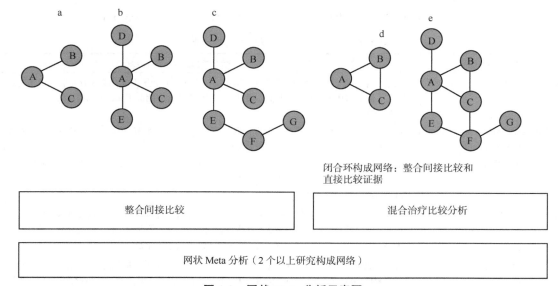

图 1-2 网状 Meta 分析示意图

a～c 均为对 B 和 C 进行间接比较，而 d、e 形成了闭合环网络（A，B，C 之间），整合了间接比较和直接比较证据，在此基础上形成了混合治疗分析

四、Cochrane 系统评价定义

Cochrane 系统评价（Cochrane systematic reviews，CSR）是 Cochrane 协作网组织制作并在 Cochrane Library 上发表的系统评价（systematic reviews，SR）。它是 CSR 作者在 Cochrane 协作网统一工作手册的指导下，在相应 CSR 工作组编辑部指导和帮助下所完成的 SR。固定化格式是 CSR 的一个鲜明的特点。CSR 的固定化格式使其具有让读者很快找到研究结果并分析其真实性、实用性和潜在意义，易于更新、阅读、出版发行的特点。与一般 SR 相比，CSR 有非常严格的制作程序。第一，CSR 的作者必须经过严格的培训，培训教材的内容全球统一；第二，CSR 的研究计划书和 CSR 全文均须经评审小组评审，提出修改意见；第三，经过各相关专业组复审编辑才得以发表，发表后，任何人均可对其进行评价，提出意见，每年或每两年，作者根据这些意见和新检索到的临床研究对原 SR 进行修改或更新。因为严格的质量保障制度和周密体系，CSR 被公认为最高级别的证据之一，已经被广泛用于制订指南和卫生政策。

五、系统评价与 Meta 分析的关系

MA 对多个纳入研究的资料进行合并分析得到定量结果，也可是单个研究的统计学效应量结果。并非所有 SR 都必须做 MA，是否做 MA 要视纳入研究是否具有足够的相似性，如果纳入研究不具有同质性，则不进行 MA，而仅进行描述性的 SR，此类 SR 称为定性 SR；若纳入研究具有足够相似性，则进行合并分析，此类 SR 称为定量 SR。

由此可见，SR 可以包含 MA，MA 可能是 SR 的一部分，但并不是所有的 MA 都是 SR。当收集了一些研究，并进行了数据的定量合并，这时，研究的收集并不系统、全面，这样就不是 SR。但是，SR 不一定必须对纳入的研究进行定量分析，若纳入研究存在明显的临床异质性，这时候对数据进行定量合并就会产生偏倚，此时就需要对纳入的研究进行定性描述，分析其应用的不同范围。

第三节　系统评价/Meta 分析进展

一、单臂试验 Meta 分析/单组试验 Meta 分析

单臂试验是一种比较特别的临床试验，所有研究对象都在同一试验组，没有为试验组设计相对应的对照。单臂试验 Meta 分析主要针对无对照研究设计的数据进行合成分析。可使用 Comprehensive Meta-Analysis 软件很容易实现数据分析。

二、Meta 分析

1. 单个病例数据 Meta 分析　单个病例数据 Meta 分析（individual patient data meta analysis，IPDMA）被誉为临床二次研究的金标准，通过检索获得某一研究主题已发表（全文或摘要）或未发表（临床试验注册网站或联系研究者和制药企业等）的临床试验，与符合纳入标准的临床试验的研究者联系并建立研究协作组，由临床试验研究者提供单个病例的基线和随访数据，并对获得的 IPD 进行标化或转化确保研究之间的度量或测量相同，同时核查 IPD 一致性、完整性以及基线的均衡性，最终采用"一步法"和（或）"二步法"合并临床试验结果，获得干预措施效果的效应量和可信区间。传统 MA 无法使用研究对象基线数据进行亚组分析、生存数据分析受限、长期随访数据不足、数据分析方法相对单一、每个研究对象结局指标未能充分利用等不足，但 IPDMA 可以克服上述的缺陷。可使用 PRISMA-IPD 清单撰写和报告 IPDMA。

2. 累积 Meta 分析　累积 Meta 分析（cumulative meta analysis，CMA）指在某个研究领域，将研究

作为一个连续的统一体,每当新的试验完成,即可进行一次 MA,它具有传统 MA 的特点,同时又具有自身的优点。由于每次研究加入后,重复一次 MA,将按一定的顺序排列累积的结果,用森林图呈现,可反映研究结果的动态变化趋势,也可评估各研究对综合结果的影响。

3. 动态系统评价 动态系统评价(living systematic review,LSR)指在新研究证据出现时及时纳入,并持续更新的 SR。LSR 解决传统 SR 证据过时的问题。制作 LSR 第一步是制作一篇纳入最全最新证据的 LSR,以作为今后更新的初始版本。在初始版本的基础上,定期重复迭代,以保证 LSR 的及时性。已发表的 SR,可以评估动态更新的必要性,决定是否转换为一篇 LSR。随着 Epistemonikos、PaperBot、GAPscreener、RobotReviewer、ContentMine、GRADE pro GDT、CINeMA、StArt 等工具的出现,正在改变和简化 LSR 的制作流程,提高 LSR 的可行性和持续性,使得撰写人员更有效地编写、传播和更新 LSR。

4. 快速系统评价 传统系统评价通常至少需要 12 个月,如果证据需求者需要在短期之内(如 6 个月之内)完成系统评价,可以通过简化系统评价方法和流程,快速为决策者提供证据支持。由于该方法具有快速的特点,日益被重视并用于制定决策(如新药遴选)。

5. 剂量反应 Meta 分析 剂量反应关系 Meta 分析(dose response meta analysis,DRMA)可同时处理 3 个及以上组别数据,并直接估计暴露因素与疾病的剂量反应关系。DRMA 模型可用于病例-对照研究与队列研究,也可用于随机对照设计的研究,但任何一种 DRMA 模型都需大样本量的支持,以保证足够的统计效能。

6. 动物实验 Meta 分析 临床前动物实验的基本目的是初步验证干预措施的有效性和安全性,其所获结论则是论证被评价干预措施是否进入临床研究阶段和进一步制订临床试验计划的直接证据,以保护 I 期临床试验的志愿者。动物实验 MA 被认为是提高临床试验效能预测的准确性,减少出现阴性结果的风险,可以用于决定动物实验结果何时可被临床接受,终止不必要的临床试验。通过动物实验 MA 可以实现:①后效评估动物实验,回顾性比较动物模型是否使用得当,尤其是决定被评价新的干预措施研究中基金的资助方向,比较动物实验和人体试验结果以阐明相互印证程度;②降低将动物实验所获结果引入临床的风险,动物实验的系统评价可在即将开展的临床试验中计算效能时增加估计疗效的精度,降低假阴性结果的风险;可更好地促进动物实验向临床研究转化。可以使用动物实验 SR/MA 报告标准撰写和报告动物实验 MA。

7. 诊断准确性试验 Meta 分析 诊断准确性试验 Meta 分析是通过系统、全面搜集诊断试验研究,严格按照预先制定的纳入标准筛选研究,依据国际公认的诊断试验质量评价工具(如 QUADAS-2)评价纳入研究质量,并进行定性描述或用合成受试者工作特性曲线进行定量分析的一种综合评价诊断试验准确性和重要性的研究方法。主要模型有 Littenberg-Moses 固定效应模型、双变量随机效应模型、分层 SROC 模型。可使用 PRISMA-DTA 撰写和报告诊断准确性试验 Meta 分析。

三、网状 Meta 分析

网状 Meta 分析(network meta analysis,NMA)是对标准的两组试验 MA 的扩展,基于多个研究分析两个以上处理因素之间间接比较结果(主要是调整间接比较)或者直接比较结果与间接比较结果的合并结果(混合治疗效应)的 MA。它可以提高最终结果的精确度,并通过对所有干预措施进行排序筛选出最佳干预措施,以期为临床决策提供可靠证据。NMA 有频率法和贝叶斯法两种统计方法,能使用的拟合模型多种多样,NMA 结果中包括相对效应量、干预措施排序和证据可信度等多重信息,适当、全面、简明、清晰和直观地可视化呈现 NMA 结果将会有利于促进 NMA 结果的转化和利用。可以使用 PRISMA-NMA 清单撰写和报告 NMA。

1. 单个病例数据网状 Meta 分析 单个病例数据网状 Meta 分析(network meta-analysis of individual participant data,IPD-NMA)已被认为是干预性系统评价的金标准,IPDNMA 是 IPDMA 和 NMA 的扩展,指获取研究中每个研究对象的原始数据后进行 NMA,在实现多个干预措施比较基础上,可以更好地探讨研究内和研究间的异质性和不一致性,同时通过亚组分析增强了研究结果的临床实用性。若同时存在基于单病例数据的直接比较和间接比较，可以采用 NMA 进行合并，如果缺乏直接比较或没有足够的数据实现调整间接比较时，可以采用匹配调整间接比较（matching adjusted indirect comparisons，MAIC）和模拟治疗比较（simulated treatment comparisons，STC）方法实现干预措施之间的比较。与 NMA 相比，IPDNMA 可以实现：①增加结果可信性和可靠性；②发现处理因素和协变量的交互作用，并可以对其进行处理；③可以降低研究之间的异质性以及不同比较之间的不一致性；④最重要的一点，可以实现亚组分析，使研究结果的临床实用性增强；⑤可以避免和减少数据整合偏倚。

2. 动态网状 Meta 分析　动态网状 Meta 分析（living network meta analysis，LNMA），又称为动态累积 NMA（living cumulative NMA，LCNMA），可视为传统 LSR 的拓展，可获得关于某一医疗健康问题所有干预措施的现有证据的最新综合。LNMA 方法学框架，为比较特定疾病所有干预措施提供了全面且最新证据综合和动态更新的方法。

3. 诊断准确性试验网状 Meta 分析　在诊断试验中引入 NMA 的方法，可解决临床医师诊断技术选择难的问题。可以采用 SROC 曲线法、Meta 回归方法和调整间接比较方法实现诊断试验准确性间接比较 MA，同时可以利用多项式模型、诊断性试验对比数据模型、变量线性混合模型、双向 ANOVA 模型、多种诊断试验/多个阈值的双变量 NMA 模型、诊断性试验 NMA 贝叶斯分层模型、诊断准确性试验 NMA 贝叶斯 HSROC 模型实现诊断准确性试验 NMA。

4. 观察性研究网状 Meta 分析　NMA 通常只纳入 RCT，但 RCT 的纳入标准相对较窄，限制了 RCT 的外部真实性。同时，这种方法忽略了其他研究设计的数据，而这些研究设计的数据也可以作为补充，支持当前的临床决策。因此，NMA 需要观察性研究的数据作为支持和补充。若同时纳入 RCT 和观察性研究的数据进行 NMA，从统计学方法学角度和理论上讲，纳入观察性研究，合并观察性研究结果是可以的。NMA 合并 RCT 和观察性研究的方法主要有 3 种：直接合并、先验分布、等级模型。此外，Jenkins 还采用修正幂验前分布进行 NMA。

5. 生存数据网状 Meta 分析　生存分析广泛用于肿瘤的随访研究中进行事件分析，对于生存数据，常用风险比和生存曲线呈现。风险比基于比例风险假设，可采用单一测量值表示不同时间的结果，但其可能存在假阳性。生存曲线则是以生存时间为横轴，生存率为纵轴，将各个时间点对应的生存率连接在一起的曲线图，它可直观比较各组的生存情况，但很少同时提供生存数据。对于生存数据 NMA，可以基于研究水平进行数据汇总，如 HR 的 NMA、生存曲线的 NMA 以及合并二分类变量结果与 HR 结果的 NMA，也可以基于重建的 IPD 水平的数据拟合 NMA。

6. 动物实验网状 Meta 分析　通常动物实验设置实验组别数量多于 2 个，传统 MA 无法充分利用实验数据，而 NMA 可以实现多个组别的比较，完全可以弥补传统 MA 的不足。动物实验 NMA 的方法学原则与其他任何 NMA 一样，一个动物实验 NMA 应该首先明确地提出问题和纳入标准，按照纳入标准全面收集用于动物实验的数据，无偏倚地选择和提取数据，严格评价动物实验方法学质量，正确合并相关数据，解释结果。

随着 NMA 方法学在不断完善，出现了多水平 NMA、剂量效应 NMA、预测模型 NMA、证据网络断续 NMA、结局重复测量（多时点）的 NMA、多重关联结局多元 NMA 等。

第二章　Meta 分析统计学基础

第一节　效应量的选择

效应量（effect size，ES）是指临床上有意义或实际价值的数值或观察指标改变量，是单个研究结果的综合指标，需根据研究的性质、资料的类型确定。

一、二分类资料的效应量

以表 2-1 为例，分别计算不同形式的效应量及其标准误，假设纳入的研究为 k 个（$i=1$，2，$\cdots\cdots$，k）。

表 2-1　二分类资料的基本格式

研究 i	发生	未发生	合计
试验组	a_i	b_i	n_{1i}
对照组	c_i	d_i	n_{2i}
合计	m_{1i}	m_{2i}	N_i

1. 相对危险度　相对危险度（relative risk，RR）也叫率比（rate ratio），是反映暴露与发病（或死亡）关联强度的最常用指标。它是暴露组的发病率与非暴露组（或低暴露）的发病率之比，说明前者是后者的多少倍。RR 是反映暴露（干预）与事件关联强度最有用的指标。RR 值越大，表明暴露的效应越大，暴露与结局关联的强度越大。

$$RR_i = \frac{a_i / n_{1i}}{c_i / n_{2i}} \quad SE[\ln(RR_i)] = \sqrt{\frac{1}{a_i} - \frac{1}{n_{1i}} + \frac{1}{c_i} - \frac{1}{n_{2i}}}$$

若结局是死亡率、病死率、患病率等指标时，$RR \neq 1$ 表示暴露因素（或试验因素）对疾病有影响，当 $RR>1$ 时，表示暴露因素（或试验因素）是疾病的危险因素，RR 越大，暴露因素（或试验因素）对疾病的不利影响就越大。当 $RR<1$ 时，表示暴露因素（或试验因素）是疾病的有益因素，且 RR 越小，暴露因素（或试验因素）对疾病的有益作用就越大。当 $RR=1$ 时，表示暴露因素（或试验因素）与疾病无关。

若结局是有效率、治愈率等指标时，$RR \neq 1$ 时，表示试验因素对疾病有影响。当 $RR>1$ 时，表示试验因素是疾病的有益因素，且 RR 越大，试验因素对疾病的有益影响就越大。当 $RR<1$ 时，表示试验因素是疾病的危险因素，且 RR 越小，试验因素对疾病的危险作用就越大。当 $RR=1$ 时，表示试验因素与疾病无关。

2. 比值比　比值比（odds ratio，OR）是测量疾病与暴露联系强度的一个重要指标。OR 的意义与 RR 相似，指暴露组的疾病危险性为非暴露组的多少倍。$OR>1$ 说明疾病的危险度因暴露而增加，暴露与疾病之间为"正"关联；$OR<1$ 说明疾病的危险度因暴露而减少，暴露与疾病之间为"负"关联。但是，在不同患病率和不同发病率的情况下，OR 与 RR 是有差别的。结局事件发生率较低时，OR 是 RR 的极好近似值。无论以暴露比值和非暴露比值计算，或是以有病比值和无病比值计算，比值比的结果都是一样。

$$OR_i = \frac{a_i d_i}{b_i c_i} \quad SE[\ln(OR_i)] = \sqrt{\frac{1}{a_i} + \frac{1}{b_i} + \frac{1}{c_i} + \frac{1}{d_i}}$$

3. 率差　率差（rate difference，RD）又称特异危险度、归因危险度。是暴露组发病率与对照组发病率相差的绝对值，在临床试验中其大小可以反映试验效应的大小，其可信区间可用来推断两个率有无差别。两率差为 0 时，两组的某事件发生率没有差别，而率差的可信区间不包含 0（上下限均大于 0 或上下限均小于 0），则两个率有差别；反之，两率差的可信区间包含 0，则无统计学意义。通常只有队列研究和随机对照试验结果可以计算 RD。

$$RD_i = \frac{a_i}{n_{1i}} - \frac{c_i}{n_{2i}} \quad SE(RD_i) = \sqrt{\frac{a_i b_i}{n_{1i}^3} + \frac{c_i d_i}{n_{2i}^3}}$$

4. 选择 RR、OR 和 RD 注意事项

（1）当结局事件发生率极低时（有学者认为是事件发生率≤10%时），RR 或 OR 具有良好的一致性，两者均可采用。其中对于某些发生率较低的结局事件，如并发症或不良反应，常推荐采用 OR 进行计算。

（2）随着结局事件发生率的升高，OR 的夸大效应愈加明显，在一定程度时可能伴有结局性质的不一致。对于纳入研究中出现试验组和对照组结局事件发生率均为 100%时，不应选择 OR 指标。

（3）当事件发生率一定时，随着 OR 值的增大，OR 与 RR 的差异变大，从而引起结论夸大效应。

（4）纳入研究的质量情况，根据纳入研究的质量评价标准，当纳入的研究质量较低而可能导致较大的偏倚时，可尝试通过效应指标的选择尽量减少对结论的高估或假阳性，以避免偏倚的累积，在这种情况下 RR 指标可能较为合适，但仍需更深入的研究。

（5）当纳入研究纳入的研究对象的基线风险具有较好的一致性时，可选择 RD。当所关注结局事件在试验组或对照组人群中全部发生或为 0 时，此时也可考虑采用 RD 为合并统计量。采用 RD 的优点是结果容易被解释，便于理解，但临床可适用性往往较低。

二、连续型资料的效应量

根据比较组的样本含量、均数、标准差来计算效应量，一般效应量为试验组与对照组的加权均值差（weighted mean difference，WMD）、均值差（mean difference，MD）和标准化均值差（standardized mean difference，SMD）表示，计算前先将资料整理成表 2-2 格式，假设纳入的研究为 k 个（$i=1,2,\cdots\cdots,k$）。

表 2-2　定量资料整理的基本格式

研究 i	例数	均数	标准差
试验组	n_{1i}	m_{1i}	s_{1i}
对照组	n_{2i}	m_{2i}	s_{2i}
合计	$N_i = n_{1i} + n_{2i}$		

1. 加权均差　均值差即两组均数之差，计算两个组之间均数的差值是临床研究中的常用统计方法，用于估计治疗改变结果的平均量。Meta 分析时，使用同样或同类计量单位的研究，如均使用厘米作为计量单位，或厘米与米，虽然度量单位不同，但属于同类计量单位，可转化成相同的度量单位，就可直接进行合并分析。

$$md_i = m_{1i} - m_{2i} \quad se(md_i) = \sqrt{\frac{s_{1i}^2}{n_{1i}} + \frac{s_{2i}^2}{n_{2i}}}$$

2. 标准化均差　Meta 分析会遇到相同指标而计量单位不同的情况，可采用标准化均值差进行分析，由于标准化均值差可消除量纲的影响，常见计算方法有：Cohens'd，Hedges' adjusted g，Glass's D。

首先计算出两组的合并标准差：

$$s_i = \sqrt{\frac{(n_{1i}-1)s_{1i}^2 + (n_{2i}-1)s_{2i}^2}{N_i - 2}}$$

然后计算标准化均值差，过程如下：

①Cohens'd

$$d_i = \frac{m_{1i} - m_{2i}}{s_i} \quad SE(d_i) = \sqrt{\frac{N_i}{n_{1i}n_{2i}} + \frac{d_i^2}{2(N_i - 2)}}$$

②Hedges' adjusted g

$$g_i = \frac{m_{1i} - m_{2i}}{s_i}\left(1 - \frac{3}{4N_i - 9}\right) \quad SE(g_i) = \sqrt{\frac{N_i}{n_{1i}n_{2i}} + \frac{g_i^2}{2(N_i - 3.94)}}$$

③Glass's D

$$\Delta_i = \frac{m_{1i} - m_{2i}}{SD_{2i}}$$

$$SE(\Delta_i) = \sqrt{\frac{N_i}{n_{1i}n_{2i}} + \frac{\Delta_i^2}{2(N_{2i} - 1)}}$$

不管实际采用什么计量单位，只要均值差的标准误为相同数量级，各研究的 *SMD* 也是相同数量级，就可以计算合并效应量（*SMD* 合并）。

注意：*SMD* 并非校正度量的差异，而是使各种不同度量趋同的方法，即 *SMD* 没有任何单位。*SMD* 反映的是计量单位的差异，而不是真正的患者之间的变异。这可能在一些情况下会产生问题，如当 Meta 分析包括的患者范围较宽时，标准误可能较大，而我们期望了解在不同研究里的患者间的变异是否真正有差异。由于 Meta 分析的度量单位与原始研究不一样，总疗效可能难以用 Meta 分析的度量单位对原始研究的效应量进行解释。但有些条件下，可以将疗效转换为特定研究所使用的单位。

三、等级资料的效应量

等级资料指将观察对象按其自然类别分类，如将疾病按严重程度分为"轻度"、"中度"和"重度"。等级资料的效应量使用均衡机会比（proportional odds ratio），在分类的类别很多时，这种计算非常困难，且没有必要计算。在实际分析中，较长的分类等级资料被处理成连续性变量、较短的分类等级资料被处理成二分类变量进行分析。转换成二分类变量时，需设定切割点，切割点选择不当可能增加偏倚，特别是如果该切割点使两组干预措施的差异最大化时，偏倚的可能性更大。当等级资料被转化为二分类变量资料时，使用 *RR*、*OR* 或 *RD* 来表达事件或疗效效应量的大小；转化为连续性变量资料，则疗效效应量被表达为（W）*MD* 或 *SMD*。

四、计次和率的效应量

有些类型的事件可在一个观察对象上多次发生，如心肌梗死、骨折、某种副作用或住院，统计这些事件的次数可能比简单地统计每一个患者是否发生事件更好，有些资料必须这样统计事件次数，这种资料被称为计次资料，计次资料可分为稀有事件计次资料和多发事件计次资料。

稀有事件的分析常常使用率，如某临床研究的一个组发生了 18 次心肌梗死，全组的随访期为 314 人年，则该组心肌梗死发生率为 0.057/人年或 5.7/100 人年。Meta 分析中的汇总分析使用比率比（rate ratio，RR），用于比较两组中事件的率。在少数情况下，也可使用率差。

对于更多事件的计次，如缺失的或填充的牙齿，常用与连续性资料相同的方法来处理，其治疗效应量采用（W）*MD* 或 *SMD* 表示。

五、时间相关事件结果效应量

很多临床研究结果的判断不能仅靠统计结局事件的多少即发生率的大小，还需根据出现这种结局的时间长短进行比较。时间相关事件资料由两部分组成：①没有事件发生的时间的长度；②反映一个时间段的终点或仅在观察终点是否有事件发生的指标。时间相关事件可以不是死亡事件，如疾病的复发等。

只要时间相关事件资料在固定时间点观察获得，就可采用二分类资料的分析方法进行分析。如所有观察对象在 12 个月内都被随访到，各组所发生事件的比例可填入四格表，治疗效应量就可使用 RR、OR 或 RD 来表达。

对时间相关事件资料的结果进行 Meta 分析可采用：①如果能够获得事件实际数和理论数差值（$O-E$）和精确方差（V），就对单个患者资料或研究中报告的统计数据进行重新分析，使用 Peto 法合并研究结果；②如果能够从 Cox 比例风险回归模型获得 log 风险比和标准误，则可用普通倒方差法合并研究结果，根据资料选用固定效应模型或随机效应模型。

多数情况下，不同类型的数据最终都转化为二分类或连续性变量进行 Meta 分析。对随机对照试验而言，在判断某干预措施时，常需要将相对效应和绝对效应指标同时报告进行综合分析。但在 Meta 分析中，绝对指标的使用需要谨慎。各个原始研究人群的基线风险常存在差异，限制了绝对效应指标的临床推广性。根据不同的流行病学研究设计类型和资料类型，结合各种效应量指标的特性，表 2-3 列出了 Meta 分析时选择效应量的推荐意见。

表 2-3　Meta 分析效应量的选择

类型		*OR*	*RR*	*RD*	（W）*MD*	*SMD*
流行病学设计类型	随机对照试验	+	++	+	++	++
	队列研究	+	++	+	++	++
	病例对照研究	++	–	–	+	+
	横断面研究	+	–	–	+	+
资料类型	二分类变量	+	+	+	–	–
	连续型变量	–	–	–	+	+

注：++表示最适合；+表示适合；–表示不适合

六、诊断准确性试验效应量

评价诊断试验准确性指标包括敏感度、特异度、似然比、ROC 曲线等。诊断试验临床应用性指标包括阳性预测值和阴性预测值等。为了便于理解，根据诊断试验的结果和金标准的结果建立一个四格表（表 2-4）。

表 2-4　评价诊断性试验的四格表

诊断性试验	金诊断		
	患病	未患病	合计
阳性	a（真阳性）	b（假阳性）	a+b（阳性人数）
阴性	c（假阴性）	d（真阴性）	c+d（阴性人数）
合计	a+c（患病人数）	b+d（非患病人数）	a+b+c+d（受检总人数）

1. 敏感度　敏感度（sensitivity，SEN），又称真阳性率（true positive rate，TPR），是实际患病且诊断试验结果阳性的概率。反映被评价诊断试验发现患者的能力，该值愈大愈好，敏感度只与患病组有关。能够诊断出尚处于初期或早期的目标疾病的诊断试验，或能够反映出目标疾病微小变化的诊断试验为敏感性诊断试验。

$$SEN = \frac{a}{a+c} \times 100\%$$

2. 特异度　特异度（specificity，SPE），又称真阴性率（true negative rate，TNR），是实际未患病且

诊断试验结果为阴性的概率，反映鉴别未患病者的能力，该值愈大愈好。特异度只与未患病组有关。用于鉴别诊断的诊断试验特异度达到85%以上者可称为高特异性的诊断试验。

$$SPE = \frac{d}{b+d} \times 100\%$$

3. 似然比（likelihood ratio，LR） 在应用敏感度和特异度评价诊断试验时，两者彼此需独立进行。但实际诊断试验中两者的关系存在本质联系，相互牵制，不可截然分开。不同的诊断试验临界值具有不同的敏感度和特异度。敏感度升高，特异度下降；特异度升高，敏感度下降。因此，评价诊断试验时仅描述敏感度和特异度远不能反映诊断试验的全貌。似然比是反映敏感度和特异度的复合指标，可全面反映诊断试验的诊断价值，且非常稳定，比敏感度和特异度更稳定，更不受患病率的影响。

（1）阳性似然比（positive likelihood ratio，LR+）：*LR+*为出现在金标准确定患病的受试者阳性试验结果与出现在非患病受试者阳性试验结果的比值大小或倍数，即真阳性率与假阳性率之比，因此，*LR+*越大，表明该诊断试验误诊率越小，也表示患目标疾病的可能性越大。

$$LR = \frac{真阳性率}{假阳性率} = \frac{SEN}{1-SPE}$$

（2）阴性似然比（negative likelihood ratio，LR-）：*LR-*为出现在金标准确定患病的受试者阴性试验结果与出现在非患病受试者阴性试验结果的比值大小或倍数，即假阴性率与真阴性率之比，因此，*LR-*越小，表明该诊断试验漏诊率越低，也表示患目标疾病的可能性越小。

$$LR = \frac{假阴性率}{真阴性率} = \frac{1-SEN}{SPE}$$

4. 预测值 预测值（predictive value，PV）是通过反映应用诊断试验的检测结果来估计受试对象患病或不患病可能性大小的指标。根据诊断试验结果的阳性和阴性，将预测值分为阳性预测值和阴性预测值。

（1）阳性预测值（positive predictive value，PV+）：指诊断试验结果为阳性者中真正患者所占的比例。对于1项诊断试验来说，*PV+*越大，表示诊断试验阳性后受试对象患病的概率越高。

$$PV+ = \frac{a}{a+b} \times 100\%$$

（2）阴性预测值（negative predictive value，PV-）：指诊断试验结果为阴性者中真正无病者所占的比例，*PV-*越大，表示诊断试验阴性后受试对象未患病的概率越高。

$$PV- = \frac{d}{c+d} \times 100\%$$

5. 验前概率和验后概率 验前概率（pre-test probability）是临床医师根据患者临床表现及个人经验对该患者患目标疾病可能性的估计值。验后概率（post-test probability）主要指诊断试验结果为阳性或阴性时，对患者患目标疾病可能性的估计。验前概率和验后概率常被用来评价诊断试验。临床医师希望了解当诊断性试验为阳性时，患目标疾病的可能性有多大，阴性时排除某病的可能性有多大，这就需要用验后概率来进行估计。如果验后概率相对验前概率改变越大，则该诊断性试验被认为越重要。

（1）验前比（pre-test odds）=验前概率/（1-验前概率）

（2）验后比（post-test odds）=验前比×似然比

（3）验后概率=验后比/（1+验后比）

6. 诊断比值比 诊断比值比（diagnostic odds ratio，DOR）指患病组中诊断试验阳性的比值（真阳性率与假阴性率之比）与非患病组中诊断试验阳性的比值（假阳性率与真阴性率之比）。

$$DOR = \frac{a/c}{b/d}$$

7. ROC 曲线下面积 ROC 曲线即受试者工作特性曲线（receiver operator characteristic curve，ROC curve）。诊断试验结果以连续分组或计量资料表达结果时，将分组或测量值按大小顺序排列，将随意设定出多个不同的临界值，从而计算出一系列的敏感度/特异度（至少5组），以敏感度为纵坐标，"1–特异度"为横坐标绘制出曲线叫 ROC 曲线。因 ROC 曲线由多个临界值相应的敏感度和假阴性（1−特异度）构成，曲线上各点表示相应临界值的敏感度和特异度，故 ROC 曲线综合反映了诊断试验的特性，即诊断试验对目标疾病的诊断价值，也可以确定诊断试验最佳临界点，若患病率接近 50% 左右时，最接近左上角那一点，可定为最佳临界值点。当患病率极低或甚高时，其最佳界值点可不在最接近左上角那一点。ROC 曲线下面积（area under curve，AUC）反映诊断试验的准确性。ROC 曲线下面积范围在 0.5～1 之间。面积为 0.5 时，与图中斜线下的面积相同，即说明该诊断试验没有诊断价值，面积在 0.5～0.7 之间准确性较低，面积在 0.7～0.9 之间有一定的准确性，面积>0.9 则准确性较高，ROC 曲线下面积的大小可用于比较不同诊断试验的诊断效率。最直接的 AUC 计算方法可根据梯形原理，目前常用估计 AUC 及其标准误是非参数统计方法，AUC 面积的 95%CI 为 AUC±1.96SE。

第二节　异质性的来源与处理

将在不同国家或地区实施的同类研究收集在一起进行 Meta 分析，不可避免地会存在差异，如不同人种对同一药物敏感性的差异、同一干预措施给药途径的差异、研究设计和实施的差异等不同程度都会对结果产生不同的影响。

一、异质性来源

1. 研究内变异　即使两个研究的总体效应完全相同，不同的研究由于样本含量不同，样本内的各观察单位可能存在差异，可能得到不同的结果，但与实际效应相差不会很大。当样本含量较大时，抽样误差相对较小。

2. 研究间变异　即使干预措施和其他情况都一样，由于研究对象来自不同的总体以及偏倚的控制等诸多方面存在差异，其实际效应也不相同。

二、异质性分类

在实施 Meta 分析前，首先应分析和识别纳入研究临床和方法学异质性，只有临床和方法学特征具有足够相似性方可进行合并。Cochrane 系统评价指导手册将 Meta 分析的异质性分为：临床异质性、方法学异质性和统计学异质性。

1. 临床异质性　临床异质性主要指观察对象的差异和治疗方面的差异，包括：①生理、人类学方面的差异：年龄、性别、种族、信仰、生活习惯等；②病理生理学方面的差异：病程长短、疾病严重程度、疾病类型等；③治疗方面的差异：随访时间长短、不同干预措施、不同疗程、干预措施的不同剂量等；注意：不能认为只要有生理学方面的差异就认定会产生临床异质性，因为生理学方面的差异不一定在所有干预研究中都会产生不同的结果，如在器官移植后使用不同免疫抑制剂的排斥反应发生率比较通常很少考虑种族、性别和年龄等差异。

2. 方法学异质性　主要指研究设计和实施等质量因素及结果测量的计量和度量单位不同造成的异质性，包括：①不同的设计方案：随机分组是否正确、分配隐藏是否充分、盲法是否实施等；②不同的结果测量方法：不同的测评方法、不同测量指标和不同度量单位等。

3. 统计学异质性　指用统计学方法来探测和分析是否存在临床和方法学异质性。统计学分析异质性的基本思路是：所有统计学异质性均来自于临床异质性和方法学异质性。换句话说，如果存在临床和方法学异质性，就必然会造成结果的统计学异质性。Meta 分析中用统计学方法探测和分析异质性的原理是比较各研究结果及其精确性的差异，而精确性可通过可信区间体现，不同研究之间可信区间重合的部分越多，则存在同质性的可能性越大；相反，则存在异质性的可能性越大。

三、异质性分析

异质性检验方法主要有统计检验和图示法两大类。对异质性进行评价的统计学检验方法主要有 Q 值统计量、I^2 统计量、H 统计量等方法。Q 值统计量检验法应用较为广泛，但其检验效能低，检验结果不可靠，尤其是在采用分层分析法研究异质性时，Q 值检验结果更不稳定，所以有学者提出将 P 值取 0.1，而不是惯例用的 0.05 作为统计学显著性水平界值；H 和 I^2 值统计量检验，利用自由度校正了研究文献数目对 Q 值的影响，其值大小不会随文献数的变化而改变，异质性检验结果也更为稳健可靠。

图示法主要包括森林图、拉贝图、加尔布雷斯图、漏斗图等，可用于评价研究间的异质性，其优点在于简单，但对任一数据的视图可能会有许多种解释，即使是对同一图表，不同的人可能会有不同的解读，因此在解读它们时应尽量应用合理的定量统计学检验方法来评价视觉上观察到的异质性趋势或类型。

1. 定性分析　采用 χ^2 检验和 P 值来定性分析各研究结果间的统计学异质性。χ^2 值在 Cochrane 系统评价中又称 Q 值（Cochrane Q），Q 值相对于自由度（df，即纳入研究数减 1：$df = $ n−1）越大，P 值越小，则存在异质性的可能性就越大；反之，Q 值相对于自由度越小，P 值越大，则存在异质性的可能性小。

使用 χ^2 和 P 值描述异质性时，只能表述有无异质性，不能说异质性"大"或"小"。P 值在 0.05 ~ 0.10 之间时，为差异有或无统计学意义的边缘值；当 $P<0.05$ 时，差异肯定有统计学意义；当 $P>0.10$ 时则差异肯定无统计学意义。因此，分析异质性时，组内的异质性阈值设定为 $P \geqslant 0.10$，即 $P \geqslant 0.10$ 时，表示研究间没有统计学异质性；组间合并分析时，异质性阈值可设定为 $P \leqslant 0.05$，即 P 值 $\leqslant 0.05$ 时，表示组间存在统计学异质性。

2. 定量分析　I^2 是对各研究结果间的异质性进行定量分析的参数，其值分布于 0 ~ 100%，0 表示无异质性，I^2 越大表示异质性增加越多。当 $I^2<25\%$ 时，表示异质性低；25% < I^2 < 50% 时，表示有中等程度的异质性；$I^2>75\%$ 则表示异质性大。一般而言，当 $I^2>50\%$ 时，表示有实质性的异质性存在。

3. 图示法

（1）森林图：Meta 分析中最常用的图表法，是最常用的异质性视觉检验方法。它可以显示单项研究和合并效应量及其相应的置信区间，如果单项研究结果间的可信区间有很少的重叠，则可怀疑研究间可能存在异质性。

（2）拉贝图：以每项研究中的干预组事件发生率相对于对照组事件发生数作图，如果研究结果同质，则所有点呈直线分布；如果偏离该线过远，则表明研究结果不同质。

（3）加尔雷布斯图：又称为星状图，是以标准化估计值（如 $logOR/lnRR/SE$）相对于其标准误的倒数作图，若散点斜率较为接近则说明研究间同质。

（4）漏斗图：漏斗图不对称常用于发表偏倚的识别，但引起漏斗不对称的原因很多，研究间异质性也是原因之一，利用这一原理，可以利用漏斗图判断研究间是否存在异质性。

四、异质性处理方法

如果各研究间的异质性明显，可以采取如下策略：①再次检查数据是否正确，避免把不同量纲的数据进行合并的错误做法；②如果数据准确无误，但各研究间的异质性过于明显，则应考虑放弃 Meta 分析，只对结果进行一般性的统计描述；③利用亚组分析、Meta 回归方法对异质性的来源进行探索；④选用随机效应模型合并数据；⑤改变效应量；⑥敏感性分析；⑦若能得到每个研究的单个病例数据（individual patient data，IPD），可以探讨异质性的来源，并可对每个研究采用统一的多重回归模型进行分析，从而避免由于模型不一致（不同的变量选择和定义，混杂因素的调整等）导致的异质性。

1. 亚组分析　如研究间结果存在异质性时，需对异质性产生的原因进行分析。按异质性来源不同进行分层处理，如可能由方法学质量导致，则按质量高低进行分层分析；如可能由设计方案不同导致，则按设计方案进行分层分析。

注意：①亚组分析每次只能对一个变量进行亚组分析，并且对每个亚组都要进行效应量的合并。若要对两个以上的变量进行分析，则应采用 Meta 回归。②亚组分析应该在临床同质性的基础上亚组的数量越少越好。

2. Meta 回归　各研究的疗效间存在异质性时，可用 Meta 回归对疗效与研究特性的关系进行分析。Meta 回归是亚组分析的一种扩展，对连续效应量、分类、特征因素进行分析，主要对多因素的效应量进行联合分析。

在 Meta 回归里，结果变量是效应量估计，如 *MD*、*RD*、log OR 或 log RR，解释变量为可影响治疗效应量大小的研究特征因素，被称为"潜在效应量改变因子"或协变量。Meta 回归所得到的回归系数描述了结果变量（治疗效果）如何随解释变量的单位增加而改变（潜在效应量改变因子）。回归系数的统计学显著性通过对治疗效应量和解释变量之间有无线性关系进行检验来确定。如果治疗效应量是一种率的测量，则在回归模型中需要使用经对数转化的疗效效应量，回归系数的指数由解释变量的增加来估计治疗效应量的相对改变。

注意：如果 Meta 分析所纳入的研究数量少于 10 个时，一般不做 Meta 回归。

3. 敏感性分析　指通过改变某些可能影响合并结果的重要因素，如采取不同的纳入标准（研究质量、随访情况等）或统计方法（固定效应模型或随机效应模型）等，观察不同研究的异质性和合并结果是否发生变化，从而判断结果的稳定性和强度。若采用不同方法分析后，结果未发生大的变化，说明敏感性低，结果较为稳定可信，若分析后得到差别较大甚至相反结论，说明敏感性高，结果的稳定性低，在解释结果和下结论时需非常慎重，通常采用敏感性分析找出潜在的影响因素。敏感性分析的方法可采用：①改变研究类型、研究对象、干预措施或测量指标的纳入标准；②纳入或排除那些在某些方面不能明确肯定是否符合纳入标准的研究；③有些研究可能有一些不确定的结果，将其具有合理性的结果资料另行分析，如报告的结果中互相矛盾而不能从原作者处获得解释的资料、由于定义或测量差异造成结果差异，则选择其合理部分进行分析；④对于缺失资料，输入合理的可能数值后重新进行分析；⑤使用不同的统计方法对资料进行重新分析，如用随机效应模型替换固定效应模型，或者相反。

注意：当纳入了低质量的研究时，尤其是样本含量大、事件数量多、可信区间窄的研究，无论其质量高低，都会有较大的权重，从而在很大程度上影响 Meta 分析的结果。通常的做法是：首先计算包括了所有纳入研究在内的 Meta 分析结果，然后，计算排除低质量研究后的 Meta 分析结果，如果两次结果一致，则结果可靠。如果两次结果不一致，则在解释时应该十分慎重，一般应主要根据高质量研究的结果来解释 Meta 分析的结果。

4. 选用随机效应模型合并效应量。

5. 放弃 Meta 分析　若异质性过于明显，特别是具有明显的临床异质性、方法学异质性而无法通过上述几种方法解决时，可考虑放弃 Meta 分析，只对结果进行一般的统计描述。

异质性的处理流程如图 2-1 所示：①在满足 Meta 分析的前提下进行合并，并计算异质性的大小；②未检测出异质性可直接选用固定效应模型进行统计分析；③如果检测出异质性（$P<0.1$ 或 $I^2>50\%$），进一步进行亚组分析、敏感性分析以及 Meta 回归判断一致性的来源；④如果以上方法并未挖掘到异质性的来源，选择随机效应模型进行统计合并。

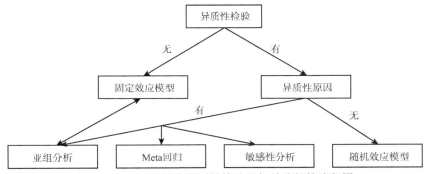

图 2-1　Meta 分析中异质性检验及相关分析的流程图

第三节　合并效应量模型选择

合并效应量实际上是多个研究效应量的加权平均值，一般可分为两步进行估计，首先逐一计算每个研究的效应量及其 95%可信区间；然后根据资料类型与异质性检验结果，选择合适的统计分析模型，估计合并效应量，必要时可作假设检验。

当资料分析满足同质性时，可选用固定效应模型；当资料不满足同质性时，不能用临床异质性和方法学异质性来解释时，则选用随机效应模型估计合并效应量。

一、固定效应模型

指在 Meta 分析中假设研究间所有观察到的变异是由偶然机会引起的一种合并效应量的计算模型，即按各研究的实际权重进行合并，这些研究假定为测量相同的总体效应。

1. **二分类资料**　常见的是四格表资料，主要来源于临床试验、病例-对照研究和队列研究。效应量的合并常使用 Mantel-Haenszel 法，倒方差法和 Peto 法。

（1）Mantel-Haenszel 法

OR_{MH} 的点估计：$OR_{MH} = \dfrac{\sum w_i OR_i}{\sum w_i}$

$\ln(OR_{MH})$ 的标准误：$se[\ln(OR_{MH})] = \sqrt{\dfrac{PR}{2R^2} + \dfrac{PS+QR}{2RS} + \dfrac{QS}{2S^2}}$

其中，$OR_i = \dfrac{a_i d_i}{b_i c_i}$，$w_i = \dfrac{b_i c_i}{N_i}$，$R = \sum \dfrac{a_i d_i}{N_i}$，$S = \sum \dfrac{b_i c_i}{N_i}$

$PR = \sum \dfrac{(a_i + d_i) a_i d_i}{N_i^2}$，$PS = \sum \dfrac{(a_i + d_i) b_i c_i}{N_i^2}$

$QR = \sum \dfrac{(b_i + c_i) a_i d_i}{N_i^2}$，$QS = \sum \dfrac{(b_i + c_i) b_i c_i}{N_i^2}$

异质性检验：$Q = \sum w_i \left[\ln(OR_i) - \ln(OR_{MH})\right]^2$

注意这里的 w_i 为 $w_i = \dfrac{1}{\dfrac{1}{a_i} + \dfrac{1}{b_i} + \dfrac{1}{c_i} + \dfrac{1}{d_i}}$

合并效应量的检验：$z = \dfrac{\ln(OR_{MH})}{se[\ln(OR_{MH})]}$

RR_{MH} 的点估计：$RR_{MH} = \dfrac{\sum w_i RR_i}{\sum w_i}$

$\ln(RR_{MH})$ 的标准误：$se[\ln(RR_{MH})] = \sqrt{\dfrac{P}{R \times S}}$

其中，$RR_i = \dfrac{a_i / n_{1i}}{c_i / n_{2i}}$，$w_i = \dfrac{n_{1i} c_i}{N_i}$，

$P = \sum \dfrac{n_{1i} n_{2i} (a_i + c_i) - a_i c_i N_i}{N_i^2}$，$R = \sum \dfrac{a_i n_{2i}}{N_i}$，$S = \sum \dfrac{c_i n_{1i}}{N_i}$

异质性检验：$Q = \sum w_i \left[\ln(RR_i) - \ln(RR_{MH})\right]^2$

注意这里的 w_i 为 $w_i = \dfrac{1}{\dfrac{1}{a_i} + \dfrac{1}{c_i} - \dfrac{1}{n_{1i}} - \dfrac{1}{n_{2i}}}$

合并效应量的检验：$z = \dfrac{\ln(RR_{MH})}{se\left[\ln(RR_{MH})\right]}$

RD_{MH} 的点估计：$RD_{MH} = \dfrac{\sum w_i RD_i}{\sum w_i}$

RD_{MH} 的标准误：$se\{RD_{MH}\} = \sqrt{\dfrac{P}{Q^2}}$

其中，$RD_i = \dfrac{a_i}{n_{1i}} - \dfrac{c_i}{n_{2i}}$，$w_i = \dfrac{n_{1i}c_i}{N_i}$，

$P = \sum \dfrac{n_{1i}n_{2i}(a_i + c_i) - a_i c_i N_i}{N_i^2}$，$R = \sum \dfrac{a_i n_{2i}}{N_i}$，$S = \sum \dfrac{c_i n_{1i}}{N_i}$

异质性检验：$Q = \sum w_i (RD_i - RD_{MH})^2$

注意这里的 w_i 为 $w_i = \dfrac{1}{\dfrac{a_i b_i}{n_{1i}^3} + \dfrac{c_i d_i}{n_{2i}^3}}$

合并效应量的检验：$z = \dfrac{RD_{MH}}{se\{RD_{MH}\}}$

（2）倒方差法

OR_{IV} 的点估计：$OR_{IV} = \exp\left[\ln(OR_{IV})\right] = \exp\left(\dfrac{\sum w_i \ln(OR_i)}{\sum w_i}\right)$

$\ln(OR_{IV})$ 的标准误：$se\left[\ln(OR_{IV})\right] = \dfrac{1}{\sqrt{\sum w_i}}$

其中，$OR_i = \dfrac{a_i d_i}{b_i c_i}$，$w_i = \dfrac{1}{\dfrac{1}{a_i} + \dfrac{1}{b_i} + \dfrac{1}{c_i} + \dfrac{1}{d_i}}$

异质性检验：$Q = \sum w_i \left[\ln(OR_i) - \ln(OR_{IV})\right]^2$

合并效应量的检验：$z = \dfrac{\ln(OR_{IV})}{se\left[\ln(OR_{IV})\right]}$

（3）Peto 法

OR_{Peto} 的点估计：$OR_{Peto} = \exp\left[\ln(OR_{Peto})\right] = \exp\left(\dfrac{\sum w_i \ln(OR_i)}{\sum w_i}\right)$

$\ln(OR_{Peto})$ 的标准误：$se\left[\ln(OR_{Peto})\right] = \dfrac{1}{\sqrt{\sum w_i}}$

其中，$OR_i = \exp\left(\dfrac{(a_i - E_i)}{V_i}\right) = OR_i = \exp\left(\dfrac{a_i - \dfrac{(a_i + b_i)(a_i + c_i)}{N_i}}{V_i}\right)$，

$w_i = V_i = \dfrac{(a_i + b_i)(c_i + d_i)(a_i + c_i)(b_i + d_i)}{N_i^2(N_i - 1)}$

异质性检验：$Q = \sum w_i \left[\ln(OR_i) - \ln(OR_{Peto}) \right]^2$

合并效应量的检验：$z = \dfrac{\ln(OR_{Peto})}{se\left[\ln(OR_{Peto}) \right]}$

2. 连续型资料　效应量的合并采用倒方差法。

θ_{IV} 的点估计：$\theta_{IV} = \dfrac{\sum w_i \theta_i}{\sum w_i}$

θ_{IV} 的标准误：$se\{\theta_{IV}\} = \dfrac{1}{\sqrt{\sum w_i}}$

其中，$w_i = \dfrac{1}{se(\theta_i)^2}$

异质性检验：$Q = \sum w_i (\theta_i - \theta_{IV})^2$

合并效应量的检验：$z = \dfrac{\theta_{IV}}{se\{\theta_{IV}\}}$

这里的 θ 为 md, d, g 或 Δ。

二、随机效应模型

随机效应模型是 Meta 分析中统计研究内抽样误差（方差）和研究间变异以估计结果的不确定性（可信区间）的模型。当包括的研究有除偶然机会外的异质性时，随机效应模型将给出比固定效应模型更宽的可信区间。

随机效应模型估计合并效应量，实际上是计算多个原始研究效应量的加权平均值。以研究内方差与研究间方差之和的倒数作为权重，调整的结果是样本量较大的研究给予较小的权重，而样本量较小的研究则给予较大的权重。

在随机效应模型下，合并结果为一近似值，其大小符合如下分布：

$$\Theta_i \approx N(\hat{\Theta}, \tau^2)$$

其中，$\hat{\Theta}$ 为 $\log OR$，$\log RR$ 或 RD，$(W) MD$ 或 SMD

其中，$\hat{\tau}^2$ 由以下公式给出：

$$\hat{\tau}^2 = \max\{[Q - (k-1)]/[\Sigma w_i - (\Sigma(w_i^2))/\Sigma w_i], \ 0\}$$

其中，w_i 为 $\log OR$，$\log RR$，RD，$(W) MD$ 和 SMD 的倒方差权重

每个研究的权重为：

$$W_i' = \dfrac{1}{se(\hat{\Theta}_i)^2 + \hat{\tau}^2}$$

合并效应量为：

$$\hat{\Theta}_{DL} = \dfrac{\sum W_i' \hat{\Theta}_i}{\sum W_i'}$$

和

$$se(\hat{\Theta}_{DL}) = \dfrac{1}{\sqrt{W_i'}}$$

当 Q 值小于或等于自由度（$df = k-1$）时，τ^2 等于 0，则权重与倒方差法相等：

$$W_i' = \dfrac{1}{se(\hat{\Theta}_i)^2 + \tau^2} = \dfrac{1}{se(\hat{\Theta}_i)^2 + 0} = \dfrac{1}{se(\hat{\Theta}_i)^2}$$

即与固定效应模型计算的权重相等。

由于 Q 值等于或小于自由度，即没有统计学异质性，合并没有统计学异质性的资料时，采用随机效应模型与固定效应模型获得的合并效应量相等。

三、选用统计模型时应注意的问题

原则上，因为所有 Meta 分析所纳入的研究都存在多少不等的异质性，都应采用随机效应模型进行分析。但由于统计学异质性分析是基于数据的分析，只要结果数据的可信区间重合度足够大，就不会出现统计学异质性。因此，在临床和方法学同质的情况下，只要具有统计学同质性的资料就可使用固定效应模型进行合并，反之，凡具有统计学异质性的资料则应采用随机效应模型进行 Meta 分析。

一般情况下，临床和方法学异质性能够在结果数据上表现出相应的差异，但由于医学研究的复杂性，许多时候具有临床异质性的资料却有相同的结果数据表现。相反的情况是各研究间没有临床异质性，而出现统计学异质性。

另外，方法学异质性与临床异质性一样，也可能出现有方法学异质性而没有统计学异质性；或相反，有方法学同质性而出现统计学异质性的情况。

随机效应模型是用以处理具有统计学异质性资料的一种统计模型，而不能消除研究间的变异。

固定效应模型和随机效应模型中的研究内方差均可以从原始研究中计算所得，而随机效应模型间方差（between-study variance）则有不同的估算方法，如限制性最大似然估计法（restricted maximum likelihood，REML），最大似然法（maximum likelihood，ML），经验贝叶斯法（empirical Bayes，EB），德西蒙尼亚-莱尔德法（DerSimonian-Laird，DL），赫奇斯法（Hedges，HE），西迪克-姚克曼法（Sidik-Jonkman，SJ），亨特-施密特法（Hunter-Schmidt，HS）等。

对于二分类变量，固定效应模型还有 Mantel-Haenszel（MH）法、倒方差法、Peto 法等常用的方法；另外，针对不同的数据类型和复杂数据，还有一些特殊的模型和方法，如广义线性模型等。

第四节　发表偏倚分析

发表偏倚作为报告偏倚的一种（表 2-5），也称为阳性结果偏倚，是指由于各种原因，负面结果（试验药物疗效比对照药物差）或阴性结果（试验药物与对照药物没有差异）的研究通常较难在杂志上发表，而阳性结果（试验药物优于对照药物）的研究往往容易发表。如果 Meta 分析只纳入阳性结果的文献而未纳入负面结果或阴性结果的文献，其 Meta 分析的结果很可能会受到这些阳性结果研究的影响；这种由于带倾向性的发表研究结果对 Meta 分析所造成的偏倚称为发表偏倚。

表 2-5　报告偏倚的定义及分类

类型	定义
发表偏倚	因结果的性质和方向导致研究发现发表与否
时滞偏倚	因结果的性质和方向导致研究发现快速或延迟发表
多重发表偏倚	因结果的性质和方向导致研究发现多次（重复）或单次发表
地域偏倚	因结果的性质和方向导致研究发现发表在标准数据库中易获得性与标引程度不同的杂志上
引用偏倚	因结果的性质和方向导致研究发现被他人引用与否
语言偏倚	因结果的性质和方向导致研究发现以特殊语言发表
结果报告偏倚	因结果的性质和方向导致选择性地报告某些测量结果

一、漏　斗　图

基本原理：研究效应量的统计学强度由样本总量和事件发生数量所决定，如以样本量为 100 000 例，而事件发生数为 10 例的研究的治疗效应量的统计学强度就不如样本含量为 1000 例而事件发生数为 100 例的研究；以每个研究的效应量为横坐标（X 轴），以表征研究精确性的指标即效应量的标准误（SE）为纵坐标（Y 轴）；Y 轴的顶端 SE 为 0，即越往上 SE 越小，研究的精确性越高；相反，越往下 SE 越大，研究的精确性越低。因此，代表大样本量和事件发生率高的研究其 SE 较小，而其点较集中地分布于坐标系的上部；而代表小样本量、事件发生率低的研究其 SE 较大，则其点就较分散地分布于坐标系的下部，状似倒置的漏斗，故称为"漏斗图"。

将疗效的相对效应量如 OR、RR 均取对数，这样，就可使各研究的效应量成为相等量级，如 OR=0.5 与 OR=2.0，取对数之后量级相等（−0.301 和 0.301），因此，坐标上两者为等距。漏斗图 Y 轴上使用 SE 或效应量的方差，而不是样本量，见图 2-2。

以各纳入研究的合并效应量为中轴在漏斗图上与 X 轴相交作一条垂线，分布在垂线左侧的点代表效应量小于合并效应量的研究；分布在垂线右侧的点代表效应量大于合并效应量的研究；两侧点的数量基本一致表示没有发表偏倚，相反则有发表偏倚；导致漏斗图两侧点的数量不对称的可能原因有：①选择性偏倚：发表偏倚、研究地点偏倚、语言偏倚、引用偏倚、重复发表偏倚；②样本量小的研究的方法学质量低下、不正确地分析；③真正的异质性研究大小不同且各自效应量不同，如由于干预的强度不同或不同研究的差异，其潜在危险性不同；④人为因素，如造假；⑤机遇因素。

由此可见，从漏斗图不但可估计发表偏倚，还可估计纳入研究的质量、大小以及事件发件率。

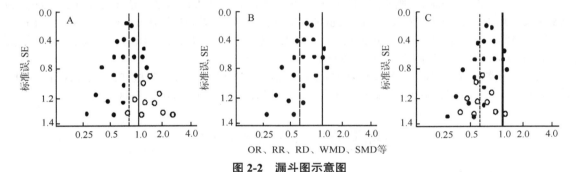

图 2-2　漏斗图示意图

A. 图中的空心圆圈表示差异没有统计学意义结果（阴性结果）的较小研究，均分布于图的下部，对称地分布于合并效应量两侧，表示没有发表偏倚。B. 图中将没有统计学意义结果的较小研究不纳入分析，造成了合并效应量的偏倚和各研究点的分布不均，出现发表偏倚。C. 图中空心圆圈为低质量小样本研究，其结果的效应量偏大，造成合并效应量偏倚和各研究的点分布偏一侧，出现发表偏倚

常用漏斗图的不对称检验方法主要有秩相关检验法和回归分析法。秩相关检验法（Begg 法）是由 Begg 等提出，源于对漏斗图的视觉评估：首先通过减去权重平均值并除以 SE 将效应量标准化，然后通过校正秩相关分析检验效应量的大小是否与其 SE 存在相关性。当纳入研究的数量较少时，该法效力相对降低，目前该方法已不建议使用。Egger 及其同事提出的线性回归法（Egger 法）是效应量与其对应 SE 的线性加权回归分析，如果存在不对称性，小样本研究显示的效应将系统偏离大样本研究，回归线将不通过起点。其截距代表不对称的程度，它偏离 0 越大，说明不对称的程度就越明显。需要注意的是，如果研究数量少于 20 个，Begg 和 Egger 检验方法的敏感性均较差，相比而言，后者的敏感性较高。Harbord 提出改良的线性回归法（Harbord 法）主要针对二分类结果的对照试验，基于计分检验的统计量 Z 及其方差对传统的 Egger 线性回归法的修正，模拟试验显示在研究间异质性较小或无异质性时有较好的统计效能，如果存在异质性时则应该探索异质性来源，不建议将此法应用于组间样本量大小非常不平衡的队列研究，而 Egger 法则对此种情况较合适。此外，Tang、Macaskill、Deek 等均对线性回归法进行改良。Peters 等提出的检验方法是基于 Macaskill 等提出的检验方法的修正，是效应量与样本量倒数并以平均事件发生率方差作为权重的线性回归分析，当合并效应量为 lnOR 时可作为 Egger 法的替代策略。

漏斗图不对称检验方法主要基于各种方法的使用范围、合并效应量的特点进行合理选择和解释。对

于所有测量结局类型：①用漏斗图分析发表偏倚应采用主要测量指标，因漏斗图不对称同时会受到结局变量、测量指标、纵轴的权重的影响，如果纳入研究干预效应量的标准误非常相似，则没必要进行漏斗图不对称检验；②漏斗图对发表偏倚的判断是基于大于或小于合并效应量的研究数量，在纳入研究很少时，其结果很容易受未纳入研究数量的影响，所以，应至少纳入 10 个研究时才分析发表偏倚，这是因为纳入研究数太少时检验效能太低而不足以发现漏斗图可能已存在的不对称；③如果不对称检验发现有漏斗图有明显的不对称，则必须对此进行解释；④发表偏倚只是引起漏斗图不对称原因之一；⑤基于所有经典的不对称检验方法效能比较低，尽管没有漏斗图不对称的证据，但仍不能排除有偏倚。对于连续变量：如果测量结局是以均差为效应指标，可以选用 Egger 法；如果是以标化均差为效应指标，目前没有较多的研究参考。对于二分类变量：如果测量结局是以 *OR* 为效应指标，一般情况下选用 Harcbord 法和 Peters 法，但如果研究间存在异质性，仍然可能出现阴性结果，如果研究间方差分量大于 0.1，则需要选用 Rücker 反正弦法；如果研究间不存在异质性，则较之于其他检验方法明显保守且不好解释，如果方差分量小于 0.1，则 Harbord 法、Peters 法和 Rücker 反正弦法均可选用。如果测量结局是以 *RR*、*RD* 为效应指标者，较之于 *OR*，目前没有较多的研究参考，所以没有严格的指引推荐。

二、失 安 全 数

Meta 分析有统计学显著性的结果，有多少阴性结果才能使之逆转；相反 Meta 分析没有统计学显著性的结果，有多少阳性结果才能使之逆转。显然，失安全数越大，表示要逆转 Meta 分析的结果需要的相反结果的研究就越多，说明 Meta 分析结果越稳定。失安全数用 Nfs 表示，Nfs 的显著性水平设为 $P=0.05$ 和 $P=0.01$，则：

$$\text{Nfs}_{0.05} = \left(\frac{\sum Z}{1.64}\right)^2 - K \text{ 和 } \text{Nfs}_{0.01} = \left(\frac{\sum Z}{2.33}\right)^2 - K$$

其中，Z 为各纳入研究的 Z 值，K 为纳入研究数量。

由于失安全数反映了逆转 Meta 分析结果需要的相反结果的研究数，因此，也有作者用其估计发表偏倚对 Meta 分析结果的影响，通常是估计潜在的未发表的阴性结果研究数量对阳性 Meta 分析结果的影响。若逆转 Meta 分析的阳性结果需要的阴性结果研究数量分别为 $\text{Nfs}_{0.05}=112$ 和 $\text{Nfs}_{0.01}=51$ 且远大于纳入研究数量，即需要数十和上百个阴性结果的研究才能改变 Meta 分析结果，可认为即使存在发表偏倚其对结果的影响也很小。

注意：①与漏斗图一样，用失安全数估计发表偏倚对 Meta 分析结果的影响应采用主要测量指标；②这种估计只适用于权重均匀分布的研究，如果单个阴性结果研究的权重很大，达到 40%以上时，1 个阴性结果的研究就可能逆转 Meta 分析结果。

三、剪 补 法

由 Duval 和 Tweedie 提出，是建立在发表性偏倚造成漏斗图不对称的假设基础之上，主要分两步进行，首先去掉不对称的部分小样本研究，估计合并效应量，然后再粘补上相同数量的小样本研究。与其他定量分析方法相比，剪补法具有较好的结果一致性。剪补法意义并不在于估计出缺失研究的具体数目，它实际上是一种敏感性分析方法，如果去掉一部分研究与增补一部分研究，合并效应量估计值变化不明显，说明发表性偏倚影响不大，结果比较稳定。

注意：剪补法有一定的风险性，当 Meta 分析中纳入原始研究过少时，使用剪补法有时会出现矫枉过正。另外根据对称的原则，增补多个不存在的小样本研究，并在此基础上计算合并效应量，尚存在一些争议，因此，在使用时应慎重。

第三章　网状 Meta 分析的统计学相关知识

第一节　网状 Meta 分析统计学原理

一、调整间接比较

图 1-1 以 C 为共同对照实现 A 与 B 疗效的比较，$\ln OR_{ac}$ 和 $\ln OR_{bc}$ 分别表示干预措施 A 与 C 和 B 与 C 在某结果指标效应量 OR 的对数，$Se_{\ln OR_{ac}}$ 和 $Se_{\ln OR_{bc}}$ 分别表示干预措施 A 与 C 和 B 与 C 在某结果指标效应量 OR 的标准误，$\ln OR_{ab'}$ 和 $Se_{\ln OR_{ab'}}$ 分别表示干预措施 A 与 B 的调整间接比较结果和标准误，则：

$$\ln OR_{ab'} = \ln OR_{ac} - \ln OR_{bc} \tag{公式 1}$$

$$Se_{\ln OR_{ab'}} = \sqrt[2]{(Se_{\ln OR_{ac}})^2 + (Se_{\ln OR_{bc}})^2} \tag{公式 2}$$

二、混合治疗效应

当直接比较结果和间接比较结果同时存在的情况下，采取倒方差方法合并，即分别给予直接比较和间接比较结果一定的权重（方差的倒数）进行合并。

$\ln OR_{ab}$ 和 $Se_{\ln OR_{ab}}$ 分别表示干预措施 A 与 B 的直接比较结果和标准误，

那么其合并结果

$$\ln OR_{ab^*} = \frac{\left(\dfrac{\ln OR_{ab'}}{(Se_{\ln OR_{ab'}})^2}\right) + \left(\dfrac{\ln OR_{ab}}{(Se_{\ln OR_{ab}})^2}\right)}{\left(\dfrac{1}{(Se_{\ln OR_{ab'}})^2}\right) + \left(\dfrac{1}{(Se_{\ln OR_{ab}})^2}\right)} \tag{公式 3}$$

其标准误差为

$$Se_{\ln OR_{ab^*}} = \sqrt[2]{\dfrac{1}{\sqrt{\left(\dfrac{1}{(Se_{\ln OR_{ab'}})^2}\right) + \left(\dfrac{1}{(Se_{\ln OR_{ab}})^2}\right)}}} \tag{公式 4}$$

$$\frac{Se_{\ln OR_{ab^*}}}{Se_{\ln OR_{ab}}} = \frac{\sqrt[2]{\dfrac{1}{\sqrt{\left(\dfrac{1}{(Se_{\ln OR_{ab'}})^2}\right) + \left(\dfrac{1}{(Se_{\ln OR_{ab}})^2}\right)}}}}{Se_{\ln OR_{ab}}}$$

$$= \sqrt[2]{\frac{(Se_{\ln OR_{ab'}})^2}{(Se_{\ln OR_{ab'}})^2 + (Se_{\ln OR_{ab}})^2}} < 1 \tag{公式 5}$$

混合治疗效应在考虑直接比较结果和间接比较结果的基础上，同时按照精确程度（方差）给予一定的权重，不但保持随机对照试验的随机性，而且增加结果的精确性和统计效能。

说明：公式 1 和公式 3 同样适用于相对危险度和危险比；对于连续变量，并不需要对效应量取对数，直接按照结果（均差）进行计算。

第二节 频率法和贝叶斯法选择

在进行网状 Meta 分析的时候，首要考虑的统计学问题是频率法（frequency analysis method）和贝叶斯法（Bayesian analysis method）的问题（图 3-1）。①频率法的网状 Meta 分析比较简单，通过直接比较计算不同干预措施之间的直接比较结果，通过调整间接比较的方法实现不存在直接比较的干预措施之间的疗效差异，当存在直接比较证据和间接比较证据时，通过倒方差的方法进行直接比较证据和间接比较证据的合并，这个过程可通过简单的 Meta 分析软件和间接比较软件进行，当然，也可通过 STATA 软件进行分析。②贝叶斯法是采用马尔可夫-蒙特卡罗链（Markov-Chain-Monte-Carlo，MCMC）完成，其需要较高的统计学要求和软件操作能力，由于其比较灵活，可解决复杂的证据网络的统计学处理。目前贝叶斯法存在着多种的统计模型，可用来实现网状 Meta 分析。在频率法网状 Meta 分析中，计算出来的区间为可信区间，在贝叶斯模型方法里面计算出来的区间为置信区间，后者可以解释为结果在该区间的可能性。

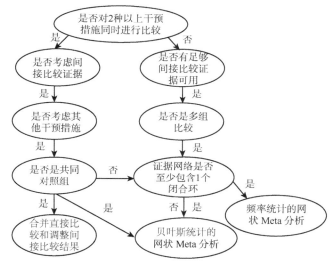

图 3-1 网状 Meta 分析的统计分析选择示意图

一、频 率 法

频率统计学的统计推断：通过统计样本得到结论。这种统计推断框架是基于建立完善的假设检验与可信区间理论的基础上。在网状 Meta 分析的证据合成中，频率学方法目前主要应用的有倒方差法和广义线性（混合）模型。倒方差法实施相对简单，即将各研究的方差倒数作为权重，对各研究效应进行加权平均，总体效应的方差为权重之和的倒数。

大多数统计软件算法与结果都是基于频率统计学思想，如 SAS，Stata，SPSS，S-plus，R 等。频率统计网状 Meta 分析主要用混合模型建模，综合考虑研究间的异质性、混合因素等条件，二分类变量也有用 Logistic 回归建模。

二、贝 叶 斯 法

贝叶斯法是基于贝叶斯定理发展起来用于系统阐述和解决统计问题的方法。简述如下：以往证据表明结局事件 θ 出现的概率为 $P(\theta)$，称为先验概率。现研究获得一批新数据 y，y 在 θ 的前提下发生的

条件概率记为 $P(y|\theta)$，称为似然。根据先验概率和似然可计算出概率 $P(\theta|y)$，表示 θ 在 y 存在的前提下发生的可能性大小，称为后验概率，后验概率和先验概率与似然的乘积成正比，即 $P(\theta|y) \propto P(y|\theta)$ $P(\theta)$。在贝叶斯框架下，分析必须包括模型、参数和似然。

贝叶斯统计比频率统计方法需要更强大的计算能力来完成推断。MCMC 是一种通过构造马尔可夫链模拟参数联合后验分布的一种方法，其中以 Gibbs 抽样的应用最为广泛。WinBUGS 是用于 Gibbs 抽样的专用软件包，为免费软件，目前已广泛用于实施贝叶斯方法。SAS，WinBUGS 等软件相关模块可供进行贝叶斯计算，上述软件均需编程，而 ADDIS 软件不需编程，且操作较简单，但其数据录入较烦琐。

三、频率法与贝叶斯法异同

频率法与贝叶斯法最本质的区别在于两者对概率的解读方式不同。贝叶斯法有先验分布，这是贝叶斯统计最鲜明的特征；贝叶斯分析将未知参数视为随机变量，而频率统计将其视为固定但未知的数值；贝叶斯推断允许概率与某一未知参数相联系，这里的概率可以是频率法概率的解读也可以是贝叶斯法的解读。贝叶斯解读还允许研究者对特定参数设置值保留自己的理解；贝叶斯结果可以是一个从试验或研究中得到关于参数的一个后验概率分布；而频率统计结论是接受或拒绝假设检验或是看结果是否包含在某一样本推断下的可信区间内。

贝叶斯法与频率法相比的优势在于：①不仅可有效地整合数据，灵活建模，还可利用所得到的后验概率对所有参与比较的干预措施进行排序，分出优劣顺序。而频率统计在排序上目前仅能依靠两两比较的 *OR* 及其 95% *CI*。②因为频率法在参数估计时采用最大似然法，通过不断的迭代去估计最大似然函数，容易出现不稳定而得到有偏倚的结果，而贝叶斯法不存在这个问题，所以比频率法的估计值更准确。

第三节　随机效应模型和固定效应模型选择

在选择贝叶斯模型进行网状 Meta 分析时，还需考虑如何选择随机效应模型和固定效应模型。

一、二分类变量的线性回归模型

对任一随机对照试验 i 中的任一干预措施 x，其样本量为 $n_{i,x}$，其事件的发生数为 $r_{i,x}$，事件的发生可能性为 $p_{i,x}$，则三者满足二项分布，即 $r_{i,x} \sim \text{Bin}(p_{i,x}, n_{i,x})$。那么 $\log(p) = \log[p/(1-p)]$，我们以 θ 来表示该干预措施的治疗效应。

在网状 Meta 分析中，由于我们获取的是任何两个干预措施之间（干预措施 x 和干预措施 y）的相对治疗效果，即 $\theta_{i,x}$ 为任一随机对照试验 i 中的任一干预措施 x 的治疗效应，那么另外一个干预措施 y 的治疗效应就为 $\theta_{i,y}$，所以干预措施 x 和干预措施 y 之间的疗效差异（对数差）就为 $\theta_{i,x} - \theta_{i,y}$，OR 值就应该为 $\exp(\theta_{i,x} - \theta_{i,y})$。

对于任一随机对照试验，都应该存在基础治疗效应 $b(i)$，其治疗效应以 $\theta_{i,b(i)}$ 表示，$\theta_{i,b(i)} = \log(p_{i,b(i)}) = \mu_i$；在随机效应模型中，对于任何一个不是基础治疗的措施 y 而言，其治疗效应 $\theta_{i,y}$ 为 $\log(p_{i,y}) = \mu_y = \mu_i + \delta_{i,b(i),y}$，其中 $\delta_{i,b(i),y}$ 是干预措施 y 相对于基础治疗 b 的治疗效果之差，且满足以下正态分布 $\delta_{i,x,y} \sim N(d_{x,y}, \sigma^2_{x,y})$，其中 $d_{x,y}$ 是干预措施 y 与干预措施 x 的相对治疗效应，$\sigma^2_{x,y}$ 干预措施 y 与干预措施 x 相对治疗效应的方法；在固定效应模型中，对于任何一个不是基础治疗的干预措施 y 而言，其治疗效应 $\theta_{i,y}$ 为 $\log(p_{i,y}) = \mu_y = \mu_i + d_{x,y}$。

二、连续变量的线性回归模型

对任一随机对照试验 i 中的任一干预措施 x，其样本量为 $n_{i,x}$。其事件的结果为 $y_{i,x}$，标准误为 $se_{i,x}$，则两者满足真实治疗效应 $\theta_{i,y}$ 的正态分布，即 $y_{i,x} \sim N(\theta_{i,y}, se_{i,x})$。

对于任一随机对照试验，都应该存在基础治疗效应 $b(i)$，其治疗效应以 $y_{i,b(i)}$ 表示，$y_{i,b(i)} = \mu_i$；在随机效应模型中，对于任何一个不是基础治疗的干预措施 k 而言，其治疗效应 $\theta_{i,k} = \mu_y = \mu_i + \delta_{i,b(i),y}$，其中 $\delta_{i,b(i),y}$ 是干预措施 y 相对于基础治疗 b 的治疗效果之差，且满足以下正态分布 $\delta_{i,x,y} \sim N(d_{x,y}, \sigma^2_{x,y})$，其中 $d_{x,y}$ 是治疗措施 y 与治疗措施 x 的相对治疗效应，$\sigma^2_{x,y}$ 干预措施 y 与干预措施 x 相对治疗效应的方法；在固定效应模型中，对于任何一个不是基础治疗的干预措施 k 而言，其治疗效应 $\theta_{i,k}$ 为 $\mu_i + d_{x,y}$。

三、模型的选择及评估

模型的选择应根据直接比较的统计学异质性和纳入研究临床异质性的判断来选择。在纳入研究的结果一致的情况下，固定效应模型是最佳模型。但是当存在显著的异质性，如临床异质性或统计学异质性时，固定效应模型不可行，此时在对异质性进行探索性分析（如敏感分析、亚组分析等）之后没有统计学异质性，仍可采取固定效应模型。当统计学异质性无法解决，且不存在临床异质性的时候，可采取随机效应模型。在异质性存在的情况下，随机效应模型已经被广泛应用于网状 Meta 分析，因为随机效应模型可将试验间的差异考虑在内。即使如此，存在统计学异质性的网状 Meta 分析应采取一定的措施对异质性的来源进行探索，如 Meta 回归。

一般而言，在采取贝叶斯模型的时候，随机和固定效应模型的选择主要是依靠偏差信息准则（deviance information criterion，DIC），DIC 由 D（θ）和 pD 两部分组成，D（θ）是贝叶斯模型中检验模型拟合的偏差，是后验总体残差偏差的平均数；pD 是指参数的有效数目，可展示模型的复杂程度。当 D（θ）小于总体数据点的时候，模型就会达到很好的拟合程度；当 D（θ）大于总体数据点的时候，模型的拟合程度不是很好。这里的数据点为纳入所有研究的总臂数，如 15 个两臂研究就有 30 个数据点，如果再有额外 9 个三臂研究，那么就增加了 27 个数据点。对于不同模型之间的选择，可采取 DIC 的差值进行评价。一般认为最小的 DIC 就说明这个模型最好，可有效地预测数据。但目前并没有严格的定义说 DIC 的差值是多少合适，有人建议 DIC 的差值大于 10 才能说明 DIC 值较高，差值在 5 和 10 之间说明两个模型之间的差异值得考虑，这两种情况就能够很好地选择最好的模型。当 DIC 的差值小于 5 的情况下，两个模型的拟合程度可以认为是一致的。

第四节　一致性模型与不一致性模型

在进行网状 Meta 分析数据统计分析环节，合并直接比较结果和间接比较结果时，通常采用一致性模型（consistency models），即假定直接比较结果与间接比较结果是一致的，但事实上这种假设未必令人十分满意。此时，国外学者提出使用不一致性模型（inconsistency models）对结果进行模拟，不一致性模型最大优势是将不一致性因子引入不一致性模型中，则一致性模型与不一致性模型的基本理念如下：

一致性模型需满足：dBC = dAC − dAB

在不一致性模型中，需引入不一致性因子 ωABC，即直接比较和间接比较之间存在差异，需要满足 dBC = dAC − dAB + ωABC。

分别计算一致性模型和不一致性模型，比较两者的结果差异，如果不一致性模型显示出很好的模型拟合，就说明可能存在不一致性，反之，则没有不一致性。注意：不在一致性模型在简单的网络中，可以有效分析不一致性，但是当存在多个闭合环时，不一致性的判断就比较麻烦。目前，该方法可在 WinBUGS 软件和 ADDIS 软件实现。

当网状关系图中存在闭合环时，描述不一致性探索的结果，最好以图表形式呈现，它应该包括一致性模型和不一致性模型直接比较和间接比较的不一致性的统计量和 P 值、局部网络和整个网络体的不一致性结果。

第五节 异质性和一致性的识别和处理

一、异质性的识别和处理

在网状 Meta 分析的基本假设中，用于传统 Meta 分析同质性假设和用于调整间接比较相似性假设，均属于异质性的问题，关于传统 Meta 分析中异质性的识别与处理参考第二章第二节。而相似性的定义为影响效应量的因素在研究间以及不同对照间相似，相似性分为临床相似性和方法学相似性，其中临床相似性是指影响效应量的临床特征，如患者、干预措施、研究地点等在研究间和不同对照间相似；而方法学相似性是影响效应量的研究设计相关因素，如偏倚风险。评估相似性可通过间接方法实现，即比较研究间和不同对照间临床和方法学的相似性。

二、一致性的识别和处理

一致性假设是网状 Meta 分析的重要假设，一般而言，网状 Meta 分析必须满足一致性假设，即所有研究在临床基本特征和方法学特征上保持一致，然而纳入研究难免在临床特征和方法学特征上存在差异，就需考虑直接比较结果和间接比较结果之间的差异。不一致性模型只有在形成闭合环的时候才考虑，因为只有这样，直接比较证据和间接比较证据才有可能同时存在。

当前检测不一致性方法有 10 余种，有定性的方法，也有定量的方法，下面介绍几种相对容易理解和完成的方法。

1. **假设检验** 假设检验是不一致性最简单的评估方法，即比较直接和间接结果间的一致性，常用的方法为 Z 检验。但这种方法只适用于两臂随机对照试验（只关注两个干预措施）的网状 Meta 分析。

分别以 $\ln OR_{ab}$（$Se_{\ln ORab}$）、$\ln OR_{ab'}$（$Se_{\ln ORab'}$）表示干预措施 A 与 B 直接、间接比较结果及其标准误，那么 $\varDelta = \ln OR_{ab} - \ln OR_{ab'}$

$$Se\ (\varDelta) = \sqrt[2]{(Se_{\ln ORab})^2 + (Se_{\ln ORab'})^2}$$

$$Z = \frac{\varDelta}{Se(\varDelta)}$$

对于连续变量，可用均差之差（直接比较结果和间接比较结果的差值）及其 95%CI（均差之差 $\pm 1.96 Se$）来判断不一致性。之后根据 Z 值计算对应的 P 值，进而判断直接结果和间接结果是否一致。一般 $P < 0.05$ 认为存在统计学差异。

不一致性也可通过比值比之比（ROR）及其 95%CI 来说明 $ROR = exp(\varDelta)$，其 95%CI 即为 $exp[\varDelta \pm 1.96$ $Se\ (\varDelta)]$，进而通过 CI 判断直接比较证据和间接比较证据是否一致。对于连续变量，并不需要对效应量取对数，直接按照结果（均差）进行计算。

2. **后推法** 由于假设检验统计方法中直接比较与间接比较结果获取可能存在一定的难度，有方法学家转而从最终的网状结果与直接比较结果后推的方式获取间接比较结果的效应量与标准误。然后利用假设检验方法（方法 1）获得 Z 值，并计算对应的 P 值，进而判断是否存在不一致性。

3. **点分法** 由 Dias 等提出，针对有闭合环的网状 Meta 分析，点分法将一个闭合环中的某一个对照的结果拆分为直接比较结果和间接比较结果，直接比较结果主要来自于直接比较的 Meta 分析，间接比较结果主要来自于间接比较的 Meta 分析。对于三臂或多臂研究，需比较直接比较结果、间接比较结果和合并结果。点分法可计算直接比较证据和间接比较证据之间的差异，通过 P 值的大小进而判断是否存在不一致性。目前，MTC 软件和 ADDIS 软件主要采取这种方法进行不一致性的判断。

4. **不一致性模型** 详见本章第四节。

综上所述，假设检验适合两臂研究，后推法、点分法和不一致性模型适合任何网状 Meta 分析，网状 Meta 分析撰写者可根据自己对软件和统计方法的熟知程度进行选择。

第六节　效果的排序与检验效能

一、效果的排序

对于某一测量指标的干预措施的排序可应用排序概率和多维标图法实现，对于多个测量指标（如 2 个）则可基于构建干预措施与疗效群组进行评估。采用频率法与贝叶斯方法进行效果排序的原理有所不同，贝叶斯法不仅可有效地整合数据，灵活建模，还可利用所得到的后验概率对所有参与比较的干预措施进行排序，分出优劣顺序。而频率统计在排序上目前仅能依靠两两比较的效应量的值及其 95%可信区间。下面介绍几种效果排序的方法。

1. 排序概率图（rankogram）　以柱状图或曲线图形式表示各干预的排序概率，研究者可进行直观评估。当干预措施之间差异较大时，排序概率图可帮助研究者较快预判最优或最劣干预措施。排序概率图的优势在于可为研究者提供干预措施排序的初步判断，但拥有较高排序概率的干预措施并不一定为最有效的，仍有许多不确定因素可干扰排序，如可信区间（credible intervals）的宽度。若单纯以排序概率判断干预的优劣，可能得出错误的结论。

2. 排序概率表（rank probabilities）　由行数与列数等于总干预数的表格组成，首行为排序，首列为干预措施，表格中的数据为排序概率，其表示干预措施排列在第 n 位的概率。

3. 累积排序概率图（cumulative ranking plot）　根据累积数据制作出各干预措施的累积排序概率图，横坐标为排序，纵坐标为可能性。

4. 累积排序概率图下面积（surface under the cumulative ranking，SUCRA）　为汇总累积排序概率的指标，SUCRA 的值介于 0～1 之间，当 SUCRA 为 1 时提示干预措施绝对有效，而为 0 时则提示干预措施绝对无效。根据 SUCRA 值的大小可进行干预措施优劣的排序。但当疗效评估尺度不一致时，使用 SUCRA 可导致错误的结论。

但必须意识到，要谨慎使用基于统计软件获得的干预措施排序结果，有可能某干预措施样本小，统计效能较低，有可能夸大应用效果。

二、检 验 效 能

在传统 Meta 分析中，可以采用试验序贯分析方法计算样本量，它以纳入的研究为个体，按照发表时间的顺序进行累计，通过调整随机误差，最终估算出研究得出确切结论时的所需要的样本量。在网状 Meta 分析中，也同样存在样本量与统计效能计算的问题，Mills EJ 等研究人员通过模拟研究发现，网状 Meta 分析合并结果往往因统计效能不足而缺乏可信性，网状 Meta 分析撰写者及证据使用者谨慎地评价网状 Meta 分析合并结果的统计效能，对判断证据的真实性和临床价值显得尤为重要。目前，网状 Meta 分析的样本量及统计效能的计算方法主要有：有效合并研究数量法（the effective number of trials，ENT）、有效样本量法（the effective sample size，ESS）和有效统计信息量法（the effective statistical information，ESI）。

1. 有效合并研究数量法　应用有效合并研究数量法进行样本量及统计效能计算时,需满足纳入合并的各个研究方差相等且具有同质性的假设，其计算主要包括：①根据有效研究数目比值确定精确性比率；②根据间接比较需达到的检验效能水平，结合精确性比率计算有效合并研究数量理论值；③根据理论值确定最终的有效合并研究数量。

2. 有效样本量法　将网状 Meta 分析证据网络中的每一个比较组视为一个临床研究，通过估算每一个比较组的需求样本量（有效样本量）来计算间接比较的统计效能和精确性的方法。该法包括非校正和异质性矫正两种模式，其计算主要包括：①根据样本量比值计算精确性比率；②分析各比较组是否存在异质性；③对具有同质性的比较组，用总体间接样本量乘以精确性比率即可获得有效间接样本量，对于存在异质性的比较组，则通过异质性校正因子对实际样本进行处理后，再计算有效间接样本量。

3. 有效统计信息量法　该法基于间接比较的 Meta 分析的统计信息量（用于估算指定数据集精确性的较为复杂的统计学测度）实现的统计效能计算。

第四章　系统评价/Meta 分析撰写

第一节　选　题

爱因斯坦在《物理学的进化》一书指出："提出一个问题往往比解决一个问题更重要，因为解决问题也许仅仅是一个数学上或实验上的技能而已。而提出新的问题，新的可能性，以新的角度去看旧的问题，却需要创造性的想象力，而且标志着科学的真正进步。"提出问题等于解决了问题的一半。选题是否恰当、清晰、明确，关系到系统评价是否具有重要的临床意义，是否具有可行性，并影响着整个系统评价研究方案的设计和制订。

一、选 题 准 备

选题准备工作对于证据综合具有重要的意义，如果证据综合题目选好后，不具备可以完成的条件，再好的选题也只能是一种愿望，因此，选题准备是决定选题能否成功的关键。选题准备主要包括以下内容：

1. 组建证据综合制作团队，其团队成员至少包括证据综合方法学人员、检索专家（可以来自图书馆）、统计人员和临床医师等。

2. 保证证据综合所必需的数据库、经费和时间。

3. 熟悉文献管理软件（如 EndNote、Reference Manager 等）和数据统计分析软件（如 RevMan、Stata 等）。

二、选 题 原 则

选题来源于临床实践，又服务于临床实践。因此选题应考虑其是否具有一定的临床意义。提出问题后，应全面了解该课题背景知识，掌握国内外研究现状，考虑适合做哪种类型的研究。目前，最佳选题产生在临床需要与临床干预措施内在发展逻辑的交叉点上。选题是否恰当、清晰、明确，关系到证据综合是否具有重要的临床意义，是否具有可行性，并影响着整个证据综合研究方案的设计和制订。

选择证据综合的题目之前，必须首先了解选题原则，其次是熟悉选题方法。一般来说，证据综合选题原则主要有：

1. *需要性原则*　证据综合选题不但要紧密结合临床，而且要考虑其研究成果是否能直接为临床疾病的干预提供决策依据。

2. *价值性原则*　主要指证据综合关注的临床问题要具有研究价值和实用价值，关注的疾病应该是疾病负担重、国家或地区重大健康问题，如心脑血管疾病和肿瘤等。

3. *科学性原则*　选题必须有科学依据，确定某个选题前应该了解拟选题国内外的研究热点和发展趋势，且选题必须实事求是、符合客观规律、合乎逻辑推理，要做到立论依据充分，研究目标明确，研究内容具体，研究方法及技术路线可行。

4. *创新性原则*　选题必须选择别人没有解决或没有完全解决的临床问题，这是选题得以成立的基本条件和价值所在，为了避免选题与别人重复，为了避免该问题，在决定对该选题进行证据综合前，应该检索已有的证据综合注册网站或平台，了解目前是否有发表和正在进行的证据综合研究，如果有，必须考虑你的证据综合研究与已发表或正在进行的证据综合研究有无不同点和创新之处。

5. 可行性原则　指充分考虑是否具备完成证据综合研究的主观和客观条件,是决定选题是否成功的关键。正如恩格斯所说:"我们只能在我们时代条件下进行认识,而这些条件达到什么程度,我们便认识到什么程度。"如果选题不具备可以完成的主客观条件,再好的选题也只能是一种愿望。主观条件主要指证据综合研究制作人员的知识结构(是否具备临床流行病学、系统评价方法和临床专业方面的基本知识)和研究能力(是否具备检索文献、阅读外文文献和操作 RevMan、Meta-Disc 等软件的能力)等。客观条件主要指制作证据综合研究所必需的数据库、经费和时间等。积极创造条件,除已具备的条件外,对那些暂不具备的条件,可以通过努力创造条件,如部分数据库不可及,可以联系订购该数据库的单位进行检索,部分全文无法获取,可以通过文献传递服务实现。

三、选题注意事项

1. 知己知彼,量力而行　所谓"知己",首先,要充分估计到自己的证据综合方法、临床流行病学等知识储备情况和分析问题的能力。因为证据综合相关知识的积累是一个较长的过程,所以选题时要量力而行,客观地分析和估计自己的能力。

所谓"知彼",一是要考虑到是否有可能符合纳入标准的原始研究。符合纳入标准的原始研究是系统评价制作的基础,没有足够的原始研究就写不成系统评价。二是要了解所选题的研究动态和研究成果,掌握系统评价制作中可能遇到的困难,以避免盲目性和无效劳动。

2. 难易适中,大小适度　首先,题目的难易要适中。选题既要有"知难而进"的勇气和信心,又要做到"力所能及"。但如果难度过大,超过了自己所能承担的范围,一旦盲目动笔,很可能陷入中途写不下去的被动境地,到头来迫使自己另起炉灶、重新选题,这样不仅造成了时间、精力的浪费,而且也容易使自己失去制作系统评价的自信心。反之,自己具备了一定系统评价制作的能力和条件,选题过于简单,不但不能反映出自己的水平,而且也达不到提高自己的目的。

其次,选题大小要适度。选题范围的确定对临床医师十分重要。选题问题的范围应考虑所具有的资源和条件、临床意义和研究质量等问题。选题的范围太宽可能对患者的处理没有帮助。但选题的范围太窄却因所获资料较少而容易受机遇影响,增加出现假阳性和假阴性结果的机会,使结果不可靠,影响研究结果的实用性。

第二节　注册与撰写研究方案

一、注　　册

1. Cochrane 协作网证据综合研究注册步骤

Cochrane 协作网提供注册的证据综合类型有:干预系统评价、诊断试验系统评价、系统评价再评价、方法学、定性系统评价、预后系统评价、快速系统评价、范围综述等。

(1)查询注册情况:作者若对某一题目感兴趣,检索和核实该题目是否已经被注册。

(2)申请注册:给 Cochrane 系统评价工作组写信申请注册,收到作者的申请后,该组编辑和专业负责人针对注册信息进行讨论,如获同意,向作者发送电子注册表。

(3)填写注册表:各个 Cochrane 系统评价工作组的注册表的格式和填写内容略有差异,但基本内容都包括申请者和合作者的信息资料及其对 Cochrane 系统评价知识的掌握背景情况、简要的研究计划等。作者按照相关 Cochrane 系统评价工作组的要求填写注册表,在此过程中,若有疑惑可寻求 Cochrane 系统评价工作组的帮助,填写结束后核实有无错误并向 Cochrane 系统评价工作组提交注册表。

(4)评估注册表:相关 Cochrane 系统评价工作组在编辑会上对注册表进行评估,提出修改意见并通知是否可进行计划书撰写。

2. Campbell 系统评价注册　Campbell 协作网(Campbell Collaboration)(https://www.campbellcollaboration.

org）被称为 Cochrane 协作网的姊妹组织，于 2000 年 2 月在美国宾西法尼亚大学举行的会议上宣告正式成立，是一个独立的、非盈利的国际组织，以美国著名的心理学家和思想家 Donald Campbell 的姓氏命名。其旨在为社会、心理、教育、司法犯罪学及国际发展政策等非医学领域提供科学严谨的系统评价和决策依据。撰写 Campbell 系统评价与 Cochrane 系统评价，一般需经注册题目、撰写并发表研究计划书、撰写全文 3 个步骤，在题目注册阶段，联系相应的专业组填写题目注册表，内容包括题目的价值和可行性论证、纳入排除标准、研究团队。

3. PROSPERO 注册平台　为了有效填补 Cochrane 协作网在系统评价注册方面的空缺，为非 Cochrane 系统评价提供新的注册平台,英国国家健康研究所（National Institute for Health Research, NIHR）下属的评价和传播中心（Centre for Reviews and Dissemination，CRD）依托约克大学，成功建立了 PROSPERO 注册平台（https：//www.crd.york.ac.uk/prospero）。

PROSPERO 提供了友好、方便的注册平台，免费注册后就可以进行系统评价注册。注册时，先填写注册表，注册表分 4 部分（系统评价题目和时间计划、评价课题组信息、评价方法介绍、一般信息描述）40 个条目，注册表中 22 条项目必须填写完整，其余 18 个条目为选填，填好注册表后再提交。注册表提交之后将会由相关的专家及其咨询小组对注册表进行审核，确定填写内容是否在注册范围之内，研究内容是否阐述清楚，是否跟已发表或注册的系统评价有重复。审核通过后，计划书将在 PROSPERO 上发表，并且会获得唯一的注册编码。若审核没有通过，注册表将会返回作者进行修改。

在 PROSPERO 平台注册之前，作者应完成系统评价计划书，但尚未进行文献筛选。在 PROSPERO 上发表计划书之后,若有需要还可对计划书进行修改,但每一次修改都会有记录,读者可以在 PROSPERO 上找到每一次修订的版本。

当注册的系统评价完成后，作者可自由选择期刊发表该系统评价，但需把发表全文的链接添加到原来的注册记录上。若文章没有发表，其原因也应该在 PROSPERO 上进行说明，而且可以附上该文章全文的链接以便查阅从而减少发表偏倚。

4. INPLASY 注册平台　INPLASY 注册平台（International Platform of Registered Systematic Review and Meta-analysis Protocols）（https：//inplasy.com）于 2020 年 3 月正式启动，是独立的、全球性的，不受任何大学、研究所、学术团体或政府机构的资助或支持，所有支持平台运营与发展的资金均来自于作者支付的出版费用。与 PROSPERO 相比，INPLASY 审理周期大幅缩短，一般在方案提交后的 48 小时内公布，即可完成注册。但 INPLASY 并非免费注册。

二、撰写研究方案

确立证据综合研究题目后，首要任务是撰写研究方案，内容主要包括：研究的题目、背景与目的、研究方法（检索文献、筛选文献、评价文献质量的方法、提取和分析数据的方案等）。下面以 Meta 分析撰写为例进行讲解。

（一）研究题目

干预性试验的 Cochrane 系统评价的题目有 4 种格式：

1. 某治疗方案治疗某疾病[（intervention）FOR（health problem）]，如 Antibiotics for acute bronchitis，这种格式只规定治疗组药物，而不规定对照组的药物，则表示该系统评价包括了所有与治疗药物进行比较的试验。

2. A 治疗方案与 B 治疗方案治疗某疾病比[（intervention A）VERSUS（intervention B）FOR（health problem）]，如 Immediate versus delayed treatment for cervical intraepithelial neoplasia，表示该系统评价只纳入所规定的 2 种治疗方案的试验。

3. 某治疗方案治疗某特定人群或特定地点的疾病[（Intervention）FOR（health problem）in（participant group/location）]，表示该系统评价只纳入某治疗方案与各种方案比较对特定人群或特定点的某病的试验。

4. 以上三种未包括的任何形式（Use if title does not fit any of the formats above），表示研究者可规定任何形式的题目。

对于非 Cochrane 系统评价的题目，可依据投稿期刊加以变化，但应注明该题目是基于 RCT 的系统评价/Meta 分析。

如果撰写 Cochrane 系统评价，为了避免重复，首先，题目确定好后填表注册告知 Cochrane 协作网工作小组，确定该题目是否已被注册；其次，专家评审后，确定是否有必要进行该题目的系统评价；最后，如果该题目无人注册且有研究的价值，工作小组将通知你填写有关表格，确定你的注册资格。

（二）背景与目的

研究背景主要是阐述为什么要开展 Meta 分析，也就是提出制作 Meta 分析的立题依据。内容应该包括：①拟研究疾病或健康问题的疾病负担（含危害）和重要性；②目前治疗该疾病的干预措施现状和存在的问题，如果可能，对这些有效干预措施的治疗效果进行综述；③当前关于这些干预措施已有类似的或相关的系统评价/Meta 分析的现状及存在的问题，提出本 Meta 分析制作的必要性。

研究目的主要是回答制作 Meta 分析要解答研究假设提出的科学问题，明确阐明 Meta 分析的主要目的，包括干预措施涉及的研究疾病或健康问题、患者类型以及场所等，如果可能，同时阐述一些具体目标，如不同剂量和疗程等。通常用一句话描述研究目的，这句话应包括干预措施、疾病和（或）对象、研究目的。

（三）纳入与排除标准

纳入标准本身具有排除性，即"是此即非彼"。当规定一种疾病为研究目标疾病时，则其他疾病均被排除掉；如果患这种疾病的患者同时患有其他疾病或具有某些特征可能对研究结果造成影响，就应该按照针对这些因素及其他因素制定的排除标准将这部分患者排除；如果两者的关系处理错误，可能会因不恰当地纳入了不该纳入的患者而影响研究的准确性，或造成不必要的浪费。

纳入和排除标准包括以下内容：

1. 研究类型（type of study） 一般只纳入随机对照试验（randomized controlled trial，RCT）。这是因为：①医学研究中的情况极为复杂，结果很容易受多种偏倚影响。虽然各种设计类型的研究都有控制偏倚的措施，但只有 RCT 的控制措施更加有效。基于 RCT 的 Meta 分析才可能获得更为可靠的结果和结论，非随机对照研究往往夸大疗效，为了避免可能造成的误导，需要花大量功夫去甄别其质量和偏倚对真实性所造成的影响。所以，宁可只纳入有限的 RCT，某些情况下可纳入随机交叉试验；而不纳入可能造成误导为其他类型的研究。②RCT 是比较不同治疗方案之间的相对效应量，从而比较不同治疗方案的优劣，而非随机试验获得的是某治疗方案在特定人群中的效应量，不能比较不同治疗方案孰优孰劣。而 Meta 分析的主要目的就是要比较不同干预方案的效应量及其他指标之间的差异，因此，只有 RCT 能够达到此目的。有些 Meta 分析纳入的 RCT 太少，为了获得一些可能有参考价值的信息，如安全性，或者由于伦理或其他原因，不可能实施 RCT 的情况下，也纳入非随机对照试验。

如果研究类型的主体为 RCT，可排除 RCT 中存在难以控制的偏倚的试验（个体），如评价针刺治疗偏头痛的 RCT，为了避免测量偏倚，排除未采用盲法测量结果的 RCT 等。

2. 研究对象（types of participants） 研究主体是患有某种疾病的特定人群。如果某些因素会给研究造成影响，如：①存在可能影响研究结果的混杂因素的患者，如同时服用了其他药物；②除了目标疾病，还有并发症的患者；③危重病例，可能因病情恶化导致死亡不能完成治疗等，则排除患有这种疾病且具有这些影响因素的患者（个体）。因此，研究对象的选择与临床问题密切相关，如要研究肝癌切除术后门静脉癌栓对预后的影响，这时研究对象应包括伴或不伴显微镜下癌栓和肉眼癌栓的患者；如研究目标是根治性切除肝癌患者，伴有肉眼癌栓的患者就不符合这个条件，应挑选镜下癌栓的患者。

注意：纳入研究对象标准与纳入研究对象标准的关系。

3. 干预措施（types of interventions） 包括规定干预方案，也可对各干预方案的各种比较组合都进行详细的规定；如果在采用规定的治疗药物和对照药物之外，给患者采用其他药物或治疗措施，则可因混杂因素影响研究结果，这样的个体需排除。

4. 结果测量指标（outcome measures）

（1）主要指标：终点指标、特异性指标作为主要指标，通常 1～2 项，如病死率、心血管事件发生率等。还应根据研究目的选择，如生存质量对于晚期癌症患者在评估治疗效果时也许是一个最重要指标，虽然生存质量中的很多项目为主观指标或中间指标，仍应将其设为主要指标。

（2）次要指标：一般采用主观指标和中间指标作为次要指标。

（3）毒副作用或不良事件发生率：Meta 分析既要关注评价干预措施的有效性，也要分析评价其不良事件发生率，权衡利弊关系，以利于决策者对干预措施做出抉择。不良事件发生率可列在主要测量指标，也可单独列出。

（四）资料检索

资料检索的目的是为 Meta 分析的撰写获取此前所有的相关研究，这样才能够更好地评估不同干预措施间的疗效差异。由此可见，全面、系统、无偏倚检索对 Meta 分析来说非常重要。

资料检索过程中有关证据的检索技术、途径和步骤参考相关书籍。但在选择检索资源有所不同：

1. 综合性文献数据库资源　如 PubMed/MEDLINE、EMBASE、Cochrane Library、Web of Science、BIOSIS Previews 和 SinoMed 等。

2. 与研究课题相关的专题数据库　如 Campbell 协作网（http：//www.campbellcollaboration. org）、PsycINFO（http：//www.apa.org/psycinfo）、AMED（Allied and Complementary Medicine）http：//www.bl.uk/collections/health/amed.html）、BNI（British Nursing Index）（http：//www. bniplus.co.uk）、CINAHL（Cumulative Index to Nursing and Allied Health literature）（http：//www. cinahl.com）等。

3. 在研究研究检索　如世界卫生组织国际临床试验注册平台（http：//www. who.int/ trialsearch）和 Clinical Trials（http：//www.clinicaltrials.gov）等。

4. 会议论文与学位论文　中国知网（http：//www.cnki.net）、万方数据服务平台（http：// www.wanfangdata.com.cn）、国家科技图书文献中心（http：//www.nstl.gov.cn）、Papers First 与 Proceedings First（http：//www.oclc.org/firstsearch）和 ProQuest Digital Dissertations（PQDD）（http：//wwwlib.umi.com/dissertations）等。

5. 手工检索　主要包括：①通常不被电子数据库收录（数据库收录时间以外）的期刊，手检期刊的种类和数量视电子数据库纳入期刊数量而定，如中文期刊的手检，由于中国学术期刊网络出版总库，中国生物医学文献数据库，维普资讯网及万方数据知识服务平台的使用，几乎囊括了所有种类的中文期刊，需要手检的期刊种类已经很少了。对于选中进行手检的期刊，需要注明检索的起始时间。②纳入研究、综述、系统评价/Meta 分析所附参考文献。③未被电子化会议论文汇编（说明：专业会议论文集的检索应列出会议名称，召开时间和地点）。

6. 其他　①已发表 Meta 分析/系统评价；②相关网站：国际或国家一级的医学研究机构和国际或全国性学会/协会网站进行检索，如 WHO, International Society of Nephrology 和 Transplant Society of Australia and New Zealand 等；相关的政府/部门网站，如中华人民共和国国家卫生健康委员会，美国疾病预防控制中心和英国卫生部等；主要在线书目，如 UBC Library catalog 和 BC Ministry of Health Library 等；与研究主题相关的研究者、相关领域的专家或医药企业联系以获取有关研究。

（五）文献筛选

文献筛选是指根据预先制定的纳入排除标准，从检索获得的所有文献中收集能够回答临床问题的研究。

文献筛选过程需要至少两名评价员独立进行，最好是本专业和非本专业评价员同时评价，这样可大大减少相关文献的误排率，若有意见分歧可讨论解决，必要时需与第三位评价员讨论协商确定。如果可能，应对评价员培训并进行预试验，即对样本文献（10～20 篇，其中包括肯定合格的、肯定不合格的和不确定的）预筛选，以保证文献筛选过程的标准化和筛选结果的准确性。文献筛选步骤如下：

1. Meta 分析需要检索多个数据库来尽可能全面地检出相关研究。但多个数据库之间存在重复收录期刊，用文献管理软件将初检文献归类、整理，排除重复文献。

2. 阅读每篇研究的题目和摘要，排除明显不符合纳入标准的不相关研究。

3. 对于任何一篇潜在的相关研究都要求调阅全文分析。由于题目和摘要提供的有关的信息量有限，并不能以此决定该研究是否最终被纳入，这样可能会引入文献的选择偏倚，对可能符合纳入排除标准的文献，应下载全文并逐一阅读和分析，以确定是否合格。

4. 分析、判定重复发表文献　重复发表是指将同一研究的结果先后在多个杂志发表的现象。重复发表会引起内容偏倚，主要是由于将同一研究重复进行了合并分析。另外，还需注意在专业学术会议上做过口头报告、以摘要或会议壁报形式报道过的研究，会后以全文形式发表的情况；多中心研究以不同分中心为单位发表的现象较为普遍，所以对于重复发表的鉴别工作尤为关键。

判断重复发表文献可通过：①作者姓名（大多数重复发表研究的著者姓名相同）；②研究实施地点或参与机构（如医院名称）；③干预措施细节（如干预措施的用法、剂量和给药次数等）；④研究对象数量和基线情况；⑤研究时间和持续时间等。

5. 根据纳入排除标准复核初步纳入研究，详细记录排除文献原因，以备制作文献筛选流程图使用。

6. 对于信息报告不全者，尽量联系原作者补充相关资料。

7. 最终确定纳入研究，进入数据提取阶段。

文献筛选过程应以流程图的形式呈现，列出各个数据库检索结果、根据题目和摘要排除的文献量、获取全文文献量、阅读全文后排除的文献量及原因和最终纳入研究数量等，详细要求可以参见 PRISMA 声明。

（六）偏倚风险评估

1. 随机对照试验　Cochrane 协作网推荐采用有相关方法学专家、编辑和系统评价员共同制订的"Cochrane 偏倚风险评估工具"对纳入研究进行评价，主要包括随机序列的产生、分配方案隐藏、对受试者和干预措施实施者施盲、对结果评价者施盲、结果数据的完整性、选择性报告研究结果和其他来源偏倚。

2. 非随机研究　非随机研究的设计方案主要有非随机对照试验、队列研究和病例对照研究等，它们受偏倚影响情况也不一样。非随机对照试验可以采用 ROBINS-I 量表，队列研究和病例对照研究可以采用纽卡斯尔-渥太华量表（the Newcastle-Ottawa Scale，NOS）。

3. 偏倚风险评估步骤　美国医疗保健研究与质量局（The Agency for Healthcare Research and Quality，AHRQ）推荐采用 5 步法评价纳入研究偏倚风险，分别为：①制订计划书；②预试验和培训；③偏倚风险评估；④解释；⑤报告，具体评价步骤参考相关书籍。

（七）资料提取

资料提取是指按照纳入排除标准，将纳入研究的结果和所有有价值的信息正确地收集并记录下来。资料提取是 Meta 分析结果分析中的一个关键步骤，直接影响结果的准确性。为了保证资料提取的准确性，要求两位评价人员各自独立地提取资料，然后互相复核，准确无误和意见统一后才输入统计软件。

资料提取主要包括以下 5 部分信息：

1. 发表信息和资料提取信息　题目，第一作者，发表文献期刊名称，发表文献国家，发表文献日期，发表文献类型，提取数据日期等。

2. 研究对象　例数，种族，性别，年龄，对象的来源（门诊、住院、社区），纳入标准，排除标准，其他分层因素基线状况及失访/退出/脱落人数。

3. 干预措施　干预措施具体内容和实施方法（剂量或剂量范围、给药途径、疗程、交叉试验的洗脱期），有无混杂因素及依从性情况。

4. 测量指标　①测量指标包括主要结果指标和次要结果指标及其测量方法和判效时间点；②结果呈现形式：分类变量（发生事件数/某组的总人数），连续性变量：（某组总人数/均数±标准差）。

5. 偏倚风险评估信息　研究设计方案和质量（采用偏倚风险评估工具评价纳入研究质量）。

（八）资料分析

系统评价并非必须进行统计学合并（Meta 分析），是否做 Meta 分析需视纳入研究是否有足够相似性。如因纳入研究同质性差而仅进行描述性分析的系统评价称为定性系统评价。如果系统评价纳入研究具有足够相似性，则进行合并分析，此类系统评价称为定量的系统评价。系统评价常采用相关软件（详见第二篇）对多个纳入研究的资料进行合并分析（Meta 分析）得到定量结果。常见错误：为了得到森林图，强行将同质性差的研究合并，得出不恰当的结论，对临床实践产生误导的不良后果。

第三节　结果、讨论与结论撰写

一、结　　果

结果部分包括文献检索和筛选、纳入研究基本特征、纳入研究方法学质量评价结果、证据图和 Meta 分析结果。

1. 文献检索结果　主要内容包括：①根据预先制定的检索策略和检索数据库所获得的检索结果以及通过其他途径检索获得的文献数量；②利用文献管理软件去重后获得的文献数量；③采用文献筛选方法，依据纳入排除标准对去重文献进行筛选，初步符合纳入标准的研究，排除的研究及其原因；④在阅读全文基础上，符合纳入标准的研究中有多少个研究被排除及其原因，最终有多少个研究被纳入定性和定量分析。

在呈现流程图基础上进行文字描述，文献检索结果描述为：按照预先制定的检索策略和资料收集方法，共查到相关文献×篇，利用 EndNote 软件去除重复文献×篇，通过阅读题名和摘要后排除研究对象和干预措施与本研究纳入标准不符的文献×篇，初筛后符合标准的×篇文献阅读全文，再经过阅读全文按纳入标准及数据完整性进行筛选，共纳入×个研究，共×例患者。

2. 纳入研究基本特征　推荐用纳入研究基本特征表呈现这部分内容，主要为资料提取表中研究对象、干预措施和测量指标部分，此外需考虑还有哪些特征是重要的、证据使用者和患者所关注，如糖尿病患者，更重要的是糖尿病患者的糖代谢特征和糖尿病家族史等。

3. 纳入研究偏倚风险评价　建议通过图和（或）表格呈现采用偏倚风险评估工具评价纳入研究质量的具体结果。

4. Meta 分析结果　按照主要测量指标、次要测量指标的顺序列出。呈现形式可以为森林图、表格、森林图结合表格和文字。对于 Meta 分析结果，不仅要呈现统计学结果、统计学异质性，还应该呈现其他分析（如敏感性分析、亚组分析和 Meta 回归等）。

结果列述应讲究技巧，如果列述的方法得当，则读者容易阅读，容易抓住 Meta 分析的要点。列述结果时，需从统计学意义和临床意义两方面进行解释，明确说明相比较的两种干预措施何者更优或是否相当。

二、讨论和结论

讨论和结论必须基于研究的结果，细致分析在系统评价/Meta 分析过程中遇到问题的可能原因和解决方案，以及对临床实践和科研的指导意义。在撰写讨论和结论时，应尽可能站在国际角，而不是局限于某一个特定的国家和地区。系统评价/Meta 分析作者应该明白：不同的证据使用者或患者面对同样的证据可能做出完全不同的决策，系统评价/Meta 分析的主要目的是客观提供此前所有的证据信息，而不是劝导人们。讨论和结论应该帮助证据使用者充分理解证据对于决策的价值和意义，应避免在假设的干预措施和价值的基础上向证据使用者推荐。

（一）讨论

结构式讨论有助于证据使用者或患者系统地考虑如何应用系统评价/Meta 分析的结果做出临床决策，主要包括以下内容：

1. 总结主要结果　首先针对提出的问题进行回答，其次，简单归纳整个系统评价/Meta 分析所有重要的测量指标，给证据使用者一个关于该系统评价/Meta 分析结果的轮廓。同时应该总结纳入研究的异质性大小及影响、偏倚风险和完整性，系统评价/Meta 分析是否可以解决所有目的及其不确定性。如果可能，还应利用大量的文献或数据支持研究假设。

解释统计分析结果时，应同时考虑被评价干预措施的利与弊，合并效应量及其 95%可信区间，点估计主要说明合并效应量的强度和方向，而可信区间主要反映合并效应量的变动范围以及精确性，将两者结合起来进行讨论，有助于解释结果的临床价值。

注意：总结主要结果时，不要与结果重复。

2. 优势与局限性

（1）优势：这部分主要考虑本系统评价/Meta 分析有何优势，这种优势可以来自临床问题本身和系统评价/Meta 分析制作过程的严谨，也可来于其他研究和系统评价/Meta 分析的比较等。

（2）局限性：系统评价/Meta 分析的局限性包括纳入研究的局限性和系统评价/Meta 分析本身的局限性。①纳入研究的局限性是指单个研究存在的局限性，可从纳入研究的设计、实施等方法学质量方面进行归纳总结；②系统评价/Meta 分析本身的局限性是指系统评价/ Meta 分析研究过程中存在的问题，如资料收集是否全面、数据提取和分析、纳入研究的多少、在研究过程中哪些问题没有解决等。

注意：纳入研究的局限性不要与"结果"部分偏倚风险评估重复。

3. 实用性　在使用系统评价/Meta 分析证据前，一定要评价其是否适用于自身的环境条件。为此，首先必须决定该系统评价/Meta 分析所提供的关于干预措施获益或有害信息的真实性。这样，就需要决定各纳入研究中观察对象和研究地点是否与自己所在单位的患者和环境条件有足够的相似性；在评估证据的实用性时，对干预措施特点或纳入研究中附加干预措施对结果影响的考虑也很重要。

在评估系统评价/Meta 分析结果的实用性时，应注意不要将自己的环境条件假设成与纳入研究的环境条件相同。应分析系统评价/Meta 分析证据适合哪种环境条件、不适合哪种环境条件，预测不同环境下疗效将会发生什么样的变化来帮助决策。通常，证据的适用环境难以严格地符合系统评价/Meta 分析纳入研究对象的纳入和排除标准，有时可通过找出限制结果实用性的因素来帮助决策，如生物学和文化上的差异、依从性的差异、基线事件发生率的差异。

因此，本部分应该说明系统评价/Meta 分析证据的适用人群，并考虑证据在特定环境下不适用的原因（如生物学差异、文化差异、依从性差异等），并阐明如何使干预措施在患者身上获得利与弊、负担与成本的平衡，帮助证据使用者做出关于实用性的决策。

（二）结论

结论的主要目的是提供与决策相关信息和最新研究信息，而不是提供与决策相关意见和建议，要求从两方面进行总结，一是对临床实践的提示，二是对未来研究的提示。

1. 对临床实践的提示　作者并不需要对临床实践的意义给出推荐意见，推荐意见是由临床实践指南制定者做出。系统评价作者需要做的是描述证据的质量、获益与损害之间的平衡、患者价值取向和意愿、实用性等因素。另外，一些影响推荐决策的因素应特别强调，包括干预措施成本费用及其承担者，以及资源的可利用性等，尤其是经济学评价，包括患者的承担能力和选择等。

2. 对未来研究的提示　主要指出对未来研究的需求,尤其是对解决相关临床问题(如当前证据情况、患者情况、干预措施情况和测量指标）最需要的研究做出描述。另外，还应考虑疾病负担、时间（包括访视的时间和干预时间）以及研究类型等各方面，以保证解答所提出的临床问题。

在结论撰写的准备阶段，作者需要根据研究的不同层面进行文献分类，如依据不同的研究类型、测量指标、研究人群及研究目标等。应该注意关于对其他研究借鉴意义的论述与对未来研究应该如何做的描述的不同。这部分力求简明扼要，应避免缺乏实质信息的套话，如"未来的研究应该更好地……"或"需要更多的研究支持"等这类毫无参考价值的文字。

第四节　方法学与报告质量评价

目前，针对 SR/MA 质量进行评价的工具主要分为两类：方法学质量评价工具和报告质量评价工具。方法学质量是指 SR/MA 及其制作过程中能否遵循科学的标准规范，有效地控制混杂和偏倚，使结果真实可靠；而报告质量实际上反映了 SR/MA 报告内容的完整性和全面性，是质量评价的重要组成部分。报告规范可以缩小实际研究结果和发表结果之间的偏倚，从而提高 SR/MA 本身的报告质量。方法学质量和报告质量之间既有联系又有差别，报告质量好的 SR/MA 不一定方法学正确，报告质量不好的 SR/MA 也可能具有较好的真实性，但是报告质量不高将影响结果的真实性。SR/MA 方法学质量越高，其可重复性就越好，其论证强度就越高，结果也越可靠。

一、方法学质量评价——AMSTAR-2 量表

SR/MA 方法质量是指 SR/MA 制作过程中能否遵循科学标准，有效控制混杂和偏倚，使结果达到真实可靠的效果。当前证据显示 SR/MA 的方法学质量存在严重的缺陷，尚需要大量的探讨和规范。目前用于评价 SR/MA 方法学质量的工具主要有 AMSTAR（a measurement tool to assess systematic reviews）量表，AMSTAR 由 11 个领域组成，AMSTAR-2 保留了原始版本的 10 个领域，并对其进行修改和扩展，由 16 个领域组成（表 4-1）。

表 4-1　AMSTAR-2 评价清单

序号	领域	评价
1	系统评价的研究问题和纳入标准是否基于 PICO 构建？	☐ 符合　☐ 不符合
2	制作系统评价前是否制定前期研究方案，若有修订，报告修订的细节？	☐ 符合　☐ 部分符合 ☐ 不符合
3	研究设计的选择依据是否给予解释？	☐ 符合　☐ 不符合
4	是否使用了全面的检索策略？	☐ 符合　☐ 部分符合 ☐ 不符合
5	研究筛选是否具有可重复性？	☐ 符合　☐ 不符合
6	数据提取是否具有可重复性？	☐ 符合　☐ 不符合
7	是否提供排除研究的清单以及排除理由？	☐ 符合　☐ 不符合
8	是否描述纳入研究详细的基本信息？	☐ 符合　☐ 部分符合 ☐ 不符合
9	纳入研究的偏倚风险评估方法是否合理？	☐ 符合　☐ 部分符合 ☐ 不符合　☐ 仅纳入 NRSI 或 RCT
10	是否报告系统评价纳入研究的基金资助信息？	☐ 符合　☐ 不符合
11	如果执行 Meta 分析，结果合成的统计学分析方法是否合适？	☐ 符合　☐ 不符合 ☐ 未执行 Meta 分析

续表

序号	领域	评价
12	如果执行 Meta 分析，是否评价单个研究偏倚风险对 Meta 分析结果的影响？	□ 符合　　□ 不符合 □ 未执行 Meta 分析
13	在解释和讨论系统评价的结果时是否考虑了单个研究的偏倚风险？	□ 符合　　□ 不符合
14	是否对存在的异质性进行满意的解释和讨论？	□ 符合　　□ 不符合
15	如果进行定量合并，是否充分地调查了存在发表偏倚的可能性，并讨论发表偏倚对结果的影响？	□ 符合　　□ 不符合 □ 未执行 Meta 分析
16	是否报告潜在的利益冲突来源，包括目前系统评价收到的基金资源？	□ 符合　　□ 不符合

注：RCT：随机对照试验；NRSI：非随机干预性研究

二、报告质量评价——PRISMA 声明

1996 年 CONSORT 小组 30 名临床流行病学家、临床医师、统计学家、MA 研究人员以及来自英国和北美对 MA 感兴趣的编辑共同制定了 QUOROM（The quality of reporting of meta-analysis of randomized controlled trials）声明。QUOROM 发表之后，SR/MA 报告质量较之前有所提高。2009 年，以 David Moher 为代表的小组在 QUOROM 的基础上进行修订总结，将 QUOROM 修改为 SR/MA 优先报告的条目（preferred reporting items for systematic reviews and meta analysis，PRISMA），虽然 PRISMA 只适用于随机对照试验 SR/MA 的报告，但也可作为其他类型 SR/MA 报告的基础规范。PRISMA 清单包括 7 个部分（题目、摘要、前言、方法、结果、讨论和资金支持），27 个条目（表 4-2）和 1 个流程图。

表 4-2　PRISMA 清单

条目	编号	描述
标题		
标题	1	明确本研究报告是系统评价、Meta 分析，还是两者兼有
摘要		
结构式摘要	2	提供结构式摘要包括背景、目的、资料来源、研究纳入标准、研究对象和干预措施、研究评价和合并方法、结果、局限性、结论和主要发现、系统评价的注册号
前言		
理论基础	3	阐述已知背景下系统评价的理论基础
目的	4	根据 PICOS 原则（研究对象、干预措施、对照措施、结局指标和研究类型）对系统评价的问题进行清晰阐述
方法		
方案和注册	5	如果已有研究方案，则说明方案内容并提供可获得该方案的途径（如网址）现有和已注册的研究信息，包括注册号
纳入标准	6	将指定的研究特征（如 PICOS 和随访的期限）和报告的特征（如检索年限、语种和发表情况）作为纳入研究的标准，并给出合理的说明
信息来源	7	在检索策略中描述所有信息来源（如检索的数据库名称及时间范围，与研究作者联系获取相应的文献）和最后检索日期
检索	8	至少提供一个数据库的检索方法，包含所使用检索策略，使得检索结果可以重现
研究选择	9	说明筛选过程（包括初筛、是否符合纳入标准及纳入系统评价等步骤）
资料提取	10	描述资料提取的方法（如预提取表格、独立提取、重复提取）以及任何向原始研究作者获取或确认资料的过程
资料条目	11	列出并说明所有资料相关的条目（如 PICOS 和资金来源），以及做出的任何推断和简化形式

条目	编号	描述
单个研究存在的偏倚	12	描述用于评价单个研究偏倚的方法（包括该方法是否用于研究层面或结局层面），以及在资料合并中如何利用该信息
合并效应指标	13	说明主要的合并效应指标，如相对危险度（risk ratio）、均值差（means difference）
结果综合	14	描述结果综合的方法，如果进行了 Meta 分析，则说明异质性检验的方法
研究偏倚	15	详细评估可能影响数据合并结果的可能存在的偏倚（如发表偏倚和研究中的选择性报告偏倚）
其他分析	16	对研究中其他分析方法进行描述（如敏感性分析或亚组分析，Meta 回归），并说明哪些分析是预设的
结果		
研究选择	17	报告初筛的文献数，评价符合纳入标准的文献数以及最终纳入研究的文献数，同时给出每一步排除文献的原因，尽可能提供流程图
研究特征	18	说明每一个被提取资料的文献的特征（如样本含量、PICOS 和随访时间）并提供引文出处
研究内部偏倚风险	19	说明每个研究中可能存在偏倚的相关数据，如果条件允许，还需要说明结局层面的评估（见条目 12）
单个研究的结果	20	针对所有结局指标（有效性或有害性），说明每个研究的各干预组结果的简单合并（a），以及合并效应量及其可信区间（b），最好以森林图形式报告
结果的综合	21	呈现每个 Meta 分析的结果，包括可信区间和异质性检验结果
研究间偏倚风险	22	呈现研究间可能存在偏倚的评价结果（见条目 15）
其他分析	23	如果有，给出其他分析的结果（如敏感性分析或亚组分析，Meta 回归分析，见条目 16）
讨论		
证据总结	24	总结研究的主要发现，包括每一个主要结局的证据强度；分析它们与主要利益集团的关联性（如医疗保健的提供者、使用者及政策决策者）
局限性	25	探讨研究层面和结局层面的局限性（如偏倚风险），以及系统评价的局限性（如检索不全面，报告偏倚等）
结论	26	给出对结果的概要性的解析，并提出对未来研究的提示
资金		
资金	27	描述本系统评价的资金来源和其他支持（如提供资料）以及资助者在完成系统评价中所起的作用

第二篇　Meta 分析软件篇

第五章　RevMan 软件

第一节　简　介

扫码观看视频

Review Manager（RevMan）软件是 Cochrane 协作网开发的 Cochrane 系统评价计划书（Protocol）或全文制作专用软件。采用 RevMan 软件制作的 Cochrane 系统评价基本格式包括大纲、摘要、背景、目的、纳入标准、检索策略、方法学描述、纳入研究的描述、纳入研究的方法学质量、结果、讨论和结论等项目。该软件统计分析功能操作简单易学、结果直观，可便捷地实现数据录入并进行 Meta 分析，以森林图形式呈现分析结果以及对系统评价进行更新。

第二节　下载和安装

Cochrane 协作网向系统评价制作者免费提供 RevMan 软件，是目前 Meta 分析专用软件中较成熟的一款，下载网址为：https://training.cochrane.org/online-learning/core-software/ revman/revman-5-download，选择与所使用电脑匹配的版本，通过安装向导完成安装。本节以 RevMan 软件 5.4 版本为例进行介绍。

第三节　操作界面简介

RevMan 5.4 主操作界面中由上至下依次为版本号、操作栏、工具栏、大纲栏和内容栏（图 5-1）。

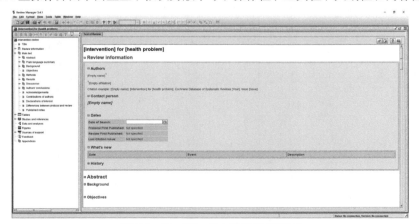

图 5-1　RevMan 5.4 的主操作界面

左侧是以树形目录结构显示的大纲栏，右侧是与大纲栏逐条对应的内容栏。

RevMan 软件中快捷功能按钮按介绍见表 5-1。

表 5-1　快捷功能按钮

按钮	功能介绍
	在"New Study Data Wizard"对话框中添加研究数据
RR	通过单击可切换结局指标的类型。当结局指标为二分类变量（定性资料）时，合并效应量常用 *RR*、*OR* 和 *RD*。如果结局指标为连续型变量（定量资料），合并效应量常用 *MD* 和 *SMD*
FE	快速切换固定效应模型和随机效应模型
	单击后直接生成森林图
	单击后直接生成漏斗图
	单击后直接生成 SROC 曲线图
	计算器，计算相关统计量
	单击后生成偏倚风险总结图，紧接在表格后边
	属性设置，对"New Outcome Wizard"对话框中的内容
	添加注释
	打印
	帮助文档
	表格左右移动

第四节　数据分析与结果解释

一、新建系统评价

运行 RevMan 5.4 软件后，从菜单栏中依次选择 File→New（或在工具栏中点击最前方的新建按钮）新建项目，出现"New Review Wizard"对话框（图 5-2），点击"Next"，出现"Type of Review"选项，用户可根据需求选择干预性系统评价（Intervention review）、诊断试验准确性系统评价（Diagnostics test accuracy review）、方法学系统评价（Methodology review）和系统评价再评价（Overview of reviews）等类型（图 5-3）。此处以干预性系统评价为例，选择"Intervention review"选项后，点击"Next"，进入

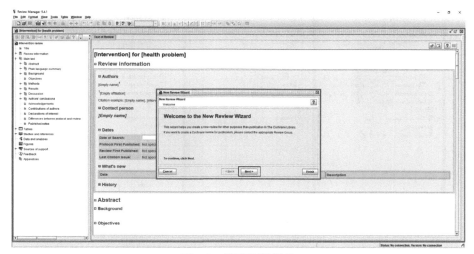

图 5-2　新建系统评价

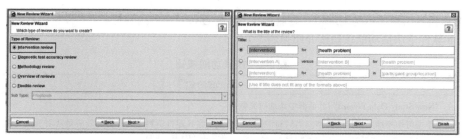

图 5-3　新建系统评价类型及题目输入格式

"Title"选择框，根据课题内容按格式输入题目，点击"Next"，可选择"Protocol"或"Full Review"，点击"Finish"完成新建系统评价的过程。其他类型系统评价的新建过程与干预性系统评价类似，此处不再赘述。

二、输入纳入研究信息

1. 输入纳入研究的基本信息　输入纳入研究和排除研究信息时，需先给每个研究创建一个研究 ID，再添加相关参考文献信息。研究 ID 格式通常为第一作者的姓氏＋研究发表年份，如遇相同 ID 可通过添加 a、b 等字母区分，如 Smith 2016a、Smith 2016b。RevMan 5.4 提供 3 种输入纳入研究的方法，可以手工输入（图 5-4），也可以导入已有文件。每一条参考文献可添加作者、题目、期刊等具体信息（图 5-5），也可实现参考文献在纳入研究、排除研究、在研研究和待评价研究间的移动（图 5-6）。

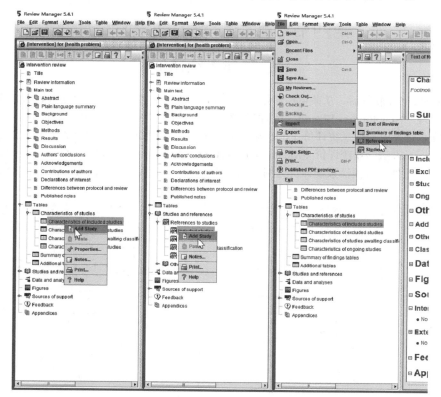

图 5-4　手工输入纳入研究信息的方法

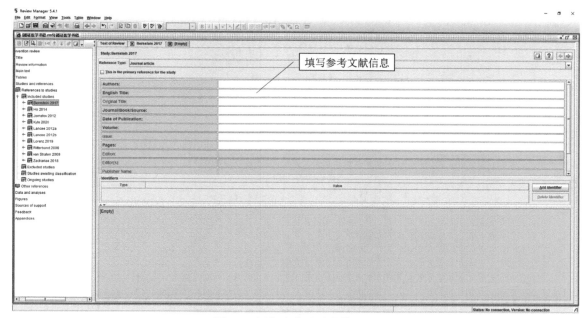

图 5-5　添加参考文献具体信息

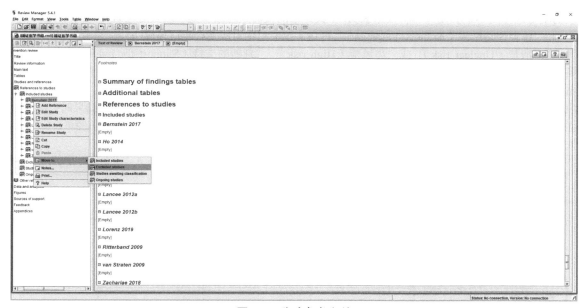

图 5-6　移动参考文献

2. 编辑纳入研究的一般情况、特征及偏倚风险评估表　若需进一步定义每个研究的基本信息，可在树形目录中选中某个研究，双击左键或点击右键，选择"Edit Study"，便会出现该研究的基本信息编辑区（图 5-7）。

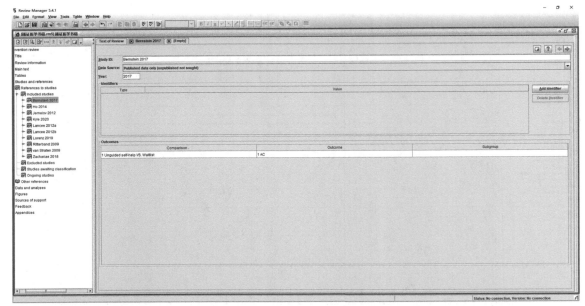

图 5-7　纳入研究的基本信息编辑界面

　　点击右键选择"Edit Study Characteristics"，在右侧则出现该研究的特征情况编辑区和偏倚风险评估表的填写区（图 5-8），用户可将根据 ROB 工具评估的偏倚风险结果逐个填入对应研究的偏倚风险评估表中。"作者评估结果（Authors' judgment）"可在下拉菜单中对应选择相应风险为"低风险（Low risk）""风险不清楚（Unclear risk）"或"高风险（High risk）"，"判断的支持（Support for judgment）"填入各条目判断的依据。在 Figure 处点击右键（图 5-9），选择"Risk of bias graph"（图 5-10）和"Risk of bias summary"（图 5-11）生成彩色的偏倚风险比例图和偏倚风险总结图，图中依次以绿色、黄色和红色代表偏倚评估的"Low risk""Unclear risk"和"High risk"。此处需注意，如选择作者评估结果时，需同时在"Support for judgment"填入信息，偏倚风险评估总结图和偏倚风险比例图中才会显示颜色。

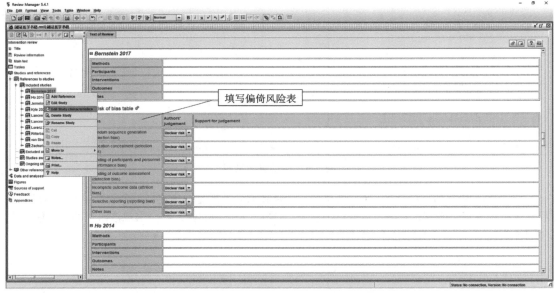

图 5-8　纳入研究的特征及偏倚风险评估结果编辑界面

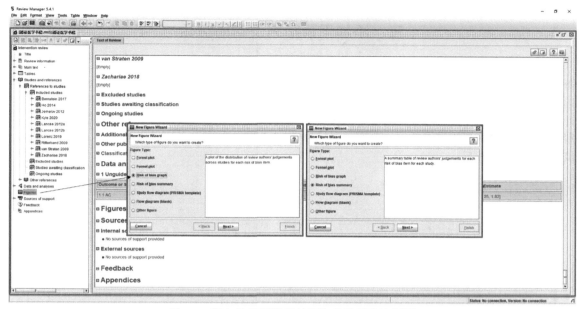

图 5-9　添加偏倚风险总结图和偏倚风险比例图

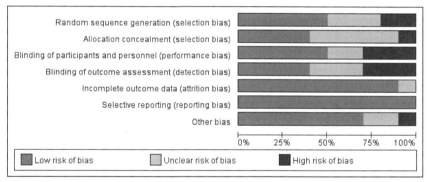

图 5-10　偏倚风险比例图

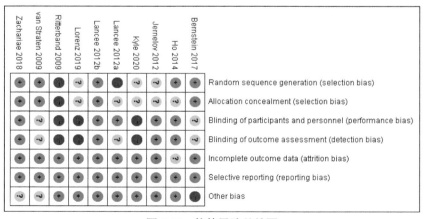

图 5-11　偏倚风险总结图

三、添加干预措施及结局指标

实施数据分析需首先添加对比的干预措施，一个系统评价可以有一组或多组比较（图 5-12）。对于每组比较，可根据数据类型添加对应结局指标（图 5-13），添加结局指标名称（图 5-14），进行属性设置，选择合适的分析方法及图形选项（图 5-15）。其中，结局指标可以是计数资料（二分类变量），也可以是计量资料（连续型变量）。需要注意的是，RevMan 软件默认不利结局标签的输入，如果是有利结局，填写的干预措施的标签正好相反。本例添加的结局指标是干预接受程度，是有利指标，图 5-14 和图 5-15填写的标签刚好相反。

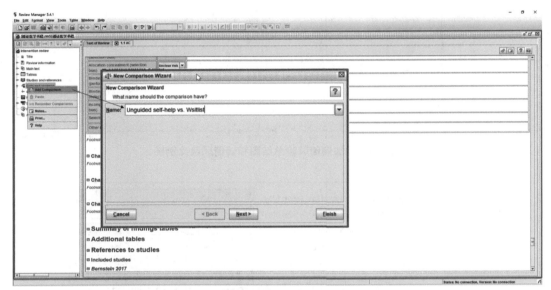

图 5-12　添加对比的干预措施

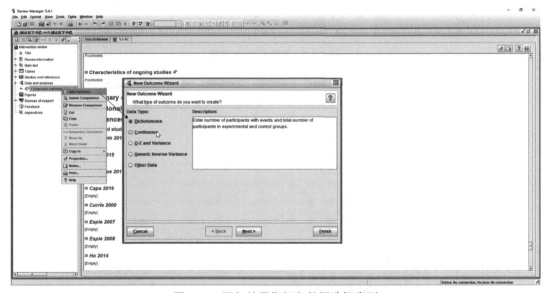

图 5-13　添加结局指标和数据选择类型

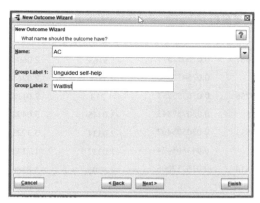

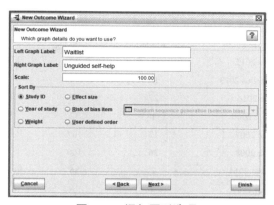

图 5-14　添加结局指标名称　　　　　　　图 5-15　添加图形选项

四、干预性研究 Meta 分析数据录入与分析

1. 单臂 Meta 分析　　Meta 分析有多种类型，其中基于横断面研究的无对照二分类变量的 Meta 分析即单臂 Meta 分析，常用于患病率、检出率、知晓率、病死率及感染率等的调查。单臂 Meta 分析的数据可选择手动录入、复制和打开 3 种方法，此处以手动录入为例。这类数据的特点是仅有单组事件发生数和观察数，而无对照组。在对此类数据进行效应量合并时，首先应计算出数据资料的效应指标和标准误，主要有以下两种方法。

方法一：当以患病率、发病率、病死率等以率为结局指标时，其发生率 P 及其标准误 SE（P）可按下列公式计算：

$$P = X/n$$
$$SE（P）= \sqrt{\frac{P(1-P)}{n}}$$

X 为某事件的发生数，n 为样本量。

使用条件：n 足够大，发生率 P 不接近于 0 与 1，且 $n \times P$ 和 $n \times$（$1-P$）均大于 5，此时 P 的抽样分布接近正态分布。

方法二：当不满足 $n \times P$ 和 $n \times$（$1-P$）均大于 5 的条件或者事件发生数为 0，即发生率 P 不满足正态分布时，采用比值类型资料的计算方法，如下：

$$P = \ln（\text{odds}）= \ln（X/（n-X））$$
$$SE（P）= SE（\ln（\text{odds}））= [1/X + 1/（n-X）]1/2$$

X 为某事件的发生数，n 为观察对象总数。

当 $X=0$ 时，将 X 变成 0.5；当 $X=n$ 时，令 $X=n-0.5$。

此方法是比值类型资料的计算方法，需进行以下转换计算才能得到率及其 95%CI。经转换计算后所得的率用 Pt 表示。

效应指标的转换：$Pt=OR/$（$1+OR$）

95%CI 下限转换：$LL=LLOR/$（$1+LLOR$）

95%CI 上限转换：$UL=ULOR/$（$1+ULOR$）

以下面的数据为例，对数据进行转换，以两种方法都进行转换（$P1$、$SE1$ 由方法一计算所得，$P2$、$SE2$ 由方法二计算所得）。此外，也可以选择软件中计算器功能来计算对应的效应量及其置信区间。

本节以 *cognitive behavior therapy for insomnia in cancer patients*：*a systematic review and network meta-analysis*（以下简称"CBT"）一文的接受度这一结局指标为例，有 11 个研究报告了接受度这一结局指标，换算后的数据见表 5-2。

表 5-2　单臂 Meta 分析

Study ID	event	n	P1	SE（P1）	P2	SE（P2）
Blom 2015	4	24	0.166666667	0.076072577	−1.5163	2.0666
Bothelius 2013	14	40	0.35	0.075415516	−0.603	2.0265
Cape 2016	27	119	0.226890756	0.038393292	−1.213	2.0118
Currie 2000	1	32	0.03125	0.030757843	−3.0445	5.0492
Espie 2007	12	107	0.112149533	0.030505402	−2.0334	3.3723
Espie 2008	26	100	0.26	0.043863424	−1.0337	1.7143
Lovato 2014	2	86	0.023255814	0.016252006	−3.5205	5.8386
Morin 1999	0	18	0	0	0.0	0.0
Rybarczyk 2002	5	16	0.3125	0.115878101	−0.7376	1.2233
Sandlund 2017	18	90	0.2	0.042163702	−1.3658	2.2652
Savard 2005	4	28	0.142857143	0.066130007	−1.6946	2.8104

　　根据第三部分描述研究添加完成后，在主页面左侧的大纲栏找到"Data and analyses"选项，选中后，单击鼠标右键，然后选择"Add comparison"，出现 New Outcome Wizard 界面，添加名称，然后点击"Finish"。再回到"Data and analysis"选项，展开该选项找到命名的分组，选中选项后，单击鼠标右键，选择"Add outcome"，在出现的结局类型界面（图 5-16）中选择"Generic Inverse Variance"选项，点击"Next"，出现结果命名界面，在 Name 项填上命名，然后点击"Next"。

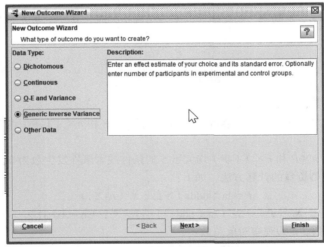

图 5-16　选择数据类型

　　填好结果名称后，点击"Next"，出现分析方法选择界面，在图 5-17（左）的界面中根据需求选择分析模型和效应量，在 Effect Measure 中，需注意：如果数据是 P1 和 SE1（也就是方法一计算的），选择 Risk Difference 或 Mean Difference，如果是 P2 和 SE2（也就是方法二计算的），选择 Odds Ratio，然后点击 Next（此处以方法二计算结果为例）。点击"Next"后根据需求在"Total"、"Study Confidence Interval"和"Total Confidence Interval"下选择对应的选项，并给图的左右标签进行命名（图 5-17 右）。

　　设置好参数之后，可在"Data and analysis"下选择对应的结局指标添加其纳入的研究（图 5-18），也可在数据录入界面点击右上角加号按钮进行添加。

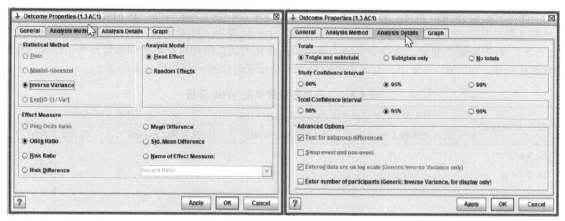

图 5-17　属性设置

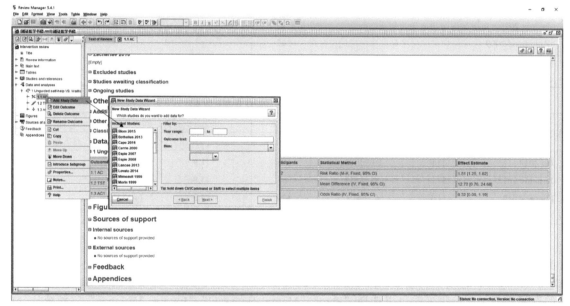

图 5-18　添加纳入研究至结局指标

进入 RevMan 软件的数据录入界面,录入整理好的数据之后,就可按右上角森林图图标查看森林图,得到结果(图 5-19)。

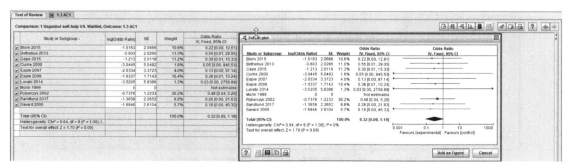

图 5-19　结果输出

2. **双臂 Meta 分析**　对于二分类变量双臂 Meta 分析，需要分别录入每个纳入研究的试验组和对照组的样本量及其事件发生人数。如 CBT 一文中有 10 个研究报告了接受度这一结局指标，为二分类变量（表 5-3）。对于连续型变量，需要分别录入每个纳入研究的试验组和对照组的样本量及各组结局指标的均数和标准差。如 CBT 一文中，有 4 个研究报告了总睡眠时长这一结局指标（表 5-4）。

表 5-3　二分类变量数据的 Meta 分析

研究（Study ID）	非引导式行为认知疗法（Unguided self help）		等候治疗（Waitlist）	
	发生数（Event）	总人数（Total）	发生数（Event）	总人数（Total）
Bernstein 2017	18	43	10	45
Ho 2014	42	104	34	105
Jernelov 2012	2	45	1	44
Kyle 2020	50	205	24	205
Lancee 2012a	48	216	9	101
Lancee 2012b	26	205	9	101
Lorenz 2019	4	29	0	27
Ritterband 2009	1	22	1	23
van Straten 2009	25	126	27	121
Zachariae 2018	30	133	22	122

表 5-4　连续型变量数据的 Meta 分析

研究（Study ID）	引导式行为认知疗法（Guided self help）			非引导式行为认知疗法（Unguided self help）		
	均数（Mean）	SD	总人数（Total）	均数（Mean）	SD	总人数（Total）
Ho 2014	23.9	89.93086	103	11.9	91.21973	104
Jernelov 2012	57.6	76.08653	44	43.8	55.61906	45
Lancee 2013	31.1	61.6619	129	14.3	74.13437	133
Mimeault 1999	29.66	73.58164	18	57.69	84.36088	18

在 RevMan 软件中对二分类变量数据和连续型变量数据进行 Meta 分析的步骤与对无对照的二分类变量进行分析的过程基本一致，需要注意的是在选择数据类型时，二分类变量数据应该选择"Dichotomous"，连续型变量数据应该选择"Continuous"（图 5-20）。在设置属性时，除了统计模型的选择之外，二分类变量可以选择"Peto""Mantel-Haenszel""Inverse Variance"三种统计分析方法，连续型变量只有"Inverse Variance"一种方法（图 5-21）。

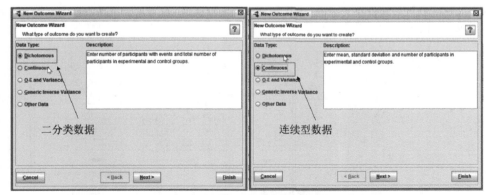

图 5-20　二分类变量和连续型变量数据类型的选择

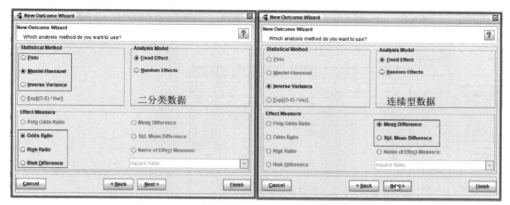

图 5-21　二分类变量和连续型变量属性的选择

当数据录入后，软件会自动生成分析结果，RevMan 软件以森林图形式呈现分析（图 5-22）并可以以不同格式的形式保存（图 5-23）。

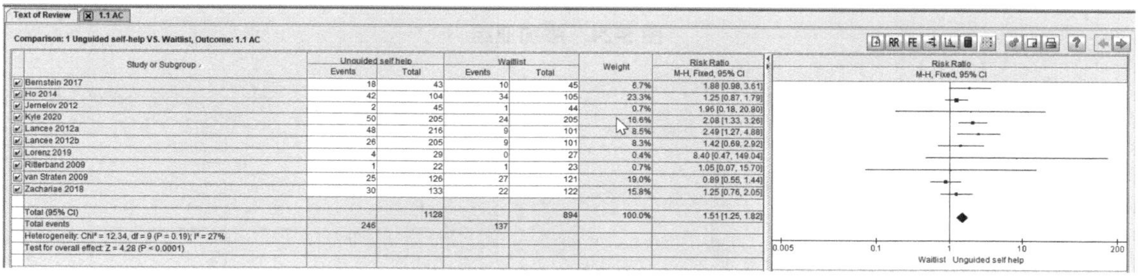

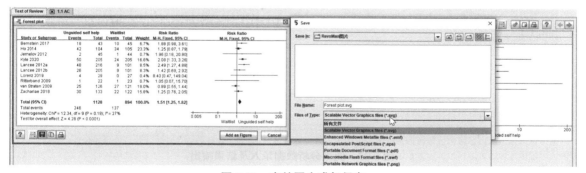

图 5-22　数据录入界面

图 5-23　森林图生成与保存

此外，RevMan 还可将一个结局指标分成不同亚组生成结果。当创建一个结局指标时，可添加亚组，或在已添加过的结局指标下添加亚组（图 5-24），此处设置了 2 个亚组："Unguided self help"和"Group"，录入各亚组数据（图 5-25）后，生成并保存森林图。

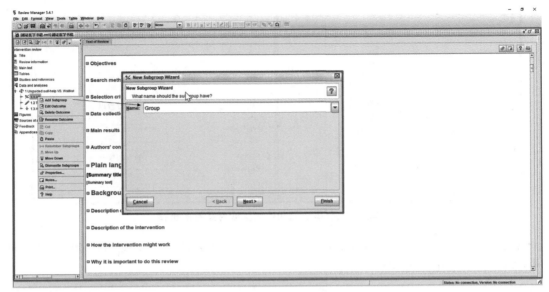

图 5-24　添加亚组

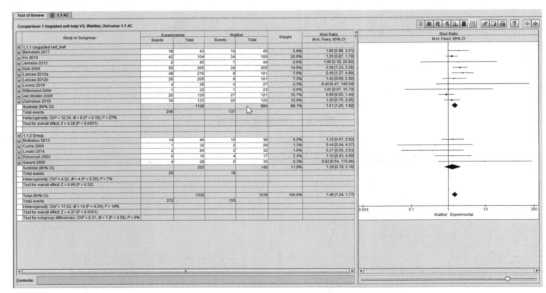

图 5-25　亚组分析数据录入及结果输出

五、诊断试验准确性研究 Meta 分析数据录入与分析

在图 5-3（左）选择 Diagnostic test accuracy review 后开始进行诊断试验准确性 Meta 分析（中间环节步骤同干预类研究 Meta 分析）。输入纳入研究、编辑纳入研究等方法均与干预类研究 Meta 分析一致。待纳入研究录入完成后，在大纲栏或内容栏找到 Data and analyses，选中后点击鼠标右键选择编辑方式完成相应的编辑工作。点击图 5-26 的"Add Test Data"后在"New Test Data Wizard"窗口选择纳入的研究（同干预类研究 Meta 分析），点击"Finish"完成纳入研究添加（图 5-27）。

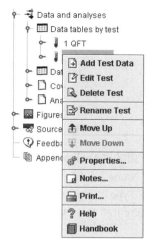

图 5-26　诊断试验的编辑菜单

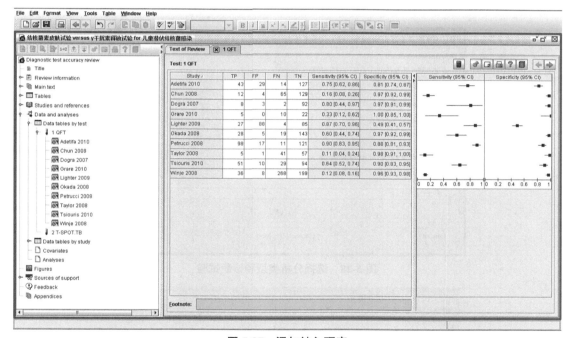

图 5-27　添加纳入研究

对于诊断试验准确性 Meta 分析，需要分别录入每个纳入研究的真阳性、假阳性、假阴性和真阴性发生人数（需注意各指标先后顺序）（表 5-5）。

表 5-5　诊断研究准确性 Meta 分析

Study ID	TP	FP	FN	TN
Bernstein 2017	43	29	14	127
Ho 2014	12	4	65	129
Jernelov 2012	8	3	2	92
Kyle 2020	5	0	10	22
Lancee 2012a	27	88	4	85

续表

Study ID	TP	FP	FN	TN
Lancee 2012b	28	5	19	143
Lorenz 2019	98	17	11	121
Ritterband 2009	5	1	41	57
van Straten 2009	51	10	29	95
Zachariae 2018	36	8	268	199

大纲栏中的"Data and analyses"下面的"Analyses"，点击鼠标右键选择"Add Analysis"，弹出"New Analysis Wizard"窗口后，在"Name"后输入框输入分析名称，如 γ 干扰素释放试验，点击"Next"。在弹出界面（图 5-28）中选择 Type（Single test analysis，Multiple tests analysis，Analyse paired data only，Investigate sources of heterogeneity）和 Test（QFT 和 QuantiFERON®-TB Gold），点击"Finish"完成数据分析（图 5-29，图 5-30）。

在图 5-29 和图 5-30 中，点击"森林图"或"SROC 曲线图"按钮，分别显示诊断试验的敏感度和特异度森林图（图 5-31）及 SROC 曲线（图 5-32）。

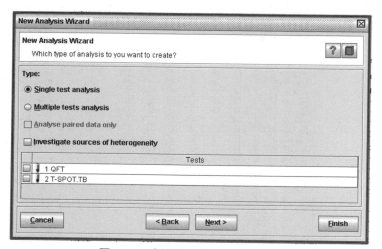

图 5-28　选择分析类型和诊断试验

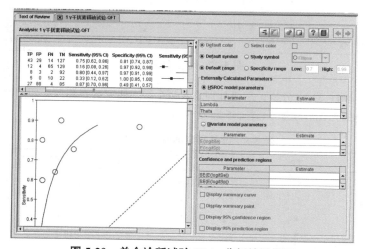

图 5-29　单个诊断试验 Meta 分析结果界面

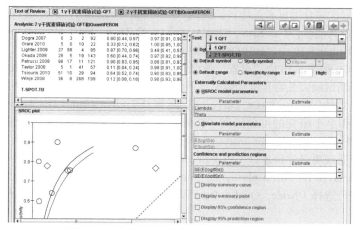

图 5-30　多个诊断试验 Meta 分析结果界面

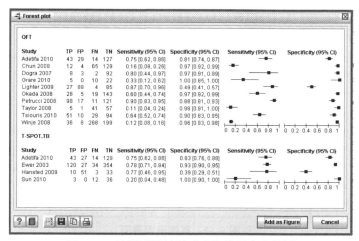

图 5-31　诊断试验的敏感度和特异度森林图

注：TP. 真阳性病例数；FP. 假阳性病例数；FN. 假阴性病例数；TN. 真阴性病例数

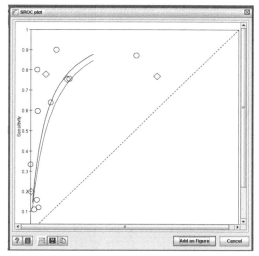

图 5-32　SROC 曲线

说明：若要显示层次综合受试者工作特征曲线（hierarchical summary receiver operating characteristic，HSROC）图，需要通过其他软件（如 SAS、STATA）获取参数 Theta、beta、Var（accuracy）、Var（threshold）估计值并输入图 5-29 和图 5-30 中"HSROC model parameters"下面输入框中即可。

此外，点击图 5-29 和图 5-30 中"设置"弹出属性设置对话框（图 5-33），在 General 界面，可以重新选择分析类型和诊断试验以及特异度和敏感度可信区间（90%、95%和99%），在 SROC plot 界面，可以对是否显示 SROC 曲线[Display SROC curve（s）]（默认）、单个研究（Display study points）（默认）、坐标轴（Axis off）和单个研究的可信区间（Display CI on study points）进行选择，也可对对称性（Symmetric）和分析权重（Weights for analysis）等进行选择；在 Forest plot 界面，可以选择在敏感度和特异度森林图上是否呈现质量评价条目（Risk of bias and applicability items displayed on forest plot）和协变量（Covariates Displayed on Forest plot）；在 Source of Heterogeneity 界面，可以对 SROC 曲线呈现亚组分析的呈现情况进行选择（None，Quality Item 和 Covariates）。属性设置好后，点击"Apply"完成属性设置。

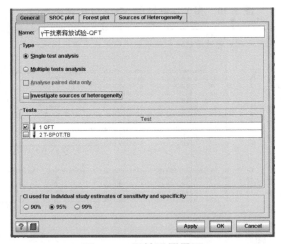

图 5-33　属性设置界面

第六章 OpenMetaAnalyst 软件

第一节 简 介

OpenMetaAnalyst 软件是一款开源免费、跨平台的 Meta 分析软件。OpenMetaAnalyst 受美国医疗保健研究与质量局（Agency for Healthcare Research and Quality，AHRQ）（合同编号：290-02-0022）和美国国立研究资源中心（The National Center for Research Resources，NCRR）（资助号：R33RR17109）委托和资助，由塔夫茨循证实践中心（Tufts Evidence-based Practice Center）开发，专门用于进行 Meta 分析和提供证据报告。OpenMetaAnalyst 以前被称为 Meta-Analyst 软件，经历了多个版本的发展，最新版本被命名为"OpenMetaAnalyst"。该软件提供了丰富的功能，适用于二分类数据、连续型数据和诊断准确性试验的 Meta 分析。除了常规的 Meta 分析功能，OpenMetaAnalyst 还提供了累积 Meta 分析、敏感性分析、亚组分析和 Meta 回归等高级功能。

第二节 下载和安装

OpenMetaAnalyst 软件提供了适用于 Windows 和 Mac 两个操作系统的版本，并可在布朗大学官网通过访问 http://www.cebm.brown.edu/openmeta/download.html 来获取下载链接。该下载页面会自动检测用户的计算机操作系统，并提供相应的"OpenMetaAnalyst"下载选项（图 6-1），以适应不同操作系统的需求。OpenMetaAnalyst 是一款开源免费软件，下载软件包后解压即可开始使用该软件。

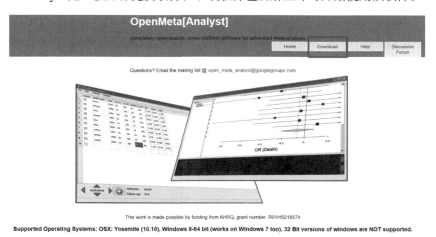

图 6-1 OpenMetaAnalyst 官方主页

第三节 操作界面简介

OpenMetaAnalyst 软件菜单栏包括文件（File）、分析（Analysis）和帮助（Help），其中 File 菜单（图

6-2）可以新建数据集（New Dataset...）、打开数据集（Open Dataset...）、导入数据集（Import Dataset As...）和退出（Quit）。Analysis 菜单可以实现累积 Meta 分析（Cumulative Meta Analysis...）、敏感性分析（Leave-One-Out Analysis...）、亚组分析（Sub-Group Analysis...）和 Meta 回归分析（Meta-Regression...）等（图 6-3）。

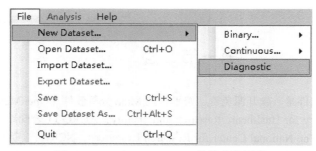

图 6-2　OpenMetaAnalyst 菜单功能界面

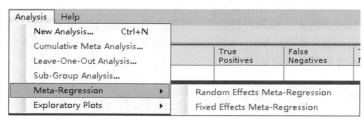

图 6-3　OpenMetaAnalyst 分析功能界面

第四节　数据分析与结果解释

一、数据录入

本节以诊断试验准确性研究为例对 OpenMetaAnalyst 软件的应用进行介绍。用户直接利用键盘直接录入研究名称、年代和四格表数据（图 6-4）；从资料提取表中复制并粘贴四格表数据至 OpenMetaAnalyst 数据表（注意真阳性、假阴性、真阴性和假阳性的顺序）；点击"File"，在下拉菜单中选择"Import Dataset..."，弹出"Import Data"界面（图 6-5），在"What type of data are you importing"后下拉菜单选择"Diagnostic"，在"Where is you existing data file?"后面选择导入 Excel Files 或 CSV

	Include Study	Study Name	Year	True Positives	False Negatives	True Negatives	False Positives	Sensitivity	Specificity
▶	☑	Grare	2010	5	10	22	0	0.333	1
	☑	Dogra	2007	8	2	92	3	0.8	0.968
	☑	Lighter	2009	27	4	85	88	0.871	0.491
	☑	Winje	2008	36	268	199	8	0.118	0.961
	☑	Taylor	2008	5	41	57	1	0.109	0.983
	☑	Okada	2008	28	19	143	5	0.596	0.966
	☑	Chun	2008	12	65	129	4	0.156	0.97
	☑	Tsiouris	2010	51	29	94	10	0.638	0.904
	☑	Adetifa	2010	43	14	127	29	0.754	0.814
	☑	Petrucci	2008	98	11	121	17	0.899	0.877
*	☐								

图 6-4　OpenMetaAnalyst 数据输入界面

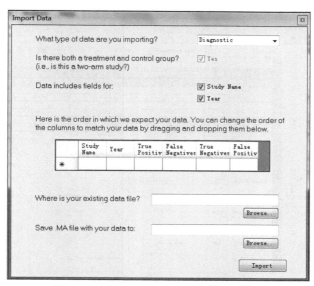

图 6-5 OpenMetaanalyst 数据导入界面

Files，或在"Save：MA file with your data to："后面选择导入 MA Files，然后点击"Import"即可导入到 OpenMetaAnalyst 数据表。

二、数 据 分 析

数据输入后，在数据输入界面自动呈现单个研究的敏感度和特异度（图 6-4）。

1. 合并效应量，绘制森林图 点击图 6-3 "Analysis"菜单中的"New Analysis"，即可进入"Diagnostic Analysis"界面（图 6-6），在"Analysis Name："后的输入框中输入诊断试验名称 vs.参照试验名称，在 Type of Model 后的下拉列表选择分析模型：Bayes，Bivariate，Fixed，Fixed SROC，Random（D/L）或 Random SROC，通过左下角"change.."改变统计分析结果保存位置，点击右下角"OK"完成数据分析（图 6-7）。

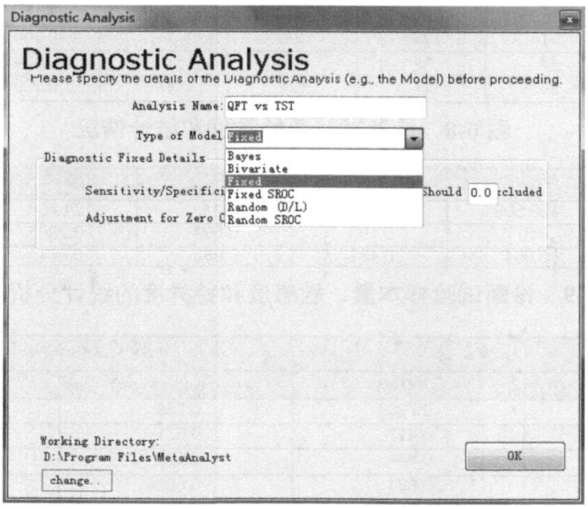

图 6-6 诊断试验 Meta 分析模型选择界面

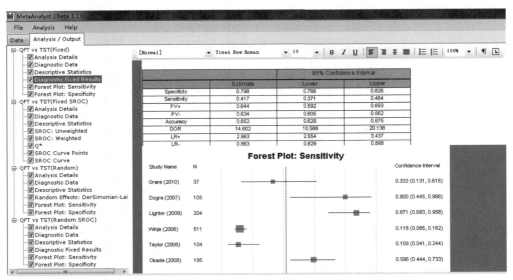

图 6-7　诊断试验 Meta 分析结果界面

　　图 6-6 呈现了 QFT vs. TST 的固定效应模型和随机效应模型的统计分析结果，图 6-8 显示了诊断试验数据（Diagnostic Data），图 6-9 为诊断试验样本量、敏感度和特异度的中位数、最小值、最大值、$p25$ 和 $p75$ 等统计分析结果，图 6-10 为诊断试验准确性指标（Specificity，Sensitivity，$PV+$，$PV-$，Accuracy，DOR，$LR+$ 和 $LR-$）统计分析情况，图 6-11 为敏感度森林图，图 6-12 为特异度森林图，图 6-13 为 SROC 加权与非加权的截距和阳性阈值的统计分析结果，图 6-14 为 SROC 曲线 Q*值加权与非加权的统计分析结果，图 6-15 为 SROC 曲线。

Study Name	True Positives	False Negatives	True Negatives	False Positives	Sensitivity	Specificity
Grare (2010)	5	10	22	0.5	0.333	0.978
Dogra (2007)	8	2	92	3	0.800	0.968
Lighter (2009)	27	4	85	88	0.871	0.491
Winje (2008)	36	268	199	8	0.118	0.961
Taylor (2008)	5	41	57	1	0.109	0.983
Okada (2008)	28	19	143	5	0.596	0.966
Chun (2008)	12	65	129	4	0.156	0.970
Tsiouris (2010)	51	29	94	10	0.638	0.904
Adetifa (2010)	43	14	127	29	0.754	0.814
Petrucci (2008)	98	11	121	17	0.899	0.877

图 6-8　诊断试验原始数据和统计情况

	Median	Min	Max	p25	p75
Sample Size	199.500	37.500	511	124.750	212.250
Sensitivity	0.617	0.109	0.899	0.200	0.789
Specificity	0.964	0.491	0.983	0.884	0.970

图 6-9　诊断试验样本量、敏感度和特异度的统计分析情况

		95% Confidence Interval	
	Estimate	Lower	Upper
Specificty	0.798	0.766	0.826
Sensitivity	0.417	0.371	0.464
PV+	0.644	0.592	0.693
PV-	0.634	0.605	0.662
Accuracy	0.652	0.629	0.675
DOR	14.602	10.588	20.138
LR+	2.963	2.554	3.437
LR-	0.863	0.829	0.898

图 6-10　诊断试验准确性指标统计分析情况

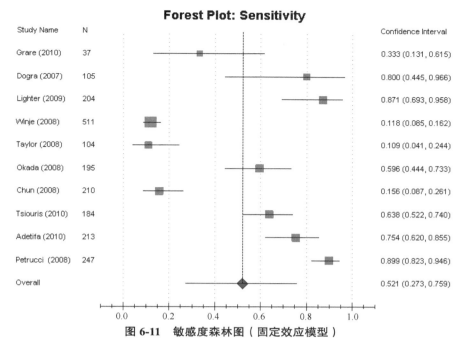

图 6-11　敏感度森林图（固定效应模型）

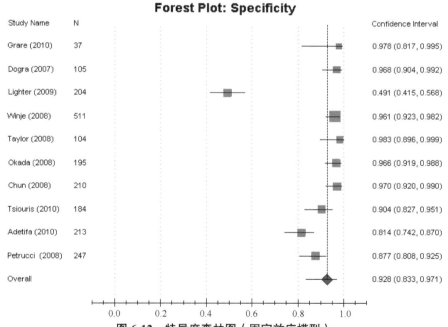

图 6-12　特异度森林图（固定效应模型）

Unweighted	Estimate	SE	95% Confidence Interval	
Intercept	3.170	0.522	2.146	4.194
Positive Threshold	0.143	0.144	-0.139	0.426

Weighted	Estimate	SE	95% Confidence Interval	
Intercept	3.081	0.410	2.277	3.885
Positive Threshold	0.209	0.134	-0.054	0.472

图 6-13　SROC 加权与非加权的截距和阳性阈值的统计分析结果

Q*	Estimate	SE	95% Confidence Interval	
Unweighted	0.830	0.037	0.758	0.902
Weighted	0.824	0.030	0.765	0.882

图 6-14　SROC 曲线 Q*值加权与非加权的统计分析结果

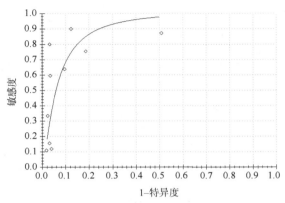

图 6-15　SROC 曲线

2. 亚组分析　首先，添加亚组分析因素（例如盲法），将鼠标放在图 6-4 表头（Include Study，Study Name，Year，True Positives，False Negatives，True Negatives，False Positives）中任何一栏，点击鼠标右键选择"Add Label"，在弹出界面"Lable："后输入框中输入"盲法"，点击"OK"完成添加，在新添加的一列中输入 1 或 2 完成亚组分析因素添加。其次，实施亚组分析，选择图 6-3 的"Sub-Group Analysis..."弹出"Subgroup Analysis"界面，在"Group studies by："""Sort within groups by："和"And finally，within those："后面的下拉框选择"盲法""Study Name"和"Year"，点击"Next"进入图 6-5 界面，点击"OK"完成亚组分析（图 6-16）。

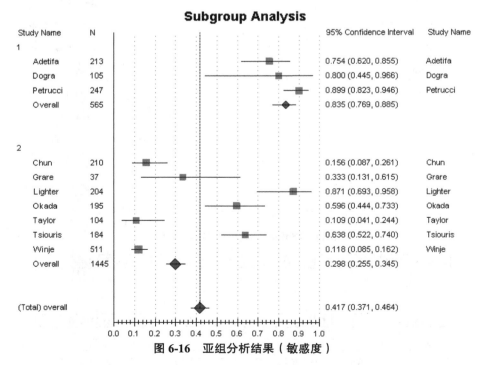

图 6-16　亚组分析结果（敏感度）

第七章 Comprehensive Meta-analysis 软件

第一节 简 介

Comprehensive Meta-analysis（CMA）软件由 Biostat 公司研发，由美国和英国在 Meta 分析方面专家如 Higgins JPT 等联合研发，第一版在 2000 年发布，2007 年开始推出 Version 2.0 以上版本，目前最新版本为 Version 4。CMA 工作界面通常是电子表格，软件可直接录入数据或者从其他软件中导入数据，还可以实现多种数据格式的录入，计算结果迅速而准确，使用简单，轻点鼠标即可获得相应的结果，可以进行亚组分析、敏感性分析、Meta 回归等，主要用于多种指标的 Meta 分析：①两个组、时间点或暴露（含相关），可以是二分类变量、连续型变量、相关系数、以人年计算的率和生存时间；②一个时间点、一组数的均数、比例或者率的估计，可以是一组的二分类变量、连续型变量和以人年计算的率；③普通的点估计，以原始尺度分析的数据；④对数尺度的普通点估计，以对数尺度分析的数据。CMA 可以产生所有相关统计的文件档案并输出成 Word 格式，也可以翻译成多种语言作为论文稿件的基础。

第二节 下载和安装

CMA 是一款商业软件，需要购买许可证后才能使用其完整功能。在官方网站上提供不同类型的许可证选择，包括学术许可证和商业许可证，其价格会有所不同。此外，官方网站也提供了一个免费试用选项，可填写个人信息以获取 10 天的免费试用期。填写个人信息后，下载链接将会通过电子邮件发送。

通过 https：//www.meta-analysis.com 下载，在主页上，点击菜单栏中的"Purchase"（购买）选项，进入购买页面。在购买页面上（图 7-1），选择适合用户需求的许可证类型，并点击相关的购买选项。完

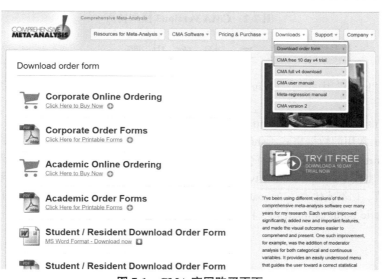

图 7-1 CMA 官网购买页面

成购买流程后，用户将收到一封确认邮件，其中包含用户的许可证信息和下载链接。使用收到的下载链接，下载软件的安装程序。运行安装程序，并按照安装向导的指示进行安装。安装完成后，根据确认邮件中的许可证信息进行软件激活。Mac 上运行该程序需要 Windows 模拟器（如 Parallels 或 Bootcamp）。

第三节　软件界面简介

一、操 作 界 面

双击 CMA 软件图标打开软件后显示出该软件首页，通过点击 Next 选择开始一个新的项目或者导入先前项目的数据（图 7-2）。进入操作界面之后，工具栏由左往右依次显示文件、编辑、格式、查看、插入、确认、计算选项、分析、帮助等功能，并且在这些功能选项下方提供一些快捷工具。

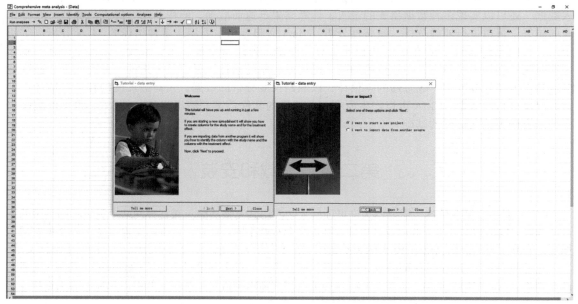

图 7-2　CMA Version3 操作首页

二、操 作 步 骤

在工具栏的"Insert"中找到"Column for…"插入"Study names"（图 7-3），研究名称列将会在第一列显示。

再次点击"Insert"，选择"Column for…"插入"Effect size data"后（图 7-4），在弹出的向导窗口中选择"仅显示常用的数据格式（show common formats only）"或者"显示所有的 100 种数据格式（show all 100 formats）"。点击 Next 将会提供 4 种可供选择的数据类型，分别为"两组、干预或暴露（包括相关性）的比较（Comparison or two groups, time-points, exposures）"、"估计无对照组研究在某一时间点的平均值、比例或比率（Estimate or means, proportion, or rate in one group at one time-point）"、"点估计值（Generic point estimates）"和"对数标度的点估计值（Generic point estimates, log scale）"（图 7-5）。

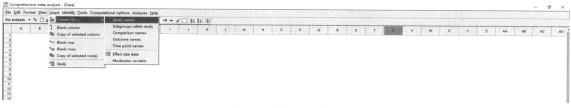

图 7-3　添加研究名称

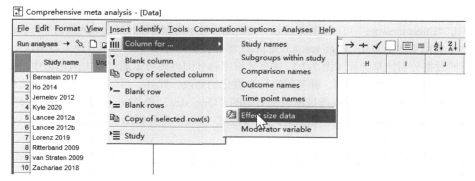

图 7-4　添加效应量数据

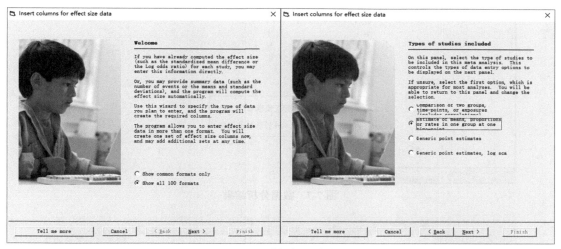

图 7-5　选择数据格式

选择数据格式后点击 Next，根据需求选择对应的数据类型，选择完成后，如果已经计算了每项研究的效应量（如 SMD 值、OR 值等），可以直接将数据复制到对应的列（即将数据复制到图 7-6 中的 Logit event rate 和 Std Err）；如果并未进行计算，也可以将整理出来的原始数据（如发生数、样本量或者均数、标准差）复制到其对应的列，由软件完成对其效应量的计算（在图 7-5 中输入 Events 和 Sample size）。

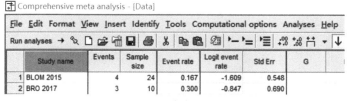

图 7-6　数据录入

图 7-7 黑色框中按钮功能从左往右依次为显示纳入研究详细数据信息（即黄色行以上）、显示分析结果信息（即黄色行）、显示每个研究统计分析信息（即 Statistics for each study 部分）、显示每个研究原始数据信息（即 Events/Total 部分）、显示森林图（即 Event rate and 95%CI 部分）、显示每个研究在整个分析中的相对权重[即 Weight（Fixed）部分]、显示每个研究在整个分析中的标准化权重[即 Residual（Fixed）部分]和计算选项。此外，还可以工具栏的 Format 对这些按钮对应的功能进行具体的设置，通过 Analyses 进行发表偏倚检测和 Meta 回归分析。将数据录入到软件中后，点击 "Run analysis" 进行分析，将会出现分析结果（图 7-7）。在分析结果界面，点击 "Data entry" 可以返回数据录入界面（图 7-7），点击 "Next table" 可显示下一个分析结果，点击 "High resolution plot" 可以显示高分辨率森林图（图 7-8），点击 "Select by…" 可以选择、修改纳入分析的研究，点击 "Effect measure" 可以选择效应量，分析结果显示内容可以通过右边的按钮进行修改。

在数据分析结果界面点击 "High resolution plot" 部分查看高分辨率森林图后还可以再次点击 "Return to table" 返回数据分析结果界面（图 7-7）。在高分辨率森林图界面可以通过点击黑色框中的按钮依次弹出图 7-8 左侧的对话框对图的标题、标签等进行个性化的修改。此外，可以通过黑色框左边的按钮对森林图画布的大小进行更改，也可以通过黑色框右边的 "One size" 和 "Proportional" 对森林图中每个研究的点估计值正方形大小进行修改。设置好之后可通过 "File" 将分析结果导出。

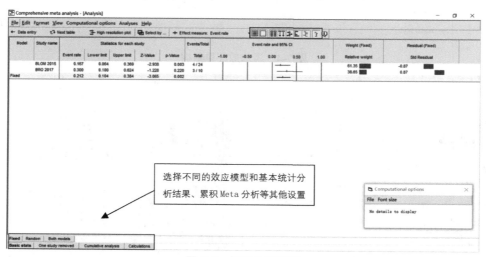

图 7-7　数据分析结果

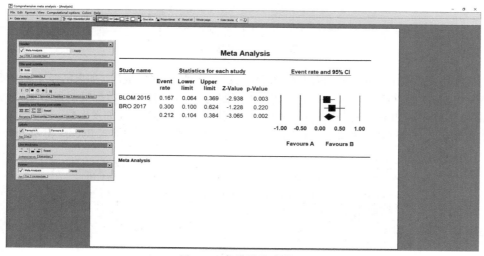

图 7-8　高分辨率森林图

第四节　数据分析与结果解释

一、单臂 Meta 分析

本节以表 5-2 数据为例对单臂 Meta 分析进行介绍。在插入研究名称和效应量数据后，选择“估计无对照组研究在某一时间点的平均值、比例或比率”[图 7-5（右）从上往下第 2 个选项]，点击“Next”，根据数据类型选择二分类变量（Dichotomous）中的“Events and sample size”（图 7-9）并将每个研究的研究名称和发生数、样本量分别录入到软件中（图 7-10）。点击“Run analysis”显示分析结果（图 7-11，图 7-12）。

图 7-9　数据类型选择

	Study name	Events	Sample size	Event rate	Logit event rate	Std Err	G	H	I	J
1	Blom 2015	4	24	0.167	-1.609	0.548				
2	Bothelius 2013	14	40	0.350	-0.619	0.331				
3	Cape 2016	27	119	0.227	-1.226	0.219				
4	Currie 2000	1	32	0.031	-3.434	1.016				
5	Espie 2007	12	107	0.112	-2.069	0.306				
6	Espie 2008	26	100	0.260	-1.046	0.228				
7	Lovato 2014	2	86	0.023	-3.738	0.715				
8	Morin 1999	0	18	0.026	-3.611	1.433				
9	Rybarczyk 2002	5	16	0.313	-0.788	0.539				
10	Sandlund 2017	18	90	0.200	-1.386	0.264				
11	Savard 2005	4	28	0.143	-1.792	0.540				

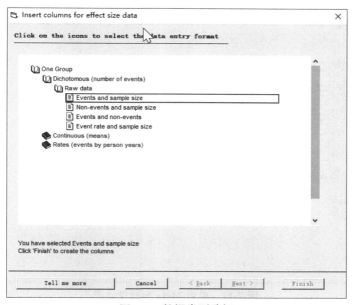

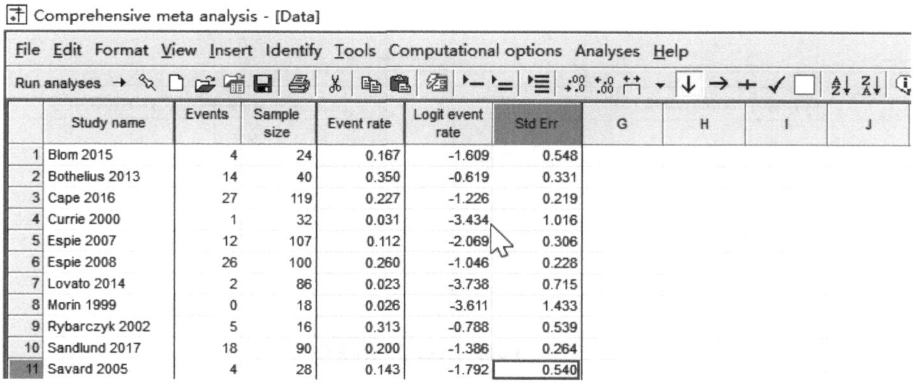

图 7-10　单臂 Meta 分析数据录入

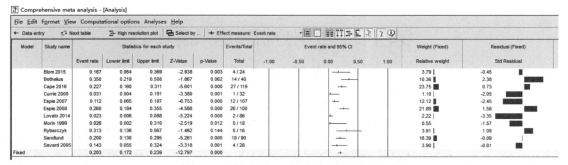

图 7-11　单臂 Meta 分析数据分析结果

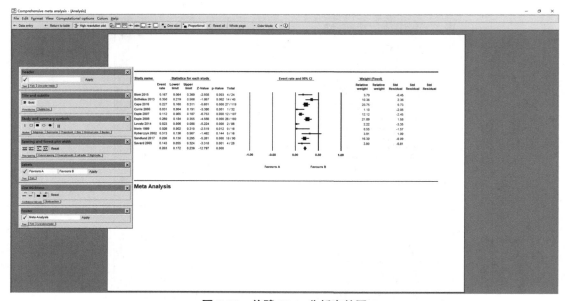

图 7-12　单臂 Meta 分析森林图

在 "Analysis" 中选择 "Publication bias" 进行发表偏倚检测可以显示漏斗图,并可以在黑框处对漏斗图进行基于标准误产生和基于精确度产生的变换(图 7-13)。

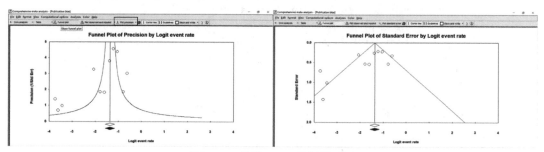

图 7-13　单臂 Meta 分析漏斗图

二、双臂 Meta 分析

以表 5-3 数据为例对二分类变量双臂 Meta 分析进行介绍,以表 5-4 数据为例对连续型变量双臂 Meta 分析进行介绍。

在 CMA 软件中对二分类变量数据和连续型变量数据进行 Meta 分析的步骤与对无对照的二分类变量进行分析的过程基本一致，需要注意的是在选择数据类型时，应该选择"两组、干预或暴露（包括相关性）的比较"这一数据类型[即图 7-5（右）从上往下第一个]，点击"Next"之后，二分类变量在"Dichotomous"部分、连续型变量在"Continuous"部分分别根据自身的数据格式选择对应的格式类型（图 7-14）。选择好对应的数据类型之后在弹出的对话框中修改干预组和对照组、发生组和未发生组的标签，点击 Apply 应用后，点击 OK 确认即完成对标签的修改（本节以二分类变量为例进行阐述，连续型变量与二分类变量操作相同）（图 7-15）。

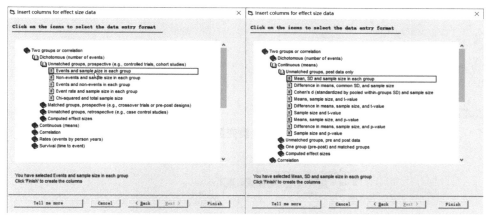

图 7-14 二分类变量和连续型变量数据格式的选择

图 7-15 设置干预组和对照组标签

在设置好的干预组和对照组中分别录入整理好的数据后（图 7-16），点击"Run analysis"进行分析，生成分析结果（图 7-17），此时默认效应量为 *OR* 值，通过工具栏中"Computational Options"中的"Effect measure"切换为不同的效应量（图 7-18）。

	Study name	Group-A Events	Group-A Total N	Group-B Events	Group-B Total N	Odds ratio
1	Bernstren	18	43	10	45	2.520
2	Ho 2014	42	104	34	105	1.415
3	Jernelov 2012	2	45	1	44	2.000
4	Kyle 2020	50	205	24	205	2.433
5	Lancee 2012a	48	216	9	101	2.921
6	Lancee 2012b	26	205	9	101	1.485
7	Lorenz 2019	4	29	0	274	96.882
8	Ritterband 2009	1	22	1	23	1.048
9	Van Straten 2009	25	126	27	121	0.862
10	Zachaeiae	30	133	22	122	1.324
11						

图 7-16 二分类变量录入

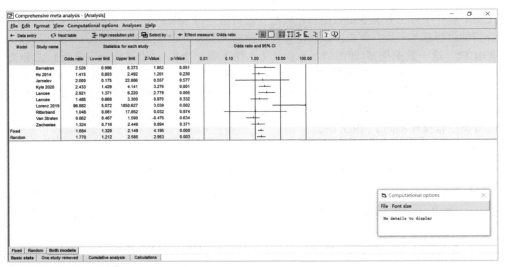

图 7-17　二分类变量分析结果

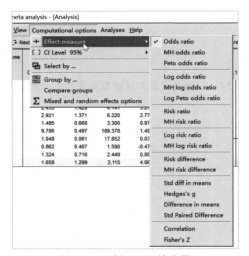

图 7-18　选择不同效应量

此外，CMA 同样可将一个结局指标分成不同亚组生成结果。当数据录入之后，双击空白列的列号，将弹出"Column format"对话框，可在"Variable name"对应的方框中设置列标题，并在"Column function"下拉选项中选择"Moderator"选项（图 7-19）。在对应的列中输入对应研究的亚组类型（点击图 7-19 黑色方框中的向下按钮后，在列中输入分组的首字母可自动填充）。

在设置好每个研究对应的亚组后，点击"Run analysis"进行分析，但此时呈现的分析结果为对所有研究进行分析的结果。随后，在"Computational options"下拉工具栏中选择"Group by…"（图 7-20），然后在弹出对话框中选择已经设定好的分组列便签，点击"Ok"，即可完成对纳入研究的亚组分析（图 7-21）。

亚组分析选项设置完成后，分析结果将会显示出进行亚组分析之后每个组的分析结果（图 7-22），其中黄色行中的结果即为每个亚组的分析结果。

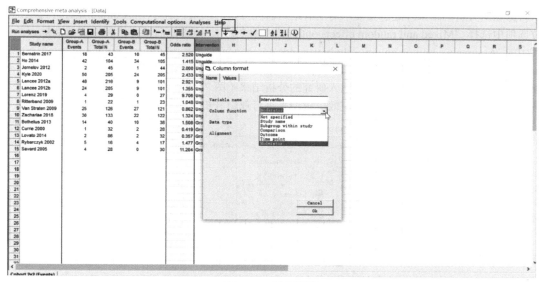

图 7-19　设置亚组

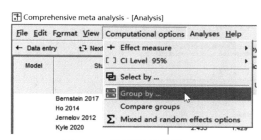

图 7-20　进行亚组分析

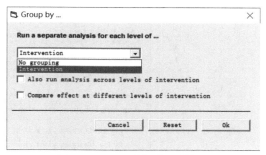

图 7-21　亚组分析分组选择

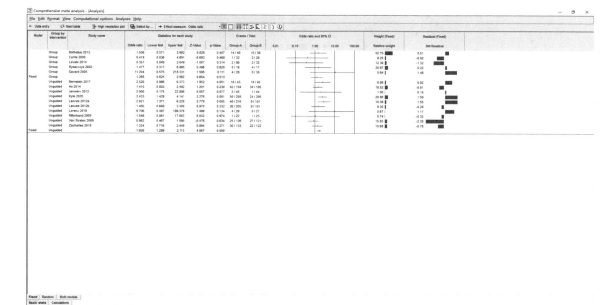

图 7-22　亚组分析结果

71

　　若除亚组分析的结果外还想要显示对所有纳入研究分析的结果，则可在"Computational options"的下拉选项中选择 "Mixed and random effects options"（图 7-23），点击之后可弹出相应的对话框，通过选择其中的"Assume a common among - study variance component across subgroups（pool with-group estimates of tau-squared）"选项则可在亚组分析之后查看对所有纳入研究的分析结果，反之，选择"Do not assume…"选项可在亚组分析之后不显示对所有纳入研究的分析结果（图 7-24）。此外，还可在图 7-24 对话框下方的选项中选择使用随机效应模型或固定效应模型来进行亚组分析。

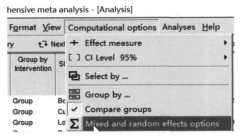

图 7-23　汇总结果显示设置

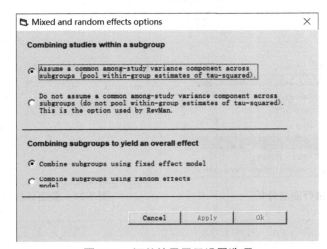

图 7-24　汇总结果显示设置选项

第八章 Meta-Disc 软件

第一节 简 介

Meta-Disc 受 FIS PI02/0954，FIS PI04/1055 和 FIS G03/090 资助，是一款采用菜单操作、功能全面且专用于诊断和筛查试验的 Meta 分析软件，其操作系统为 Windows，当前版本为 1.4。

扫码观看视频

第二节 下载和安装

在 IE 浏览器输入 http：//www.hrc.es/investigacion/metadisc_en.htm 后，点击界面左侧"download"，免费下载 metadisc.mis 的文件保存到计算机上。下载完成后，点击安装包依据安装向导完成安装。

第三节 操作界面简介

图 8-1 的菜单栏包括文件（File）、编辑（Edit）、分析（Analyze）、窗口（Window）和帮助（Help），工具栏提供操作文档常用的工具图示按钮，数据录入区可以输入作者、研究 ID、真阳性、假阳性、假阴性和真阴性。

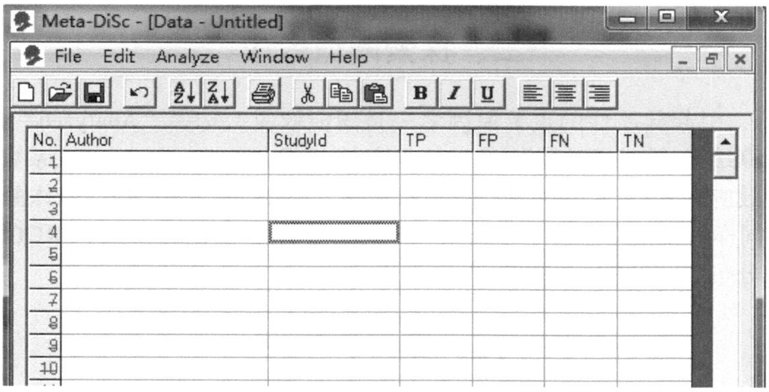

图 8-1 Meta-Disc 启动后界面

第四节 数据分析与结果解释

一、数 据 录 入

Meta-DiSc 软件数据录入方式主要包括以下 3 种：①利用键盘直接输入四格表数据（图 8-1）；②从资料提取表中复制并粘贴四格表数据至 Meta-DiSc 数据表（注意真阳性、假阳性、假阴性和真阴性的录入顺序）；③点击"File"，在下拉菜单中选择"Import Text File…"菜单导入*.txt 或*.csv 格式文件（图 8-1）。在导入相应的文件之前，需清楚文件是以何种标点符号作为数据分界格式，若文件中的数据是以";" ":"和"."分界，则要在图 8-2 的对话框中分别选"Semicolon" "Colon"和"Comma"以便正确显示，然后点击"Import columns"，即可导入到 Meta-Disc 数据表。

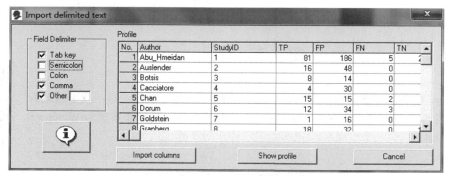

图 8-2　通过文件菜单输入数据界面

No.	Author	StudyId	TP	FP	FN	TN	病例来源	盲法
1	Adetifa 2010	1	43	29	14	127	1	1
2	Chun 2008	2	12	4	65	129	2	2
3	Dogra 2007	3	8	3	2	92	2	1
4	Grare 2010	4	5	0	10	22	1	2
5	Lighter 2009	5	27	88	4	85	2	2
6	Okada 2008	6	28	5	19	143	1	2
7	Petrucci 2008	7	98	17	11	121	3	1
8	Taylor 2008	8	5	1	41	57	2	2
9	Tsiouris 2010	9	51	10	29	94	3	2

图 8-3　数据输入界面

若要探索异质性来源，需要增加列数目，具体步骤：点击"Edit/Data Columns"，选择"Add Column"，在弹出"New variable name"界面输入变量名称，点击"Aceptar"完成列的增加。如增加病例来源和盲法等列（图 8-3）。

如果四格表的数据中含有零，则需对每个格子加 0.5 来校正，可以手工输入时校正；也可点击"Analyzed/Options…"，在弹出"Options"对话框的"Statistics"界面，选择"Handing studies with empty cells"选项中的"Add 1/2 to all cells"实现软件自动校正。

二、探索阈值效应

在诊断试验中，引起异质性的重要原因之一是阈值效应。选择"Analyzed"菜单中"Threshold Analysis"，弹出计算结果，敏感度对数值与（1-特异度）的对数值的 Spearman 相关系数 $r=0.817, P=0.007$，表明可能存在阈值效应（图 8-4）。也可通过森林图判断，如果存在阈值效应，森林图显示敏感度增加的同时特异度降低，同样的负相关现象可见于阳性似然比和阴性似然比。可通过 SROC 曲线判断，如果是典型的"肩臂"状分布提示存在阈值效应。

三、探讨异质性

在诊断试验系统评价中，除了阈值效应外，其他原因包括研究对象（如疾病的严重程度和病程等）和试验条件（如不同技术、不同操作者等）等也可引起研究间异质性。如果各研究间确实存在异质性，可用 Meta 回归和亚组分析探讨异质性来源，Meta 回归具体步骤如下：选择"Analyzed"菜单中"Meta-regression…"，在弹出"Meta regression"界面，点击加号图标依次将 Covariates 下面框中的协变量添加到 Model 下面的框中，点击"Analyze"即可。并可通过逐个剔除协变量分别进行 Meta 回归，结果见图 8-5。

Analysis of Diagnostic Threshold

```
--------------------------------------------------------------------
Spearman correlation coefficient: 0.817 p-value= 0.007
(Logit(TPR) vs Logit(FPR)

--------------------------------------------------------------------
Moses' model  (D = a + bS)
Weighted regression (Inverse Variance)
   Var     Coeff.       Std. Error       T          p-value
--------------------------------------------------------------------
   a       3.072        0.458         6.712        0.0003
   b( 1)   0.062        0.153         0.406        0.6971

--------------------------------------------------------------------
Tau-squared estimate =  0.7675 (Convergence is achieved after 5 iterations)
Restricted Maximum Likelihood estimation (REML)

No. studies =   9
Filter OFF
Add 1/2 to all cells of the studies with zero
```

图 8-4　阈值效应统计结果

Meta-Regression(Inverse Variance weights)

```
    Var      Coeff.     Std. Err.     p - value      RDOR        [95%CI]
--------------------------------------------------------------------
Cte.         3.208      0.6701        0.0049         ----        ----
S           -0.027      0.0986        0.7977         ----        ----
病例来源              0.883      0.2428         0.0150         2.42    (1.30;4.51)
盲法               -1.491      0.4409         0.0196         0.23    (0.07;0.70)

--------------------------------------------------------------------
Tau-squared estimate =  0.0000 (Convergence is achieved after 1 iterations)
Restricted Maximum Likelihood estimation (REML)

No. studies =   9
Filter OFF
Add 1/2 to all cells of the studies with zero
```

Meta-Regression(Inverse Variance weights)

```
    Var      Coeff.     Std. Err.     p - value      RDOR        [95%CI]
--------------------------------------------------------------------
Cte.         1.830      1.1621        0.1663         ----        ----
S            0.105      0.1493        0.5073         ----        ----
病例来源              0.553      0.4841         0.2967         1.74    (0.53;5.68)

--------------------------------------------------------------------
Tau-squared estimate =  0.6323 (Convergence is achieved after 8 iterations)
Restricted Maximum Likelihood estimation (REML)

No. studies =   9
Filter OFF
Add 1/2 to all cells of the studies with zero
```

Meta-Regression(Inverse Variance weights)

```
    Var      Coeff.     Std. Err.     p - value      RDOR        [95%CI]
--------------------------------------------------------------------
Cte.         4.806      1.2409        0.0082         ----        ----
S           -0.038      0.1597        0.8180         ----        ----
盲法               -1.177      0.7879         0.1857         0.31    (0.04;2.12)

--------------------------------------------------------------------
Tau-squared estimate =  0.6476 (Convergence is achieved after 5 iterations)
Restricted Maximum Likelihood estimation (REML)
```

图 8-5　Meta 回归结果

亚组分析的具体操作步骤如下：选择"Analyzed"菜单中"Filter Studies..."，在弹出"Filter"界面（图 8-6），在 Variable 下面的下拉框中选择协变量名称，在协变量名称后面的方框中选取值范围，在 Value 下面的方框中输入具体值，点击"Apply"完成亚组分析。

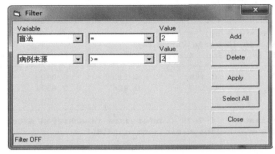

图 8-6　亚组分析界面

四、合并效应量

点击"Analyzed/Tabular Result"，选择"Sensitivity/Specificity"、"Likelihood Ratio"和"Diagnosis OR"，分别显示敏感度和特异度（图 8-7）、似然比（图 8-8）和诊断比值比合并结果（图 8-9）。

```
Summary Sensitivity

                Study    | Sen     [95%  Conf. Iterval.]       TP/(TP+FN)  TN/(TN+FP)
-----------------------------------------------------------------------------------
Adetifa 2010             | 0.754   0.622   - 0.859             43/57      127/156
Chun 2008                | 0.156   0.083   - 0.256             12/77      129/133
Dogra 2007               | 0.800   0.444   - 0.975             8/10       92/95
Grare 2010               | 0.333   0.118   - 0.616             5/15       22/22
Lighter 2009             | 0.871   0.702   - 0.964             27/31      85/173
Okada 2008               | 0.596   0.443   - 0.736             28/47      143/148
Petrucci 2008            | 0.899   0.827   - 0.949             98/109     121/138
Taylor 2008              | 0.109   0.036   - 0.236             5/46       57/58
Tsiouris 2010            | 0.638   0.522   - 0.742             51/80      94/104
-----------------------------------------------------------------------------------
        Pooled Sen       | 0.587   0.541   - 0.632
-----------------------------------------------------------------------------------
Heterogeneity chi-squared = 185.75 (d.f.= 8) p = 0.000
Inconsistency (I-square) = 95.7 %
No. studies =  9.
Filter OFF
Add 1/2 to all cells of the studies with zero


Summary Specificity

                Study    | Spe     [95%  Conf. Iterval.]       TP/(TP+FN)  TN/(TN+FP)
-----------------------------------------------------------------------------------
Adetifa 2010             | 0.814   0.744   - 0.872             43/57      127/156
Chun 2008                | 0.970   0.925   - 0.992             12/77      129/133
Dogra 2007               | 0.968   0.910   - 0.993             8/10       92/95
Grare 2010               | 1.000   0.846   - 1.000             5/15       22/22
Lighter 2009             | 0.491   0.415   - 0.568             27/31      85/173
Okada 2008               | 0.966   0.923   - 0.989             28/47      143/148
Petrucci 2008            | 0.877   0.810   - 0.927             98/109     121/138
Taylor 2008              | 0.983   0.908   - 1.000             5/46       57/58
Tsiouris 2010            | 0.904   0.830   - 0.953             51/80      94/104
-----------------------------------------------------------------------------------
        Pooled Spe       | 0.847   0.824   - 0.869
-----------------------------------------------------------------------------------
Heterogeneity chi-squared = 203.60 (d.f.= 8) p = 0.000
Inconsistency (I-square) = 96.1 %
No. studies =  9.
Filter OFF
Add 1/2 to all cells of the studies with zero
```

图 8-7　合并敏感度和特异度结果

Summary Positive Likelihood Ratio (Random effects model)

Study	LR+	[95% Conf. Iterval.]	% Weight
Adetifa 2010	4.058	2.831 - 5.818	13.67
Chun 2008	5.182	1.731 - 15.508	11.09
Dogra 2007	25.333	7.974 - 80.481	10.83
Grare 2010	15.813	0.939 - 266.32	5.05
Lighter 2009	1.712	1.403 - 2.090	13.94
Okada 2008	17.634	7.218 - 43.079	11.94
Petrucci 2008	7.298	4.656 - 11.441	13.46
Taylor 2008	6.304	0.763 - 52.098	7.04
Tsiouris 2010	6.630	3.595 - 12.226	12.98
(REM) pooled LR+	**6.846**	**3.097 - 15.134**	

Heterogeneity chi-squared = 128.84 (d.f.= 8) p = 0.000
Inconsistency (I-square) = 93.8 %
Estimate of between-study variance (Tau-squared) = 1.1645
No. studies = 9.
Filter OFF
Add 1/2 to all cells of the studies with zero

Summary Negative Likelihood Ratio (Random effects model)

Study	LR-	[95% Conf. Iterval.]	% Weight
Adetifa 2010	0.302	0.190 - 0.478	11.48
Chun 2008	0.870	0.787 - 0.962	12.48
Dogra 2007	0.207	0.060 - 0.714	7.54
Grare 2010	0.671	0.468 - 0.961	11.87
Lighter 2009	0.263	0.104 - 0.664	9.15
Okada 2008	0.418	0.295 - 0.593	11.91
Petrucci 2008	0.115	0.065 - 0.202	11.02
Taylor 2008	0.907	0.815 - 1.009	12.47
Tsiouris 2010	0.401	0.298 - 0.540	12.07
(REM) pooled LR-	**0.403**	**0.235 - 0.692**	

Heterogeneity chi-squared = 343.60 (d.f.= 8) p = 0.000
Inconsistency (I-square) = 97.7 %
Estimate of between-study variance (Tau-squared) = 0.6052
No. studies = 9.
Filter OFF
Add 1/2 to all cells of the studies with zero

图 8-8 合并阳性似然比和阴性似然比结果

Summary Diagnostic Odds Ratio (Random effects model)

Study	DOR	[95% Conf. Iterval.]	% Weight
Adetifa 2010	13.451	6.511 - 27.788	15.47
Chun 2008	5.954	1.848 - 19.187	11.95
Dogra 2007	122.67	17.813 - 844.74	7.31
Grare 2010	23.571	1.190 - 467.00	3.94
Lighter 2009	6.520	2.189 - 19.422	12.56
Okada 2008	42.147	14.527 - 122.28	12.76
Petrucci 2008	63.412	28.384 - 141.67	14.85
Taylor 2008	6.951	0.782 - 61.753	6.23
Tsiouris 2010	16.531	7.461 - 36.625	14.92
(REM) pooled DOR	**19.299**	**9.919 - 37.549**	

Heterogeneity chi-squared = 23.77 (d.f.= 8) p = 0.003
Inconsistency (I-square) = 66.3 %
Estimate of between-study variance (Tau-squared) = 0.6083
No. studies = 9.
Filter OFF
Add 1/2 to all cells of the studies with zero

图 8-9 合并诊断比值比结果

五、绘制森林图

点击"Analyzed/Plot...",在"Meta-Disc-[Plots]"界面选择"Sensitivity"、"Specificity"、"Positive LR"、"Negative LR"和"Diagnosis OR",分别显示敏感度、特异度、阳性似然比、阴性似然比和诊断比值比(图 8-10)的森林图。

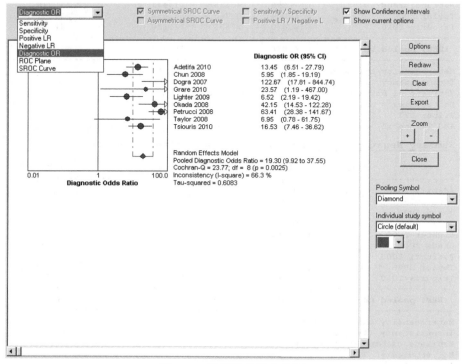

图 8-10　诊断比值比森林图

在森林图界面,点击"Options"按钮,弹出"Options"对话框(图 8-11),在"Statistics"界面对 Pooling method、Confidence Interval 和 Handing studies with empty cells 进行选择;在"Graphics"界面对 Logarithmic Scale、Identify studies with 和 Forest plot additional data 进行选择。

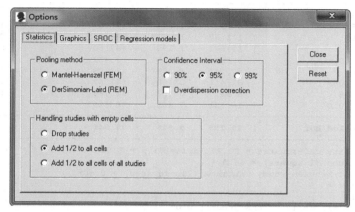

图 8-11　"Options"对话框

在森林图界面，点击"Export"按钮，在弹出的窗口中选择保存位置和格式（*.Bitmap、*.Metafile、*.EMF、*.jpg 和*.PNG），输入文件名后，最后点击"保存"完成森林图保存。

在森林图界面，点击"Zoom"下方加号或减号按钮可改变森林图的大小；在"Pooling Symbol"和"Individual study symbol"下拉框选择合并效应量的图示（No Symbol、Diamond、Circle、Square、Triangle 和 Star），也可对其颜色进行选择（红色、黑色、白色、灰色、黄色、蓝色、粉色、绿色和紫色）。

六、绘制 SROC 曲线

首先，判断 SROC 曲线是否对称，并选择相应的方法拟合 SROC 曲线。如果 SROC 曲线是对称的，可以通过 Mantel-Haenszel、DerSimonian-Laird 和 Moses' constant of liner model（从图 8-10 的 SROC 界面选择）模型拟合 SROC 曲线；如果 SROC 曲线不对称，则只能用 Moses' constant of liner model 模型拟合 SROC 曲线。本例中，通过阈值效应结果（图 8-4）发现：b 与 0 无统计学差异（P=0.697 1），提示 SROC 曲线对称。

其次，拟合 SROC 曲线，点击"Analyzed/Plot..."，在"Meta-Disc-[Plots]"界面选择"SROC Curve"，则可拟合出 SROC 曲线（图 8-12），在 SROC 曲线图上，还可以得到 AUC=0.8802，Q 指数=0.8107 等。

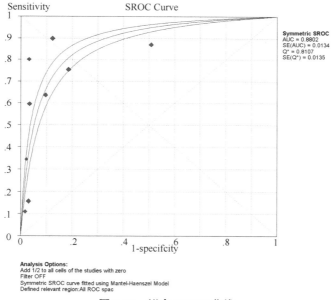

图 8-12　拟合 SROC 曲线

第九章 ITC 软件

第一节 简 介

ITC（Indirect Treatment Comparison）软件是由 George Wells 等研究者在加拿大药品和卫生技术署（Canadian Agency for Drugs and Technologies in Health，CADTH）的资助下研发的基于 Visual Basic 的专用于间接比较的软件，于 2009 年 2 月 24 日正式发布。

第二节 下载和安装

在 IE 浏览器输入 https：//www.cadth.ca/resources/itc-user-guide/download-software-win-xp 后，点击界面"download"，免费下载软件保存到计算机上，无须安装。

第三节 操作界面简介

ITC 软件主要包含两个界面，分别为：图 9-1 主要是进行间接比较，图 9-2 是基于不同的直接比较 Meta 分析在进行间接比较时的权重。

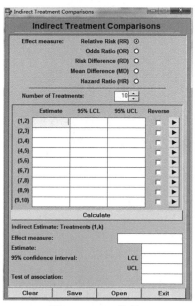

图 9-1 ITC 软件

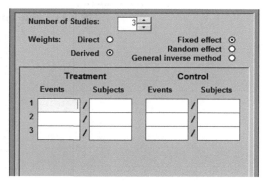

图 9-2 ITC 软件

在图 9-1 界面可进行相对危险度（relative risk）、比值比（odds ratio）、率差（risk difference）、均值

差（mean difference）和危险比（Hazard ratio）的间接比较。输入不同对照比较的合并结果，就可得出相应间接比较的效应量及可信区间。

在图9-2界面，当计算统计关联假设检验时需输入权重。比值比可表示某种关联，如危险因素与事件发生之间的关系，但这种方法不能够评估这种关联是否由于系统的偶然性引起。因此就需进行假设检验。当$P>0.05$时就认为不存在统计学差异。权重可以直接获取，也可以输入各个研究中的样本量获取。

第四节 数据分析与结果解释

一、数 据 来 源

以二分类变量为例，若7个随机对照试验比较了干预措施A和干预措施B治疗某一疾病的疗效，9个随机对照试验比较了干预措施A和干预措施C对该疾病的治疗效果。可根据7个随机对照试验进行Meta分析，得出干预措施A与干预措施B某一结果指标的合并值为$RRab$；对9个随机对照试验进行Meta分析，得出干预措施A与干预措施C疗效结果指标的合并值为$RRac$。设定$RR ab$为0.84，95%CI：0.74～0.94，$RRac$为0.95，95%CI：0.66～1.36。通过间接比较得出干预措施B和干预措施C的间接比较结果。

二、数 据 分 析

1. 选择效应量 在图9-1界面选取效应量相对危险度（relative risk）。

2. 填写干预措施数目（number of treatments） 在本案例中，存在3个干预措施A、B和C，在图9-1中的"Number of Treatments"一栏里面选择3。

3. 输入效应量结果 在ITC软件中，通过计算得到干预措施1和干预措施3的间接比较结果，共同对照措施为干预措施2。在本案例中，想要获取干预措施B和干预措施C的间接比较结果，共同比较干预措施为A，在第一栏（1，2）里面输入干预措施B与干预措施A的相对比较的结果$RR ab$，在第二栏（2，3）输入干预措施A与干预措施C之间的相对比较的结果$RRac$。

根据案例结果，在（1，2）栏里面输入$RR ab$的结果，但应该对这个结果进行倒转，即选中"Reverse"，在（2，3）一栏里面应该输入$RR ac$的结果。

4. 统计分析 点击图9-1界面的"Calculated"出现间接比较的结果（图9-3）。本案例中干预措施B与干预措施C间接比较的RR值为1.131（95%CI：0.773～1.655）。

5. 检验统计关联假设 点击（1，2）栏后面的三角形符号，在图9-2界面输入数据计算权重，继而计算间接比较结果假设检验的P值。

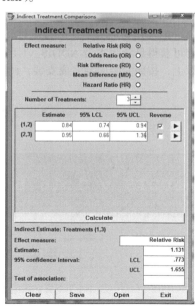

图9-3 案例计算结果

第十章 ADDIS 软件

第一节 简 介

ADDIS（Aggregate Data Drug Information System）软件于 2009 年 6 月 30 日研发成功，其基于贝叶斯框架运用 Markov chain Monte Carlo（MCMC）方法来对数据进行先验评估与处理，可同时实现直接比较 Meta 分析、网状 Meta 分析和风险收益评估。其界面简单，操作容易，由 7 个部分组成：①实现整合临床试验数据的模型；②管理试验和分析图形的用户界面；③从 ClinicalTrials.gov 中半自动导入研究；④半自动生成分析图形的用户界面向导；⑤统计分析的外部程序包；⑥结果可视化外部图形的用户界面；⑦外部数据库（PubMed、ATC database、drug compendium）的链接功能。该软件主要利用贝叶斯等级模型（Bayesian hierarchical model）实现网状 Meta 分析，以图表和定量分析的方法呈现结果，同时提供一致性模型、不一致性模型和点分法（node-splitting）模型的结果。在进行网状 Meta 分析时，该软件可以使用联网使用相关的编号提取数据库中已保存的数据。

第二节 下载和安装

ADDIS 软件是一个开源软件，可通过 http：//drugis.org/addis 免费下载"addis-1.16.5- installer"，当前可获得最新版本为 ADDIS v1.16.6。运行 ADDIS 软件前需安装 Java 程序，Java 程序的版本必须在 7 以上，按照安装向导完成安装，此时可用 Java 程序打开 ADDIS 软件，不要以压缩包的形式打开。

第三节 操作界面简介

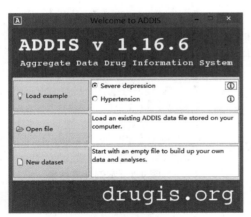

图 10-1 ADDIS 软件

双击 ADDIS 1.16.6 软件，打开图 10-1 界面，图中"Load example"表示载入案例（抑郁症和高血压），"Open file"表示打开已有的 ADDIS 数据，"New dataset"表示新建一个新的 ADDIS 文件，以便输入和分析数据（图 10-2）。

ADDIS 软件提供 3 个菜单栏，分别为 File（文件）（图 10-3A）、Edit（编辑）（图 10-3B）、Add（添加）（图 10-3C）。在 File（文件）菜单中有 New（新建）、Load（载入）、Save（保存）、Save as（另存为）和 Exit（退出）；在 Edit（编辑）菜单中有 Edit（编辑）、Delete（删除）；在 Add（添加）菜单中有 Units（单位）、Indications（指征）、Drugs（药物）、Treatments（干预措施）、Endpoint（结果指标）、Adverse events（不良反应）、Population characteristics（患者基本资料）、Studies（研究）、Pair-wise meta analysis（直接比较 Meta 分析）、Network meta analysis（网状 Meta 分析）和 Benefit-risk assessments（风险收益评估），可分别添加不同的单位、指征、药物、干预措施、结果指标、不良反应、患者基本资料、研究、直接比较 Meta 分析、网状 Meta 分析和风险收益评估。

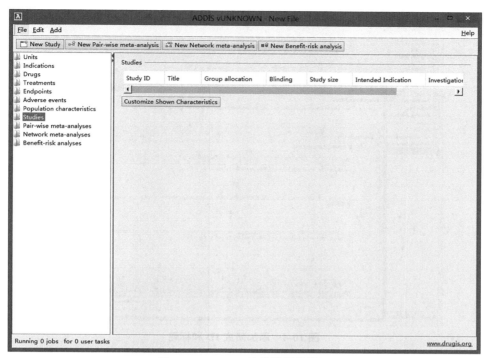

图 10-2　ADDIS 软件的操作界面

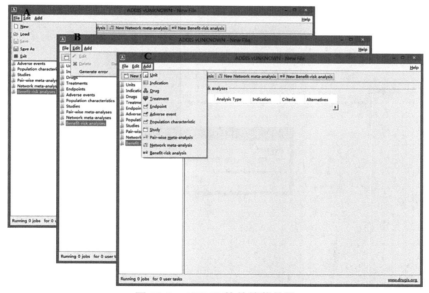

图 10-3　ADDIS 软件的菜单栏

第四节　数据分析与结果解释

一、数 据 录 入

1. 添加研究 ID 和标题　点击"New study"（添加研究）（图 10-4）添加研究，其中 ID 为研究序号，在此处添加研究序号或临床试验注册号；Title 为研究题目。添加完成后点击"Next"进入下一步。

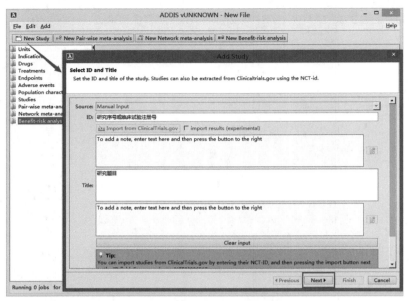

图 10-4　添加研究 ID 和标题

2. 添加研究关注的疾病（指征）　在图 10-5 界面添加该研究关注的疾病（指征），点击"+"弹出对话框，填写 SNOMED Concept ID（医学系统命名法，即临床术语）和 Fully Specified Name（全称）。

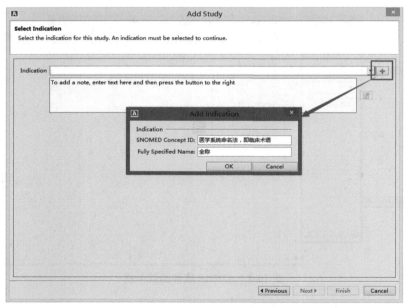

图 10-5　添加研究关注的疾病

3. 添加研究所有相关特征　在图 10-6 界面添加研究的所有相关特征，如随机、盲法、中心数、试验状态、研究目的、纳入标准、排除标准等。

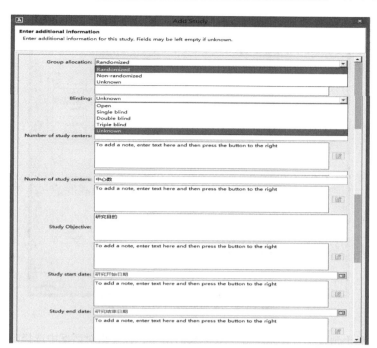

图 10-6 添加研究所有相关特征

4. 添加干预措施名称和样本量 在图 10-7 界面中，点击 "Arm 1" 后面编辑符号，弹出 "Rename Arm" 对话框，在对话框中输入干预措施 1 的名称，点击 "OK" 关闭对话框。在 "size" 后面的对话框输入该组干预措施的样本量。同样，输入另一干预措施的名称和样本量。可根据情况添加多个干预措施（点击 "Add Arm"）或删除干预措施（点击 "Remove"）。

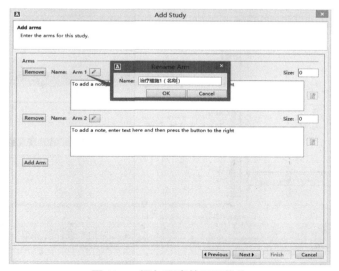

图 10-7 添加研究的干预措施

5. 添加试验的不同时间点 一般添加四个时间点：筛选、洗脱期、随机和治疗，也可根据临床试验的具体特征添加时间段：点击 "Add Epoch" 添加时间段或点击 "Remove" 删除时间段。在每一个时间段之后可添加时间，也可选择 "Unknown" 忽略时间段（图 10-8）。

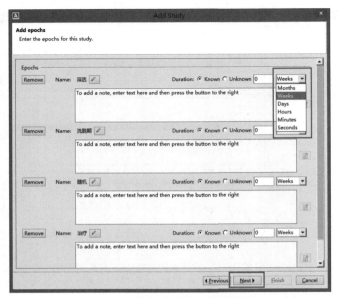

图 10-8　添加试验的不同时间点

6. 激活时间点和干预措施　首先点击"New Activity"，在弹出对话框中选择阶段类型（图 10-9），在此阶段，需添加四个不同类型的活动，要与随机对照试验的四个阶段相对应。在添加干预措施时，需添加不同的干预措施（图 10-10）。添加完成后，需把所有时间点和干预措施分别拖至不同的框里，方可激活"Next"（图 10-11）。

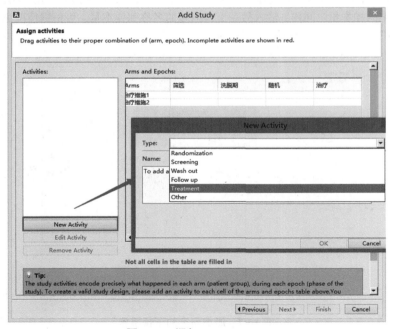

图 10-9　添加 New Activity

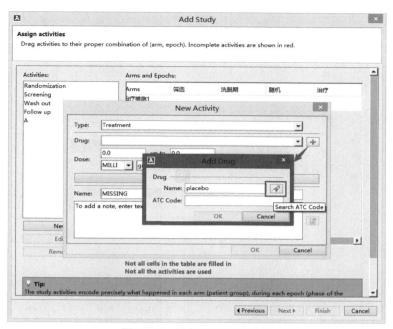

图 10-10　添加不同干预措施

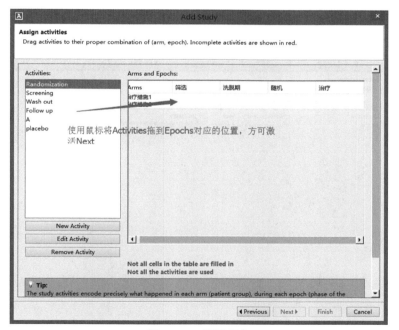

图 10-11　激活研究

7. 添加测量指标及测量时间　在图10-12界面中点击"Endpoint"后面的"+"弹出"Add Endpoint"对话框，需注意方向的选择（Direction）对网状 Meta 分析结果排序影响较大，同时，也要注意正确选择测量指标及测量时间（Measure Moment），选择"before end of Treatment"。

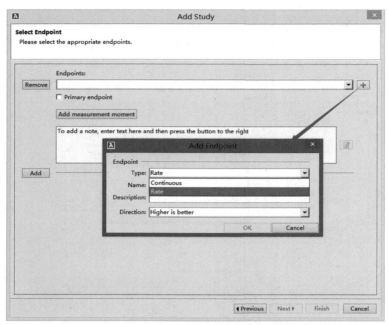

图 10-12 添加测量指标及测量时间

8. 添加测量指标的事件发生数和总样本量 点击图 10-13 的"MISSING"弹出对话框,在对话框中输入对应的事件发生数(Occurrence)和总样本量(Subjects)。

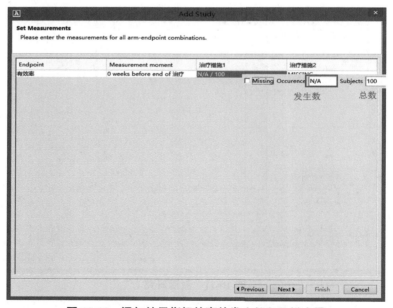

图 10-13 添加结果指标的事件发生数和总样本量

9. 添加不良反应及测量时间 在图 10-14 中添加不良反应及测量时间,具体方法同添加测量指标及测量时间。

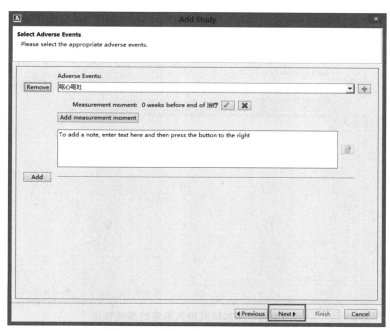

图 10-14　添加不良反应及测量时间

10. 添加不良反应的事件发生数和总样本量　在图 10-15 中添加不良反应的事件发生数和总样本量，具体方法同添加测量指标的事件发生数和总样本量。

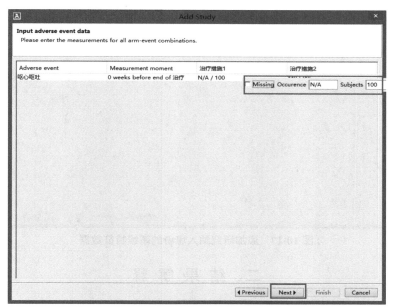

图 10-15　添加不良反应的事件发生数和总样本量

11. 添加研究纳入患者的基线特征及数据　在图 10-16 界面添加纳入研究纳入的患者基线特征，此时也需选择测量时间。图 10-17 为添加患者基线特征的数据。

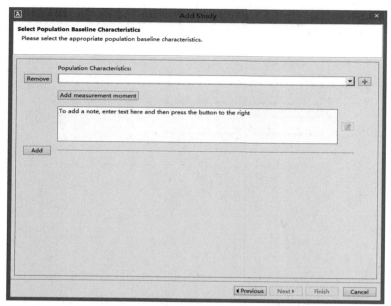

图 10-16　添加研究纳入患者的基线特征

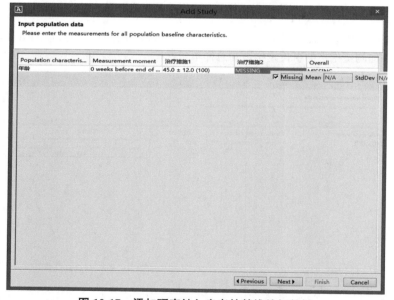

图 10-17　添加研究纳入患者的基线特征数据

二、结 果 解 释

1. 添加网状 Meta 分析　在图 10-4 的菜单栏处点击"New Network meta-analysis"弹出"Create Network meta-analysis"对话框（图 10-18），在"Name"框中输入网状 Meta 分析名称，在"Indication"框中选择疾病指征，在"Outcome measure"中选择拟分析的测量指标。

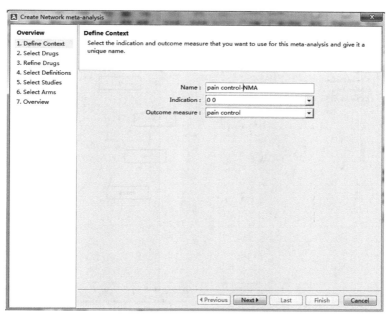

图 10-18 添加网状 Meta 分析的结果指标

2. 选择拟评估的干预措施 在图 10-19 中，点击干预措施，当干预措施变成灰色时就意味着该网状 Meta 分析中不分析该干预措施。选择网状 Meta 分析要分析的干预措施，只需一直点击"Next"，直到出现图 10-20，点击"Finish"完成网状 Meta 分析数据的建立。

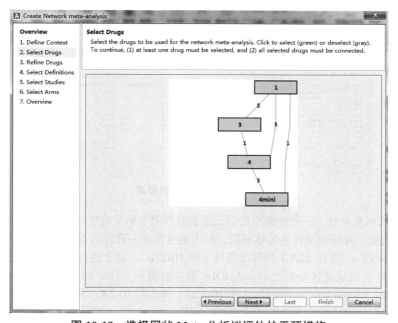

图 10-19 选择网状 Meta 分析拟评估的干预措施

3. 浏览纳入研究概述 点击图 10-20 "Finish"之后即可出现图 10-21，该界面提供采用的统计学方法、测量指标、干预措施和纳入研究的详细信息。

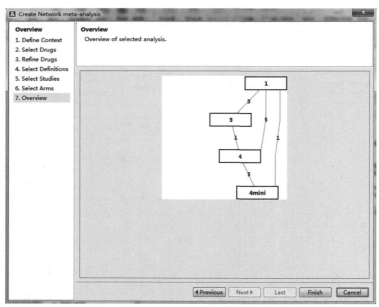

图 10-20　数据建立界面

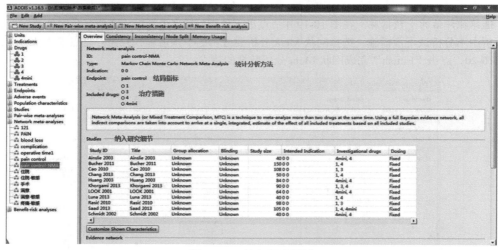

图 10-21　纳入研究概述

4. 进行一致性模型分析　一致性模型的假设前提是所有的研究在临床特征（如患者、干预措施、对照、测量指标的测量）和研究设计上足够相似，但不能排除不一致性的存在。在进行一致性模型分析，需点击"Consistency"（图 10-22A）和播放符号（图 10-22B），就会进行一致性模型的贝叶斯统计。

5. 收敛性评估　完成统计分析之后，ADDIS 软件会提示"Has the simulation converged?"（图 10-22C），就需点击"Show convergence"（图 10-22D）弹出图 10-23，图 10-23 显示潜在尺度减少因子（Potential scale reduction factors，PSRF），若 PSRF 大于 1.1 或 1.2，说明目前的模拟次数不足以达到很好的收敛，需增加模拟次数，此时点击"No，extend"（图 10-22E），一致性模型继续迭代。当 PSRF 小于 1.1 或 1.2，越接近 1，就说明收敛效果很好。此外，图 10-23 中还呈现了一致性模型下使用的马尔科夫链条数量（Number of Chains）、初始值（Initial values scaling）、调整迭代次数（Tuning iterations）、模拟迭代次数（Simulation iterations）和细化迭代（Thinning interval）等参数。

6. 一致性模型结果　当收敛性达到要求后，可使用该模型下的相关结果。图 10-22F 是所有干预措施两两比较的结果,值得注意的是,对于二分类变量,ADDIS 软件提供的是 OR 值及其 95% 置信区间(95% Credibility Interval,95%CI),如 1 对比 3 的结果为 $OR_{13}=0.53$(95%CI:0.14～1.77)。图 10-24 为概率排序结果,只有在满足相似性和同质性的情况下,才能够进行一致性模型分析,只有完成一致性模型分析后,才能对结果进行排序。对结果的排序依据贝叶斯的统计学方法,计算出来的 P 值即为干预措施可能成为最佳治疗措施的概率。由于本结果指标是麻醉剂使用,使用次数越低越好,因此在 4 种排序中,排序最后一位的结果最好。在排序 4 中,干预措施 1 成为最佳干预措施的概率为 63%。对于越高越好的结果指标,排序结果的解读与之相反。

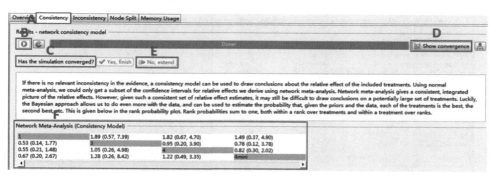

图 10-22　一致性模型分析

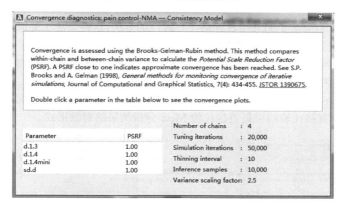

图 10-23　收敛性评估

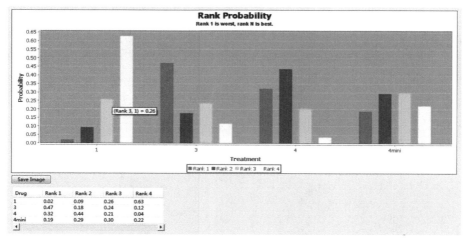

图 10-24　一致性模型下排序图和成为最佳治疗的概率

7. 进行不一致性模型分析　在开展网状 Meta 分析时，所有的研究在足够相似的情况下，一致性模型得到结果很好，但还需进行不一致性模型来检测结果的稳定性。不一致性模型结果的解释方法与一致性模型结果的解释方法一样。在不一致模型中，同样要检验收敛性，检验方法同一致性模型（图 10-25）。

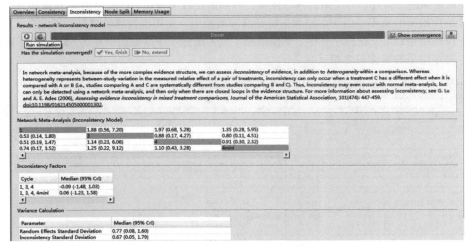

图 10-25　不一致性模型分析

8. 节点模型分析　点分法是另外一种评估不一致性的方法,这种方法主要通过比较某一组干预措施的直接证据与间接证据之间的差异来判断是否存在一致性。$P > 0.05$ 认为不存在统计学不一致性。图 10-26 提供直接比较、间接比较和合并结果,通过统计学检验,判断直接比较和间接比较结果之间的一致性。对于 1 和 4mini 两个干预措施而言,直接比较的结果为-0.00（95%CI：2.32～2.16）,间接比较结果为 0.62（95%CI：1.06～2.03）,Z 检验的 P 值为 0.65,说明直接比较结果和间接比较结果一致,即不存在不一致性。注意：直接比较结果是直接比较 Meta 分析结果的对数形式。

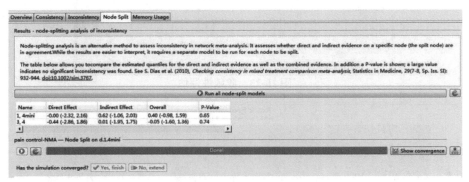

图 10-26　点分法模型分析

第十一章 GeMTC 软件

第一节 简 介

GeMTC 软件（Generate Mixed Treatment Comparisons）是由 van Valkenhoef G 等由 MTC 软件改编而来，专用于网状 Meta 分析的非编程软件，于 2010 年 5 月 7 日正式发布，目前版本为 0.14.3 发布于 2013 年 1 月 21 日，研发者声明不再更新，但通过 R 软件调用其他软件制作网状 Meta 分析的 gemtc 程序包仍在不断更新。在制作网状 Meta 分析时，该软件后台采用的命令与 ADDIS 软件一致，主要是利用贝叶斯等级模型（Bayesian hierarchical model），可提供一致性模型、不一致性模型和点分法（node-splitting）模型，同时还可以自动生成并导出 WinBUGS 软件和 JAGS 软件的编程代码。

第二节 下载和安装

GeMTC 软件是一个开源软件，可通过 http：//drugis.org/gemtc-gui 免费下载。运行软件前需先解压下载到的"gemtc-gui-0.14.3"，然后以 Java 7 以上的版本打开"gemtc-gui-0.14.3"。该软件不需要安装，每次使用只需打开"gemtc-gui-0.14.3"即可出现图 11-1。

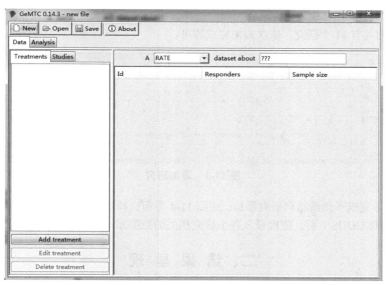

图 11-1 GeMTC 的操作界面

第三节 操作界面简介

图 11-1 第一栏为菜单栏，主要有新建（New）、打开（Open）、保存（Save）和关于（About）。第二栏为数据（Data）和分析（Analysis），第三栏为显示栏，显示网状 Meta 分析纳入的干预措施（Treatments）

和纳入研究（Studies）。在干预措施（Treatment）显示栏的下方为添加干预措施（Add treatment）、编辑干预措施（Edit treatment）和删除干预措施（Delete treatment）。在研究（Studies）显示栏的下方为添加研究（Add study）、编辑研究（Edit study）和删除研究（Delete study）。

第四节　数据分析与结果解释

一、数 据 录 入

与 ADDIS 软件相比，GeMTC 软件数据录入相对简单，可采用手工录入和 R 软件导入完成数据录入，对于大批数据，建议采用 R 软件导入更为便捷。这里仅介绍手工录入数据的方法。

1. 添加干预措施　点击图 11-1 中左下方的"Add treatment"，弹出图 11-2，在"ID"栏可输入干预措施名称，"Description"栏可输入对干预措施的描述。输入完成后点击"OK"即可。采用的案例包括 1、3、4、4mini 四种干预措施，依次添加完成即可。

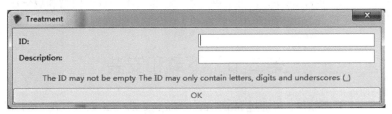

图 11-2　添加治疗措施

2. 添加研究　点击图 11-1 的"Studies"，然后点击"Studies"界面左下方的添加研究（Add study），弹出图 11-3，在"ID"栏可输入研究名称，同时选择该研究涉及的干预措施，点击"OK"完成研究的添加。采用的案例共有 11 个研究，依次添加完成即可。

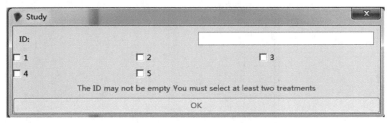

图 11-3　添加研究

3. 添加数据　完成干预措施和研究添加，在图 11-4 界面选择测量指标是二分类变量（RATE）还是连续变量（CONTINUOUS）后，依次录入各个研究相关的数据即可。

二、结 果 呈 现

点击图 11-1 中的"Analysis"，就会弹出数据分析的对话框（图 11-5）。采用 GeMTC 软件分析数据，首先，根据实际情况选择链条数（Number of Chains）、初始值（Initial values scaling）、调整迭代次数（Tuning iterations）、模拟迭代次数（Simulation iterations）和细化迭代（Thinning interval）。一般情况下，选择默认即可；其次，点击生成模型（Generate models）；第三，双击模型（Models），出现一致性模型（Consistency）、不一致性模型（Inconsistency）和点分法模型（Nodesplit），运行相应的模型，分别可得图 11-6～图 11-8 和图 11-9。模型运行、收敛性评估和结果解释同 ADDIS 软件，本节不再赘述。

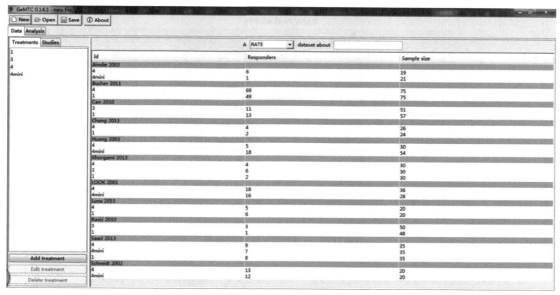

图 11-4 添加数据

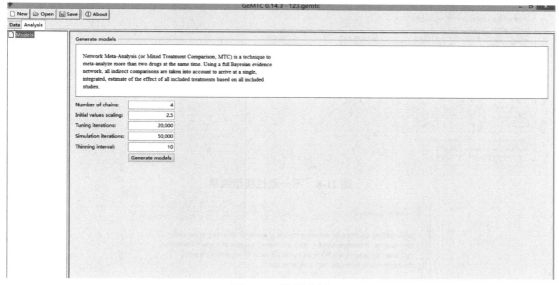

图 11-5 数据分析

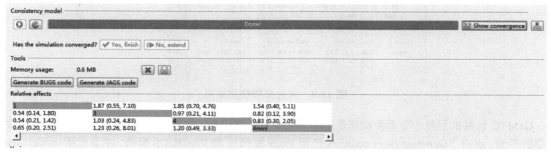

图 11-6 一致性模型分析结果

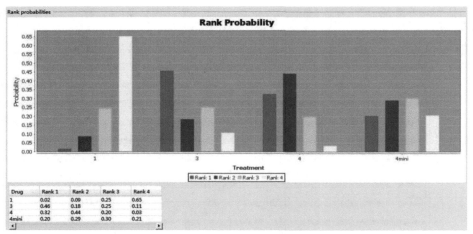

图 11-7 一致性模型排序结果

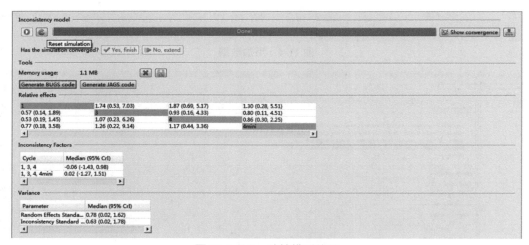

图 11-8 不一致性模型结果

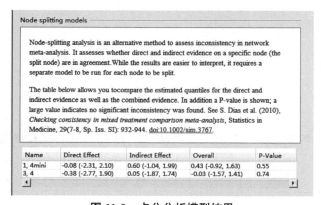

图 11-9 点分分析模型结果

GeMTC 软件的另外一个重要功能是产生 WinBUGS 编码和 JAGS 编码，在一致性模型和不一致性模型的界面，点击"Generate Bugs code"（产生 Bugs 编码），即 WinBUGS 编码，主要包括 model、data、inits1、inits2、inits3、inits4 六部分（图 11-10），这样就可以采用 WinBUGS 程序进行统计分析。但产生的命令不包含排序的命令，可在该编码中添加如下命令实现排序功能。

```
for ( k in 1: nt ) {
rk[k]<- nt+1-rank ( d[], k ) # assumes events are "good"
#rk[k]<- rank ( d[, ], k ) # assumes events are "bad"
best[k]<- equals ( rk[k], 1 ) #calculate probability that treat k is best
}
```

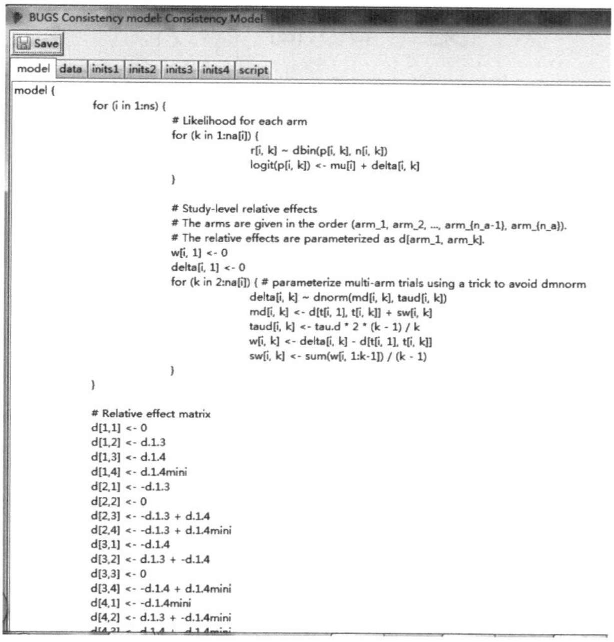

图 11-10 GeMTC 软件产生的 WinBUGS 编码

第十二章　NetMetaXL 软件

第一节　简　介

NetMetaXL 软件由渥太华总医院开发,基于 Microsoft Excel 软件 VB 功能调用 WinBUGS 软件进行网状 Meta 分析,该软件基于贝叶斯模型,可同时实现固定、随机、一致性和不一致性效应模型下的网状 Meta 分析,此外,可一次性地完成构建证据图、实现直接证据 Meta 分析、检验不一致性和评估模型收敛性。该软件操作简单,不需要具备贝叶斯模型的专业知识,且分析结果以图表形式展现,较为清晰。目前,该软件只能完成二分类变量数据的分析,无法实现亚组分析、Meta 回归和发表偏倚检测。

第二节　下载和安装

使用 NetMetaXL 软件需同时安装 Microsoft Excel 软件(2007 版本及以上)和 WinBUGS 软件,软件通过 http://www.netmetaxl.com/download.html 下载,不需要安装,只需设置就可使用。由于该软件需要调用 WinBUGS,因此需要在软件的第 2 页(图 12-1)设置 WinBUGS 软件的位置以及数据和结果存放位置。在图 12-1 界面,可对初始模拟次数(Burn In Runs)和继续模拟次数(Model Runs)进行选择,以便具有很好的收敛性。

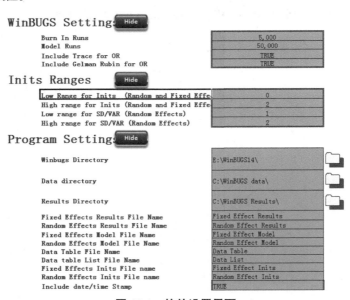

图 12-1　软件设置界面

第三节 数据分析与结果解释

一、数 据 录 入

在图 12-2 界面完成数据输入，输入数据前，需先定义测量指标是有利结局还是不利结局，由于有利结局和不利结局在排序时编码不一样，这就导致排序结果不同。

输入数据包括：研究名称、干预措施名称以及不同研究各干预措施事件发生数和总样本量。在所有数据输入完成后，在"Network Diagram"页可出现证据网络图（图 12-3）。也可点击菜单栏"Generate Diagram"产生证据网络图。

NetMetaXL										
Cornerstone	CADTH		○ Events are "GOOD"							
			● Events are "BAD"							
12	Number of Studies	1		2		3		4		5
5	Number of Treatments	Medical		Cardiac Resynchronisation		Implantable Defibrillator		Combined Resyn and Def.		Amiodarone
8	Number of Treatment 1 Studi									
Study #	Treatment Name	# of Events	# of Patients	# of Events	# of Patients	# of Events	# of Patients	# of Events	# of Patients	# of Events	# of Patients
	Study Name										
1	CARE HF-ext	154	404	101	409						
2	COMPANION	77	308	131	617			105	595		
3	MIRACLE	16	225	12	228						
4	MUSTIC-SR	0	29	1	29						
5	SCD-HeFT	244	847			182	829			240	845
6	MADIT-II	97	490			105	742				
7	DEFINITE	40	229			28	229				
8	CAT	17	54			13	50				
9	MIRACLE-ICD-I					5	182	4	187		
10	MIRACLE-ICD-II					2	101	2	85		
11	CONTAK-CD					16	245	11	245		
12	AMIOVIRT					6	51			7	52
13											
14											
15											
16											
17											
18											
19											
20											
21											

图 12-2 数据输入界面

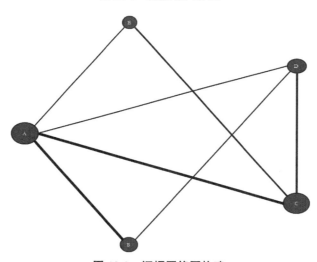

图 12-3 证据网络图构建

二、转换数据与产生初始值

点击 WinBUGS 菜单栏里的"Convert Data"按钮，可实现：删除证据图（图 12-4）、调整 0 事件（图

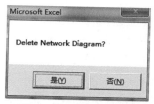

图 12-4　删除证据图

12-5）、产生模糊先验检验随机效应初始值（图 12-6）、产生信息先验检验随机效应初始值（图 12-7）和产生固定效应模型初始值（图 12-8）。功能 1 是删除该软件以前产生的证据图或者案例产生的证据图，功能 2 是对输入数据中的 0 事件发生率进行调整，根据样本量进行调整，对 0 事件给予 0.5 左右的数值进行校正。功能 3～5，是根据输入的数据产生不同效应模型的初始值。完成数据转换后，该软件会自动跳转到第 3 页，即网状 Meta 分析的不同模型下的初始值（图 12-9）和数据表（图 12-10）。

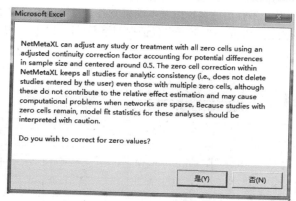

图 12-5　0 事件调整

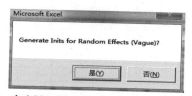

图 12-6　产生随机效应模型（模糊先验检验）初始值

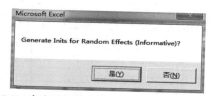

图 12-7　产生随机效应模型（信息先验检验）初始值

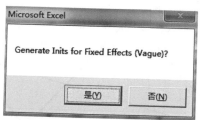

图 12-8　产生固定效应模型（模糊先验检验）初始值

Inits Random Effects (Vague)
list(d=c(NA, 1.5, .5, 0, 1.5),　sd=1,　mu=c(2, 2, 1.5, 1, 1.5, 1.5, 2, 1.5, 1, 1.5, 0, .5))
list(d=c(NA, 1, .5, 1.5, 1.5),　sd=2,　mu=c(1.5, .5, 0, .5, .5, 1.5, 2, 2, 0, 0, 0))
list(d=c(NA, 1, 1.5, 1.5, 2),　sd=1.5,　mu=c(0, 1, 1, 1, .5, 1, .5, .5, 2, 1, 1.5, .5))

Inits Random Effects (Informative)
list(d=c(NA, 1, 2, .5, 1.5),　var=1.5,　mu=c(.5, 1, 1.5, 2, 1, 1.5, 0, 1, 1, 1, .5, 1))
list(d=c(NA, .5, 1, .5, 1.5),　var=1.5,　mu=c(1, 2, 1, 1.5, 0, 2, 1, 1.5, 1, .5, 2, .5))
list(d=c(NA, 2, .5, 1.5, 1.5),　var=1,　mu=c(0, .5, .5, 1.5, 1, 1.5, 2, 1, .5, 0, 0, 1))

Inits Fixed Effects
list(d=c(NA, .5, 1.5, 2, 1),　mu=c(1, 1.5, 0, .5, 1.5, 0, 1, 1.5, 0, 1, .5, .5))
list(d=c(NA, 1, 1, 1.5, 0),　mu=c(1.5, 0, 0, 0, 1, .5, .5, 2, 1.5, 1, 0, 2))
list(d=c(NA, .5, .5, 1, 1.5),　mu=c(1, .5, .5, 1, 1.5, 1.5, .5, 1, 1, .5, 1, 0))

图 12-9　网状 **Meta** 分析的初始值

WinBUGs Data Table and List Statement

list(NS=12, NT=5)

r[,1]	n[,1]	r[,2]	n[,2]	r[,3]	n[,3]	r[,4]	n[,4]	r[,5]	n[,5]	t[,1]	t[,2]	t[,3]	t[,4]	t[,5]	na[]
154	404	101	409	NA	1	NA	1	NA	1	1	2	NA	NA	NA	2
77	308	131	617	105	595	NA	1	NA	1	1	2	4	NA	NA	3
16	225	12	228	NA	1	NA	1	NA	1	1	2	NA	NA	NA	2
0	29	1	29	NA	1	NA	1	NA	1	1	2	NA	NA	NA	2
244	847	182	829	240	845	NA	1	NA	1	1	3	5	NA	NA	3
97	490	105	742	NA	1	NA	1	NA	1	1	3	NA	NA	NA	2
40	229	28	229	NA	1	NA	1	NA	1	1	3	NA	NA	NA	2
17	54	13	50	NA	1	NA	1	NA	1	1	3	NA	NA	NA	2
5	182	4	187	NA	1	NA	1	NA	1	3	4	NA	NA	NA	2
2	101	2	85	NA	1	NA	1	NA	1	3	4	NA	NA	NA	2
16	245	11	245	NA	1	NA	1	NA	1	3	4	NA	NA	NA	2
6	51	7	52	NA	1	NA	1	NA	1	3	5	NA	NA	NA	2

END

图 12-10　网状 Meta 分析的数据

三、数 据 分 析

点击 WinBUGS 菜单栏里的"Run Winbugs"按钮，可实现：删除以前分析结果（图 12-11）和选择模型（图 12-12）。同时提供四种模型和五种方法进行网状 Meta 分析，四种模型分别为固定模型、随机模型、一致性模型和不一致性模型，在一致性随机模型下存在两种方法，即使用先验信息和不使用先验信息。在选择模型和方法后，软件就会调用 WinBUGS 软件进行分析。如果模拟次数可有效地分析目前研究数据，在菜单栏显示 WinBUGS 分析结果（图 12-13）。如果模拟次数不能满足模型的收敛度（图 12-14），就需在软件第 2 页修改模拟次数。模拟次数分为"burn in run"和

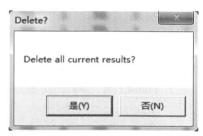

图 12-11　删除以前分析结果

"model run"，其中"burn in run"指初始模拟次数，也是预模拟次数，"model run"指完成预模拟次数后的模拟次数，这与使用 WinBUGS 软件有所不同。

四、结 果 呈 现

可通过文本格式、森林图、对比结果和排序图呈现网状 Meta 分析结果（图 12-15），这四种结果形式可通过菜单栏的四个按钮"Text Results""Forest Plot""League Table"和"Rankgram"分别实现。

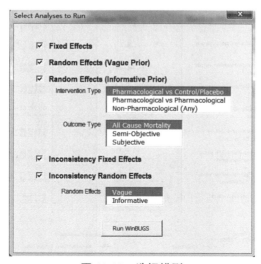

图 12-12　选择模型

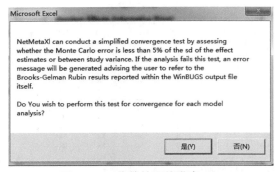

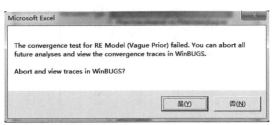

图 12-13 收敛性评估满意　　　　　　　**图 12-14 收敛性评估不满意**

1. Text Results　以文本格式呈现网状 Meta 分析结果，主要呈现结果效应量（*OR*）、残存方差（dev、totresdev）和结果排序（best、prob、rk）。效应量主要以 *OR* 形式呈现，方差主要通过 totresdev 呈现，用来评估模型对数据的利用度。若网状 Meta 分析纳入研究干预措施的总数大于 totresdev 时，说明当前的模型并不适合分析目前的数据。结果排序主要以三种结果形式来呈现，best[]指某干预措施成为最好干预措施的概率，rk 指某干预措施的排序结果，prob 指某干预措施的不同排序结果。同时，"Text Results"也提供 pD 和 DIC 结果。

2. Forest Plot　森林图功能可同时呈现两种方法的结果（图 12-16，图 12-17）。

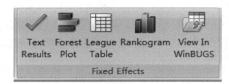

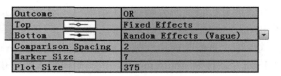

图 12-15 结果呈现的功能键　　　　　　**图 12-16 森林图的呈现选项**

3. League Table　将网状 Meta 分析的结果以表格的形式呈现（图 12-18）。

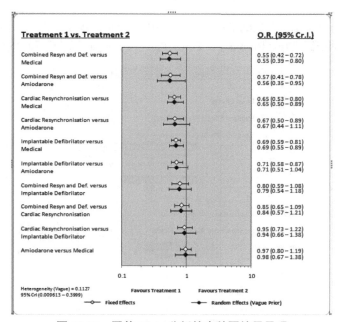

图 12-17 网状 Meta 分析的森林图结果呈现

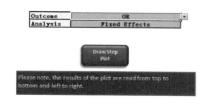

OR <1 Means the Treatment in Top Left is Better

Combined Resyn and Def.				
0.85 (0.65 - 1.09)	Cardiac Resynchronisation			
0.80 (0.59 - 1.08)	0.95 (0.73 - 1.22)	Implantable Defibrilator		
0.57 (0.41 - 0.78)	0.67 (0.50 - 0.89)	0.71 (0.58 - 0.87)	Amiodarone	
0.55 (0.42 - 0.72)	0.65 (0.53 - 0.80)	0.69 (0.59 - 0.81)	0.97 (0.80 - 1.19)	Medical

图 12-18　网状 Meta 分析的表格式结果呈现

4. Rankgram　提供网状 Meta 分析的排序图（图 12-19，图 12-20），同时，该软件还提供 SUCRA 值（图 12-21），SUCRA 值的范围为 0-1，越接近 1，说明该干预措施成为最佳干预措施的可能性越大。

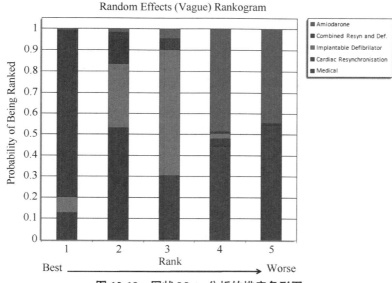

图 12-19　网状 Meta 分析的排序条形图

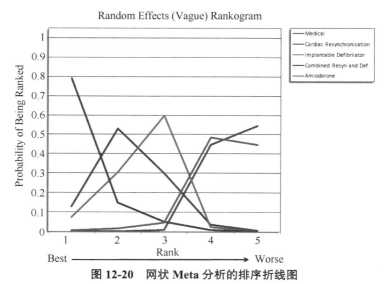

图 12-20　网状 Meta 分析的排序折线图

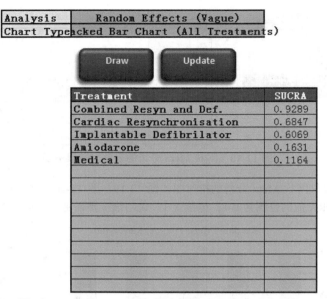

图 12-21　网状 Meta 分析排序图的选项和 SUCRA 值

此外，还提供固定效应模型和随机效应模型下一致性和不一致性模型结果的比较（图 12-22，图 12-23），这有助于寻找不一致性产生的原因，可以局限到某个研究的某一个干预措施的结果。

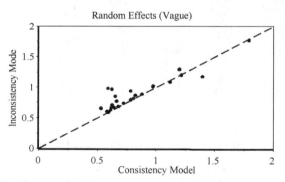

图 12-22　随机效应模型下一致性模型和不一致性模型结果比较

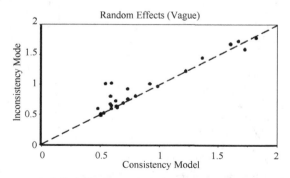

图 12-23　固定效应模型下一致性模型和不一致性模型结果比较

五、结 果 解 释

1. *OR* 值、SUCRA 值和 best 值　在图 12-24 中，*OR* 值的解释同传统的 Meta 分析，SUCRA 值的同 "Rankgram" 部分，best 值表示某一干预措施成为最佳干预措施的概率，如 best[2] 为 0.087，这就是说干预措施 2 成为最佳干预措施的概率为 8.7%。

```
Node statistics
          node     mean      sd    MC error    2.50% median    97.50% start    sample
        OR[1,2]   0.6604  0.06991  0.002634   0.5323  0.6576   0.8094   1001    3000
        OR[1,3]   0.6929  0.05569  0.001895   0.5905  0.6908   0.8084   1001    3000
        OR[1,4]     0.56  0.07708  0.002576   0.4298   0.554   0.7325   1001    3000
        OR[1,5]   0.9771  0.09969  0.003175   0.7998  0.9718    1.19    1001    3000
        OR[2,3]    1.061     0.14   0.00554   0.8136   1.049   1.354    1001    3000
        OR[2,4]   0.8525   0.1147  0.002641   0.6505  0.8431   1.103    1001    3000
        OR[2,5]    1.496   0.2188  0.008122   1.109   1.477    1.98     1001    3000
        OR[3,4]   0.8131    0.127   0.00466   0.5986  0.8007   1.092    1001    3000
        OR[3,5]    1.415   0.1504  0.003241   1.148   1.409   1.723     1001    3000
        OR[4,5]    1.777   0.2997   0.01036   1.25    1.753   2.407     1001    3000
      SUCRA[1]   0.09883   0.1222  0.003392      0       0    0.25     1001    3000
      SUCRA[2]    0.6875   0.1522  0.004512    0.5     0.75     1      1001    3000
      SUCRA[3]    0.6082   0.1544  0.005228    0.5     0.5      1      1001    3000
      SUCRA[4]    0.9528   0.1179   0.00278    0.5      1       1      1001    3000
      SUCRA[5]    0.1527   0.1251  0.003544      0     0.25    0.25    1001    3000
       best[1]        0            1.05E-12      0       0       0      1001    3000
       best[2]   0.08733   0.2823  0.006062      0       0       1      1001    3000
       best[3]     0.067     0.25  0.006653      0       0       1      1001    3000
       best[4]    0.8457   0.3613  0.008229      0       1       1      1001    3000
       best[5]        0            1.05E-12      0       0       0      1001    3000
```

图 12-24　OR、SUCRA 和 best 值

2. prob 值　表示某一个干预措施成为第几的可能性，第一个数字表示干预措施，第二个数字表示该干预措施成为第几，如 prob[2，1]=0.087，说明干预措施 2 成为第一的可能性为 8.7%（图 12-25）。

```
        prob[1,1]        0           0  1.05E-12      0     0     0    1001    3000
        prob[1,2]        0           0  1.05E-12      0     0     0    1001    3000
        prob[1,3]        0           0  1.05E-12      0     0     0    1001    3000
        prob[1,4]   0.3953      0.4889   0.01357      0     0     1    1001    3000
        prob[1,5]   0.6047      0.4889   0.01357      0     1     1    1001    3000
        prob[2,1]  0.08733      0.2823  0.006062      0     0     1    1001    3000
        prob[2,2]   0.5797      0.4936    0.0141      0     1     1    1001    3000
        prob[2,3]   0.3287      0.4697   0.01443      0     0     1    1001    3000
        prob[2,4] 0.004333     0.06569  0.001323      0     0     0    1001    3000
        prob[2,5]        0           0  1.05E-12      0     0     0    1001    3000
        prob[3,1]    0.067        0.25  0.006653      0     0     1    1001    3000
        prob[3,2]   0.2997      0.4581   0.01245      0     0     1    1001    3000
        prob[3,3]   0.6323      0.4822   0.01597      0     1     1    1001    3000
        prob[3,4]    0.001     0.03161  5.74E-04      0     0     0    1001    3000
        prob[3,5]        0           0  1.05E-12      0     0     0    1001    3000
        prob[4,1]   0.8457      0.3613  0.008229      0     1     1    1001    3000
        prob[4,2]   0.1203      0.3254  0.006644      0     0     1    1001    3000
        prob[4,3]  0.03367      0.1804  0.003927      0     0     0    1001    3000
        prob[4,4] 3.33E-04     0.01825  3.38E-04      0     0     0    1001    3000
        prob[4,5]        0           0  1.05E-12      0     0     0    1001    3000
        prob[5,1]        0           0  1.05E-12      0     0     0    1001    3000
        prob[5,2] 3.33E-04     0.01825  3.28E-04      0     0     0    1001    3000
        prob[5,3] 0.005333     0.07283  0.001567      0     0     0    1001    3000
        prob[5,4]    0.599      0.4901   0.01317      0     1     1    1001    3000
        prob[5,5]   0.3953      0.4889   0.01357      0     0     1    1001    3000
```

图 12-25　prob 值

3. rk 值　表示某一干预措施的排序结果，rk[1]是表示干预措施 1 的排序结果，即为 4.605，按照数值大小排列，4 的 rk 值为 1.189，成为第一的可能性最大（图 12-26）。

rk[1]	4.605	0.4889	0.01357	4	5	5	1001	3000
rk[2]	2.25	0.609	0.01805	1	2	3	1001	3000
rk[3]	2.567	0.6176	0.02091	1	3	3	1001	3000
rk[4]	1.189	0.4716	0.01112	1	1	3	1001	3000
rk[5]	4.389	0.5004	0.01418	4	4	5	1001	3000

图 12-26　结果排序

第十三章　Stata 软件

第一节　简　　介

Stata 是一款功能强大的统计软件，最初由美国计算机资源中心（Computer Resource Center）研制，现为 Stata 公司的产品。从 1985 年 1.0 版问世以来，已连续推出 17 个主要版本，并从 4.0 版起进入 Windows 时代。通过不断更新和扩充，软件功能已日趋完善。它操作灵活、简单、易用，同时具有数据管理、统计分析、绘制图画、矩阵计算等功能。Stata 的许多高级统计模块均是程序文件（ADO 文件），Stata 允许用户自行修改、添加和发布 ADO 文件，用户可随时到 Stata 网站或者其他个人网址上寻找并下载所需的程序包安装后使用。

扫码观看视频

这一特点使得全球的统计学家均乐于在 Stata 上首先实现所研究的最新算法，并对外免费提供下载，从而使得 Stata 始终处于统计分析方法发展的最前沿，用户几乎总是能很快找到最新统计算法的 Stata 程序版本。

第二节　下载和安装

Stata 软件为用户提供了 Stata/MP（多核处理版），Stata/SE（标准版）和 Stata/BE（基本版）等版本。版本间的区别主要体现在能够处理的数据集大小，以及处理速度（能否利用多核处理器）。通常 Stata/SE 和 Stata/BE 即可满足大多数情景下的数据分析目的。用户可访问 Stata 官网（https：//www.stata.com）进行购买和下载。下载完成后点击安装程序包按安装向导即可完成软件安装。启动 Stata 软件后在弹出的"Stata Initialization"对话框中填写相关信息并完成注册即可使用。本节将以 MacOS 操作系统计算机 Stata/MP 15.1 软件为例进行介绍。本节介绍的方法使用的命令包为 meta 命令包（软件）和 network 命令包，安装方法为运行"ssc install metan"和"ssc install network"可完成安装。

第三节　操作界面简介

Stata/MP15.1 界面主要包括：

1. 菜单栏　文件（File）、编辑（Edit）、数据（Data）、图形（Graphics）、统计（Statistics）、用户（User）、窗口（Windows）和帮助（Help）。

2. 工具栏　提供打开文件、保存、打印、数据编辑、数据编辑浏览、变量管理等工具。

3. Stata 运行窗口

（1）命令回顾窗口（Review）：位于界面左侧，所有执行过的命令会依次在该窗口中列出，单击后命令即被自动拷贝到命令窗口中；如果需要重复执行，用鼠标在 Review 窗口中双击相应的命令即可。

（2）结果窗口（Stata Results）：位于界面中上部，软件运行中的所有信息，如所执行的命令、执行结果和出错信息等均在该处体现。窗口中使用不同的颜色区分不同的文本，如默认情况下白色表示命令，红色表示错误信息，绿色和黄色为结果输出和注释。

（3）命令窗口（Stata Command）：位于结果窗口中下部，相当于 DOS 中的命令行，此处用于键入需要执行的命令，回车后即开始执行，相应的结果则会在结果窗口中显示。

（4）变量名窗口（Variables）：位于界面右侧，列出当前数据集中的所有变量名称。

4. Stata 命令的基本语法格式　[特殊选项] 关键词 命令参数[命令选项]

其中[　]括号为选择项，其中的内容不一定总是出现，命令中的各元素解释如下：

（1）特殊选项：是一些在大部分命令中通用的选项，由于执行的功能比较特殊，因此将它们提前，使用空格和命令分隔。特殊选项中最常用的有分组执行相同语句的"by"命令，按指定的条件重复执行的"for"命令等。

（2）关键词：相当于一句话的主语，指明了所执行的是哪一条 Stata 命令，关键词在一条命令中必须出现。大多数命令的关键词都是采用相关的英文单词，简单易记，并且 Stata 允许对关键词进行缩写（每个命令不同，无特殊规律），方便了使用。

（3）命令参数：相当于一句话的谓语和宾语，用于指明相应的命令在执行时需要使用的变量、参数等是什么。大多数 Stata 命令都需要指定参数，但也有例外，此时系统会自动按照缺省方式执行，如 describe 命令，如果不指定任何参数，则系统会默认对当前使用的数据集中的所有变量进行描述。

（4）命令选项：相当于一句话中的定语、状语、补语等修饰成分，用于对相应的命令进行限制或更精确的指定，在命令中不一定出现。

第四节　数据分析与结果解释

一、单臂 Meta 分析

1. 数据准备　Stata 软件中可用于实现单臂 Meta 分析的方法很多，本节以表 5-2 数据为例介绍使用 metaprop 命令实现二分类变量的单臂 Meta 分析。在将数据导入 Stata 软件前需先将数据整理为表 13-1 格式（节选）。

表 13-1　单臂 Meta 分析数据录入格式

Study	event	n
Blom，2015	4	24
Bothelius，2013	14	40
……		
Sandlund，2017	18	90
Savard，2005	4	28

2. 数据录入

（1）导入数据文件：进入 Stata 软件后，在工具栏点击"File"→"Import"，并选择数据格式，如 *.xls 格式（图 13-1）。点击后，在弹出的对话框中找到目标文件并导入 Stata 即可。导入其他格式文件方法类似。

（2）直接复制和粘贴：对于 Meta 分析而言，多数情况下研究者可直接将准备好的数据粘贴至 Stata 软件中。操作方法如下：点击主界面中"Data Editor"，调出数据编辑器；返回准备好的数据文件，选择数据并复制至剪切板；点击数据编辑器左上角第一个单元格，粘贴数据；选择粘贴变量名为表头。进行上述操作后，可以将数据导入到 Stata 软件中（图 13-2）。

3. 数据分析

（1）分析运算：Stata 软件中的 metaprop 命令可以实现效应指标为率的单臂 Meta 分析。输入并运行命令"metaprop event n, random second（fixed）label（namevar=study）"可实现对单组率的合并（图 13-3），并绘制森林图（图 13-4）。在 Stata 软件中，用户也可以选择不同的方法对样本率进行转化。如加入"ftt"命令，可完成反正弦转换。

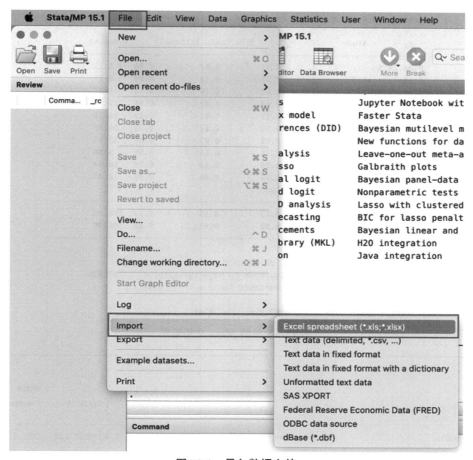

图 13-1　导入数据文件

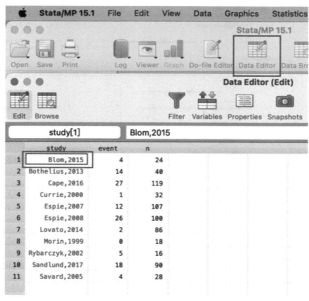

图 13-2　从剪切板导入数据

```
. metaprop event n, random second(fixed) label(namevar=study)

         Study   |    ES    [95% Conf. Interval]    % Weight
-----------------+----------------------------------------------
      Blom,2015  |   0.17       0.07      0.36       8.21
  Bothelius,2013 |   0.35       0.22      0.50       8.26
      Cape,2016  |   0.23       0.16      0.31      11.22
    Currie,2000  |   0.03       0.01      0.16      11.75
     Espie,2007  |   0.11       0.07      0.19      11.76
     Espie,2008  |   0.26       0.18      0.35      10.81
    Lovato,2014  |   0.02       0.01      0.08      12.51
  Rybarczyk,2002 |   0.31       0.14      0.56       5.56
  Sandlund,2017  |   0.20       0.13      0.29      10.94
     Savard,2005 |   0.14       0.06      0.31       9.00
      Morin,1999 | (Excluded)
-----------------+----------------------------------------------
Random pooled ES |   0.17       0.10      0.24     100.00
Fixed pooled  ES |   0.09       0.07      0.12     100.00
-----------------+----------------------------------------------

Heterogeneity chi^2 =       72.62 (d.f. = 9) p =        0.00
I^2 (variation in ES attributable to heterogeneity) =      87.61%
Estimate of between-study variance Tau^2 =         0.01

Test of ES=0 : z=     4.63 p =        0.00
```

图 13-3　单臂 Meta 分析结果

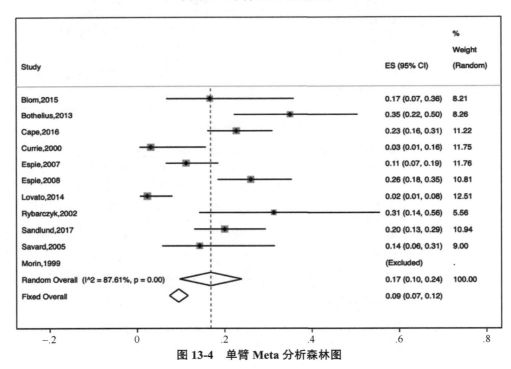

图 13-4　单臂 Meta 分析森林图

　　在输出的结果中，用户能够获取每一研究的效应估计值、95%可信区间、权重，以及使用随机和固定效应模型合并的汇总结果。异质性检验结果以 Q 值、P 值和 I^2 值呈现。输出的图片可右键单击后选择"Save as…"保存至本地磁盘。由图 13-4 可知，随机效应模型合并单组率为 0.17，95%可信区间为 0.10 至 0.24；异质性检测 I^2 值为 87.61%，提示存在显著异质性。

　　（2）检测发表偏倚：在 Stata 软件中"，metafunnel event n，egger"命令可绘制 Egger 检验漏斗图，

"metabias event n，egger"命令可输出检验结果。如图 13-5，观察漏斗图有轻微不对称。从检验结果上看（图 13-6），*P* 值为 0.030，提示结果可能具有潜在的发表偏倚。

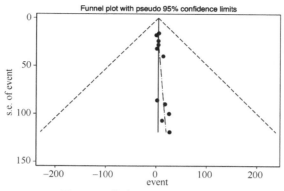

图 13-5 单臂 Meta 分析漏斗图

```
. metabias event n, egger

Note: data input format theta se_theta assumed.

Egger's test for small-study effects:
Regress standard normal deviate of intervention
effect estimate against its standard error

Number of studies =  11                          Root MSE    =   .124

     Std_Eff |     Coef.    Std. Err.      t     P>|t|    [95% Conf. Interval]
-------------+----------------------------------------------------------------
       slope | -.2086748    2.005798    -0.10    0.919    -4.746105    4.328756
        bias |  .1716933    .0665866     2.58    0.030      .021064    .3223226

Test of H0: no small-study effects              P = 0.030
```

图 13-6 单臂 Meta 分析发表偏倚检测

二、双臂 Meta 分析

1. 数据准备 Stata 软件中可用于实现双臂 Meta 分析的方法很多，本节以表 5-3 数据为例介绍使用 metan 命令实现二分类变量的双臂 Meta 分析。将数据导入 Stata 前，需将数据整理为 metan 命令数据录入格式（表 13-2）。其中，evente 为试验组事件发生数，ne 为实验组样本量；eventc 为对照组事件发生数，nc 为对照组样本量。数据导入方法同单臂 Meta 分析。

表 13-2 Stata 软件实现双臂 Meta 分析数据录入格式

Study	evente	ne	eventc	nc
Bernstein, 2017	18	43	10	45
Ho, 2014	42	104	34	105
......				
van Straten, 2009	25	126	27	121
Zachariae, 2018	30	133	22	122

2. 数据分析

（1）分析运算：输入并运行命令"metan evente ne eventc nc，random second（fixed）label（namevar=study）"可实现对相对效应的合并（图 13-7），并绘制森林图（图 13-8）。效应值默认为 *RR* 值，若需更改，可在命令中添加"or""rd"等指令，以指定效应值，如"metan evente ne eventc nc，or random second（fixed）label（namevar=study）"。

```
. metan evente ne eventc nc, random second(fixed) label(namevar=study)

           Study        |     RR      [95% Conf. Interval]      % Weight
------------------------+--------------------------------------------------
Bernstein,2017          |   1.623     0.821       3.209           8.26
Ho,2014                 |   1.176     0.798       1.733          25.10
Jernelov,2012           |   1.915     0.180      20.390           0.69
Kyle,2020               |   1.871     1.190       2.942          18.54
Lancee,2012a            |   2.222     1.130       4.370           8.39
Lancee,2012b            |   1.376     0.667       2.835           7.34
Lorenz,2019             |   7.412     0.417     131.852           0.47
Ritterband,2009         |   1.043     0.069      15.717           0.53
van,Straten,2009        |   0.908     0.553       1.488          15.59
Zachariae,2018          |   1.205     0.729       1.991          15.11
------------------------+--------------------------------------------------
D+L pooled RR           |   1.369     1.125       1.667         100.00
M-H pooled RR           |   1.414     1.164       1.718         100.00
------------------------+--------------------------------------------------

Heterogeneity chi-squared =    9.08 (d.f. = 9) p = 0.430
I-squared (variation in RR attributable to heterogeneity) =     0.9%
Estimate of between-study variance Tau-squared =  0.0009

Test of RR=1 : z=   3.13 p = 0.002
```

图 13-7　双臂 Meta 分析结果

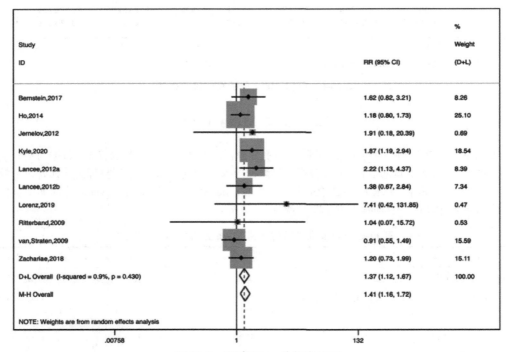

图 13-8　双臂 Meta 分析森林图

由图 13-7 可知，随机效应模型合并结果为 RR=1.369，95%CI（1.125，1.667）；异质性检测结果 I^2 值为 0.9%，提示未发现显著异质性；结果显著性检测 P 值为 0.002，提示与对照组相比，试验组事件发生的相对风险显著更高。

（2）检测发表偏倚：与单臂 Meta 分析类似，metafunnel 命令可绘制 Egger 检验漏斗图。在此之前，需先运行"gen logrr =log（_ES）""gen loglci=log（_LCI）""gen loguci=log（_UCI）"和"gen selogrr =（loguci-loglci）/3.92"命令计算 $\log RR$ 值和 $selog RR$ 值。随后，运行"metafunnel logrr selogrr，egger"和"metabias logrr selogrr egger"命令可输出 Egger 线性回归检验发表偏倚的漏斗图（图 13-9）和检验结果（图 13-10）。如图 13-9，观察可见漏斗图总体对称。从检验结果上看（图 13-10），P 值为 0.310，未见显著发表偏倚。

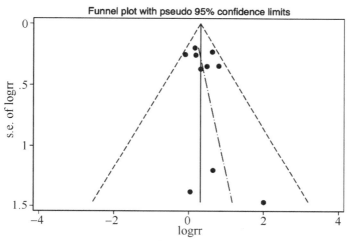

图 13-9　双臂 Meta 分析漏斗图

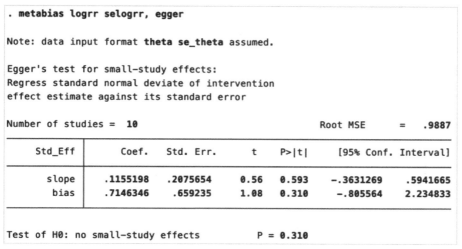

图 13-10　双臂 Meta 分析发表偏倚检测

三、频率学网状 Meta 分析

1. 数据准备　本节以《CBT》一文数据为例介绍如何使用基于频率学方法的 network 模块实现网状 Meta 分析。将数据整理为如下格式，见表 13-3（节选）。

表 13-3　网状 Meta 分析数据录入格式

ID	study	treatment	mean	sd	n
Arnedt，2020	1	DA	24	66.81317	33
Arnedt，2020	1	Individual	24	73.72923	32
Bastien，2004	2	Individual	6.15	73.12982	15
Bastien，2004	2	Group	6.99	47.37373	16
Bastien，2004	2	Telephone	2.07	80.88394	14
Blom，2015	3	Group	32	65.39113	24
Blom，2015	3	GSF	8	53	24
Cape，2016	4	Group	83.75	124.8527	92
Cape，2016	4	TAU	54.75	124.3875	100
Casault，2015	5	GSF	48.34	62.0761	17
Casault，2015	5	NT	20	63.06461	18
Chao，2021	6	Telephone	-9.6	69.40576	39
Chao，2021	6	Waitlist	8.4	110.901	46
......					
Zheng，2015	52	Group	46	50.80148	45
Zheng，2015	52	TAU	20	63.97414	48

2. 数据分析

（1）数据预处理：在读取数据后，运行命令"network setup mean sd n，studyvar（study）trtvar（treatment）ref（Placebo）format（standard）"，对数据进行预处理，并输出如下信息（图 13-11）。其中，"ref（Placebo）"

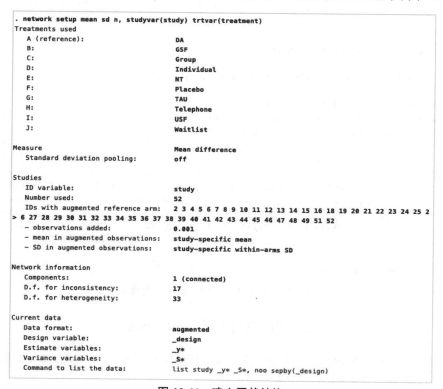

图 13-11　建立网状结构

116

表示设置干预措施"Placebo"为参照；"format（standard）"表示将数据转换为标准形式。连续型变量的默认效应值为 MD 值，如需更改则可添加如"smd"命令以指定效应值，即"network setup mean sd n, studyvar（study）trtvar（treatment）smd"。建立网状结构后，"Data Editor"中的数据会发生改变，以进行后续的网状 Meta 分析。

（2）输出网状图：运行"network map"命令可绘制网状图（图 13-12）。

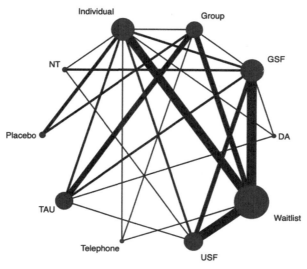

图 13-12　网状图结果

（3）不一致性检测：运行"network meta i"命令以使用不一致模型进行检测，在输出结果的末端会报告检测的卡方值和 P 值（chi²=22.00，prob＞chi²=0.1847）。P=0.184 7，提示不一致性不显著，可以使用一致性模型进行分析。

（4）分析数据：运行"network meta c"命令以使用一致性模型进行数据分析，结果输出如图 13-13。其中，表格中字母 A 到 J 分别表示网状中涉及的干预措施，具体对应可在图 13-11 中查看；Coef 即这些干预措施与 F（即 Placebo）对比后的效应量点估计值；Std.Err.表示标准误；后三列分别表示差异显著性 P 值和95%可信区间的上下边界。

（5）绘制森林图：运行"network forest"命令以绘制森林图（图 13-14）。

（6）局部不一致性检测：运行"network sidesplit all，tau"命令以检测局部不一致性，包括直接与间接证据间的不一致。如图 13-15，干预 C 对比干预 F 的直接证据与间接证据间存在显著不一致（P=0.009）。

```
. network meta c
Command is: mvmeta _y _S  , bscovariance(exch 0.5) longparm suppress(uv mm)  vars(_y_A _y_B _y_C _y_D _y_
> E _y_G _y_H _y_I _y_J)
Note: using method reml
Note: using variables _y_A _y_B _y_C _y_D _y_E _y_G _y_H _y_I _y_J
Note: 52 observations on 9 variables
Note: variance-covariance matrix is proportional to .5*I(9)+.5*J(9,9,1)

initial:       log likelihood = -627.99523
rescale:       log likelihood = -627.99523
rescale eq:    log likelihood = -626.48318
Iteration 0:   log likelihood = -626.48318
Iteration 1:   log likelihood = -626.48138  (backed up)
Iteration 2:   log likelihood = -626.23429
Iteration 3:   log likelihood = -626.23101
Iteration 4:   log likelihood =   -626.231
```

```
Multivariate meta-analysis
Variance-covariance matrix = proportional .5*I(9)+.5*J(9,9,1)
Method = reml                            Number of dimensions  =    9
Restricted log likelihood = -626.231     Number of observations =   52
```

	Coef.	Std. Err.	z	P>|z|	[95% Conf. Interval]	
_y_A						
_cons	8.342483	14.21025	0.59	0.557	-19.5091	36.19406
_y_B						
_cons	1.319448	11.39001	0.12	0.908	-21.00456	23.64346
_y_C						
_cons	-7.578411	10.40762	-0.73	0.467	-27.97696	12.82014
_y_D						
_cons	-8.499739	11.08837	-0.77	0.443	-30.23254	13.23306
_y_E						
_cons	-5.623589	12.38404	-0.45	0.650	-29.89587	18.64869
_y_G						
_cons	-25.42372	11.38455	-2.23	0.026	-47.73703	-3.110405
_y_H						
_cons	-28.3451	19.175	-1.48	0.139	-65.92741	9.237207
_y_I						
_cons	-3.805152	11.29918	-0.34	0.736	-25.95114	18.34084
_y_J						
_cons	-21.89929	11.0881	-1.98	0.048	-43.63156	-.1670263

```
Estimated between-studies SDs and correlation matrix:
          SD        _y_A    _y_B    _y_C    _y_D    _y_E    _y_G    _y_H    _y_I    _y_J
_y_A  7.522532       1       .       .       .       .       .       .       .       .
_y_B  7.522532      .5       1       .       .       .       .       .       .       .
_y_C  7.522532      .5      .5       1       .       .       .       .       .       .
_y_D  7.522532      .5      .5      .5       1       .       .       .       .       .
_y_E  7.522532      .5      .5      .5      .5       1       .       .       .       .
_y_G  7.522532      .5      .5      .5      .5      .5       1       .       .       .
_y_H  7.522532      .5      .5      .5      .5      .5      .5       1       .       .
_y_I  7.522532      .5      .5      .5      .5      .5      .5      .5       1       .
_y_J  7.522532      .5      .5      .5      .5      .5      .5      .5      .5       1
```

图 13-13　一致性模型分析结果

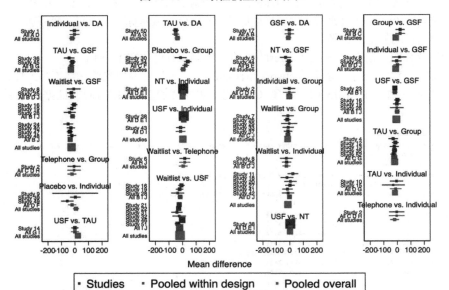

Test of consistency: chi2(17)=22.00, P=0.185

图 13-14　网状 Meta 分析森林图结果

```
. network sidesplit all, tau

Side  Direct                Indirect               Difference                      tau
      Coef.      Std. Err.  Coef.      Std. Err.   Coef.      Std. Err.  P>|z|
A B   -9.13e-06  18.27304   -10.29837  12.54119    10.29837   22.1627    0.642    7.672872
A D   9.00e-06   18.91784   -24.44167  12.65818    24.44168   22.76213   0.283    7.262037
A G   -46.55997  13.54988   -18.96406  14.63651    -27.59591  19.94558   0.166    7.163297
B C   23.99998   18.59478   -13.5932   7.025809    37.59318   19.87783   0.059    7.110399
B D   4.00319    15.91551   -12.11266  6.521441    16.11585   17.16587   0.348    7.460328
B E   -10.63529  12.16416   -4.848433  9.256805    -5.786853  15.31801   0.706    7.988504
B G   -22.33401  11.60228   -28.94028  8.181669    6.606269   14.21596   0.642    7.635099
B I   -6.351041  7.581097   -4.130724  6.661926    -2.220317  10.08308   0.826    7.834255
B J   -24.70613  5.951115   -20.69578  7.707014    -4.010357  9.723862   0.680    7.890345
C F   27.0244    12.32669   -28.36501  17.13382    55.3894    21.15529   0.009    5.924522
C D   1.8936     23.33493   -1.163     7.524684    3.0566     24.54968   0.901    7.633873
C G   -21.01631  6.783229   -9.820671  10.79321    -11.19564  12.74549   0.380    7.546476
C H   -8.117606  25.02338   -28.98367  20.61323    20.86606   30.85274   0.499    7.555219
C J   -11.9917   8.946013   -16.4412   8.568791    4.449493   12.38727   0.719    7.728987
D F   -20.43864  15.57441   34.94464   14.37829    -55.38324  21.16644   0.009    5.925587
D E   7.600059   8.262879   -7.941743  12.63553    15.5418    15.09741   0.303    7.379821
D G   -11.15698  22.37363   -17.67318  7.861957    6.5162     23.70394   0.783    7.65547
D H   -5.539261  29.61415   -26.0682   19.82892    20.52894   35.01979   0.558    7.665964
D I   7.495265   7.871241   2.006507   7.541255    5.488758   11.04852   0.619    7.554127
D J   -7.071194  7.895302   -19.33582  7.809751    12.26463   11.05004   0.267    8.268738
E I   3.900001   8.633266   -1.84066   11.8603     5.740661   14.6667    0.696    7.792296
G I   .0000434   15.1968    26.95233   7.580248    -26.95229  16.98243   0.112    7.223286
H J   17.99986   21.17156   -10.02168  25.26505    28.02154   32.96305   0.395    7.572848
I J   -20.37252  4.940307   -12.27732  8.030169    -8.095194  9.569676   0.398    8.333122
```

图 13-15　网状 Meta 分析森林图结果

（7）输出排序结果：运行"network rank min，all gen（prob）"命令可获得各个干预措施处于各个排名的概率，本案例中 MD 值越小的干预措施越佳，故使用"min"，反之则替换为"max"。排序结果输出为图 13-16，干预措施"Telephone"排为第一的概率为 52.8%，可能是该结局下的最佳干预措施。

```
. network rank min, all
Command is: mvmeta, noest pbest(min  in 1, zero id(study) all stripprefix(_y_) zeroname(F) rename(A = DA, B = GSF, C = Group, D = Individua
> l, E = NT, F = Placebo, G = TAU, H = Telephone, I = USF, J = Waitlist))

Estimated probabilities (%) of each treatment being the best (and other ranks)
- assuming the minimum parameter is the best
- using 1000 draws
- allowing for parameter uncertainty
```

study and Rank					Treatment					
	Placebo	DA	GSF	Group	Individual	NT	TAU	Telephone	USF	Waitlist
1										
Best	0.6	0.0	0.0	0.0	0.0	0.2	35.5	52.8	0.0	10.9
2nd	1.5	0.0	0.0	0.0	0.4	0.2	43.8	12.7	0.0	41.4
3rd	3.6	0.7	0.0	4.5	6.8	4.3	19.2	16.4	0.5	44.0
4th	7.8	2.1	0.1	26.2	27.7	18.6	1.3	6.3	6.4	3.5
5th	8.6	2.7	1.3	23.1	28.9	18.5	0.2	2.9	13.6	0.2
6th	9.2	3.9	5.5	19.7	20.2	17.3	0.0	2.7	21.5	0.0
7th	10.3	4.8	15.3	13.7	10.3	16.1	0.0	1.3	28.2	0.0
8th	14.0	7.5	29.0	9.2	4.5	12.8	0.0	1.8	21.2	0.0
9th	22.0	19.1	37.3	3.3	1.0	8.5	0.0	1.7	7.1	0.0
Worst	22.4	59.2	11.5	0.3	0.2	3.5	0.0	1.4	1.5	0.0

图 13-16　最佳干预措施

（8）计算 SUCRA：运行"sucra prob*，lab（DA GSF Group Individual NT Placebo TAU Telephone USF Waitlist）"命令可按指定顺序（"lab"命令可指定干预措施的顺序）呈现各个干预措施的 SUCRA 结果（图 13-17），并绘制 SUCRA 图（图 13-18）。

Treatment	SUCRA	PrBest	MeanRank
DA	26.9	0.5	7.6
GSF	10.8	0.0	9.0
Group	19.2	0.0	8.3
Individual	50.3	0.0	5.5
NT	53.7	0.0	5.2
Placebo	42.9	0.2	6.1
TAU	90.0	35.5	1.9
Telephone	84.9	53.6	2.4
USF	36.7	0.0	6.7
Waitlist	84.5	10.2	2.4

图 13-17　SUCRA 输出结果

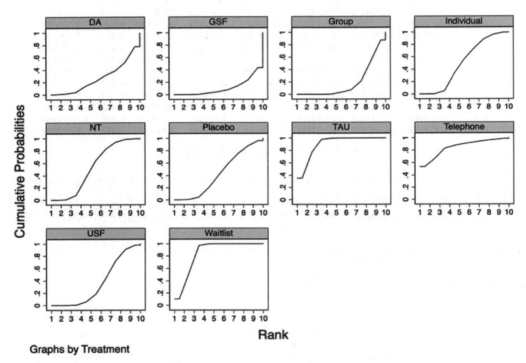

图 13-18　SUCRA 图

（9）制作列联表：运行“netleague”命令可制作列联表并呈现在“Data Editor”的最右侧（图 13-19）。在命令中添加“export（‘文件路径\文件名.csv’）”命令，即运行“netleague，export（‘文件路径\文件名.csv’）”可将列联表结果以 csv 文件的形式保存至本地磁盘。

	Waitlist	_USF_	_Telephone_	_TAU_	_Placebo_	_NT_	_Individual_	_Group_	_GSF_	_DA_	_ref_	__y_3_
1	Waitlist	18.09 (10.30,25.89)	-6.45 (-38.24,25.34)	-3.52 (-16.54,9.49)	16.28 (2.34,30.21)	13.40 (2.92,23.88)	14.32 (2.26,26.39)	23.22 (14.09,32.34)	30.24 (9.70,50.79)	21.90 (0.17,43.63)	ref	-21.90 (-43.63,-0.1
2	-18.09 (-25.89,-10.30)	USF	-24.54 (-57.00,7.92)	-21.62 (-35.05,-8.19)	-1.82 (-15.10,11.47)	-4.69 (-15.32,5.93)	-3.77 (-16.87,9.32)	5.12 (-4.56,14.81)	12.15 (-8.62,32.92)	3.81 (-18.34,25.95)	21.90 (0.17,43.63)	_y
3	6.45 (-25.34,38.24)	24.54 (-7.92,57.00)	Telephone	2.92 (-30.48,36.33)	22.72 (-11.58,57.02)	19.85 (-12.90,52.59)	20.77 (-11.04,53.37)	29.66 (-3.05,62.38)	36.69 (-0.54,73.91)	28.35 (-9.24,65.93)	3.81 (-18.34,25.95)	-18.09 (-25.89,-10.3
4	3.52 (-9.49,16.54)	21.62 (8.19,35.05)	-2.92 (-36.33,30.48)	TAU	19.80 (2.57,37.03)	16.92 (2.46,31.39)	17.85 (6.60,29.09)	26.74 (13.70,39.78)	33.77 (14.05,53.48)	25.42 (3.11,47.74)	28.35 (-9.24,65.93)	6.45 (-25.34,38.2
5	-16.28 (-30.21,-2.34)	1.82 (-11.47,15.10)	-22.72 (-57.02,11.58)	-19.80 (-37.03,-2.57)	Placebo	-2.88 (-16.80,11.05)	-1.95 (-18.95,15.04)	6.94 (-7.04,20.93)	13.97 (-9.13,37.06)	5.62 (-18.65,29.90)	25.42 (3.11,47.74)	3.52 (-9.49,16.5
6	-13.40 (-23.88,-2.92)	4.69 (-5.93,15.32)	-19.85 (-52.59,12.90)	-16.92 (-31.39,-2.46)	2.88 (-11.05,16.80)	NT	0.92 (-13.06,14.91)	9.82 (-2.15,21.78)	16.84 (-4.01,37.70)	8.50 (-13.23,30.23)	5.62 (-18.65,29.90)	-16.28 (-30.21,-2.3
7	-14.32 (-26.39,-2.26)	3.77 (-9.32,16.87)	-20.77 (-53.37,11.04)	-17.85 (-29.09,-6.60)	1.95 (-15.04,18.95)	-0.92 (-14.91,13.06)	Individual	8.90 (-4.13,21.92)	15.92 (-5.19,37.04)	7.58 (-12.82,27.98)	8.50 (-13.23,30.23)	-13.40 (-23.88,-2.9
8	-23.22 (-32.34,-14.09)	-5.12 (-14.81,4.56)	-29.66 (-62.38,3.05)	-26.74 (-39.78,-13.70)	-6.94 (-20.93,7.04)	-9.82 (-21.78,2.15)	-8.90 (-21.92,4.13)	Group	7.02 (-13.16,27.21)	-1.32 (-23.64,21.00)	7.58 (-12.82,27.98)	-14.32 (-26.39,-2.2
9	-30.24 (-50.79,-9.70)	-12.15 (-32.92,8.62)	-36.69 (-73.91,0.54)	-33.77 (-53.48,-14.05)	-13.97 (-37.06,9.13)	-16.84 (-37.70,4.01)	-15.92 (-37.04,5.19)	-7.02 (-27.21,13.16)	GSF	-8.34 (-36.19,19.51)	-1.32 (-23.64,21.00)	-23.22 (-32.34,-14.0
10	-21.90 (-43.63,-0.17)	-3.81 (-25.95,18.34)	-28.35 (-65.93,9.24)	-25.42 (-47.74,-3.11)	-5.62 (-29.90,18.65)	-8.50 (-30.23,13.23)	-7.58 (-27.98,12.82)	1.32 (-21.00,23.64)	8.34 (-19.51,36.19)	DA	-8.34 (-36.19,19.51)	-30.24 (-50.79,-9.7

图 13-19　SUCRA 图

（10）绘制直接对比森林图：运行“intervalplot，null（0）”命令可绘制干预措施两两比较的森林图（图 13-20）。由于本次案例效应值为 MD 值，故设置 x=0 为无效线[“null（0）”命令]。若效应值为二分类变量，可更改为"null（1）"。

（11）检测发表偏倚：本节关于发表偏倚的检测重点介绍漏斗图的方法。在进行发表偏倚检测前，用户需首先进行数据转换，运行"network convert pairs"可将数据转换为宽数据格式。随后运行"netfunnel _y _stderr _t1 _t2"命令可绘制漏斗图。由图 13-21 可见，漏斗图趋于对称，未见显著发表偏倚。

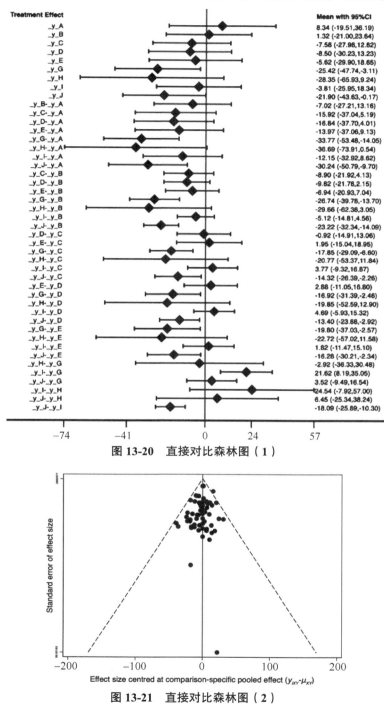

图 13-20　直接对比森林图（1）

图 13-21　直接对比森林图（2）

四、诊断试验准确性 Meta 分析

1. 数据输入　本节以表 13-4 数据为例对使用 midas 命令和 metandi 命令介绍诊断试验准确性研究 Meta 分析的方法。数据导入同单臂 Meta 分析，此处不再赘述。

表 13-4　诊断试验准确性 Meta 分析数据格式

author	year	tp	fp	fn	tn
Grare	2010	5	0	22	10
Dogra	2007	8	3	92	2
Lighter	2009	27	88	85	4
Winje	2008	36	8	199	268
Taylor	2008	5	1	57	41
Okada	2008	28	5	143	19
Chun	2008	12	4	129	65
Tsiouris	2010	51	10	94	29
Adetifa	2008	43	29	127	14
Petrucci	2008	98	17	121	11

2. midas 命令的应用

（1）合并统计量：在命令窗口输入 "midas tp fp fn tn，es（x）res（all）"，分析结果如下：

SUMMARY DATA AND PERFORMANCE ESTIMATES

Bivariate Binomial Mixed Model
Number of studies = 10
Reference-positive Subjects = 776　｝基本信息
Reference-negative Subjects = 1234
Pretest Prob of Disease =0.386

Between-study variance（varlogitSEN）=2.407, 95% CI = [0.941-6.155]
Between-study variance（varlogitSPE）= 1.564, 95% CI = [0.572-4.277]　｝异质性检验

Corr elation（Mixed Model）= -0.785

ROC Area, AUROC = 0.89 [0.86 - 0.91]　——→ SROC 曲线下面积

Heterogeneity（Chi-square）: LRT_Q = 296.992, df=2.00, LRT_p =0.000
Inconsistency（I-square）: LRT_I2 = 99.33, 95% CI=[99.04-99.62]　｝异质性检验

Parameter	Estimate 95% CI	
Sensitivity	0.518 [0.284, 0.744]	
Specificity	0.936 [0.862, 0.971]	
Positive Likelihood Ratio	8.064 [4.562, 14.253]	主要准确性指标统计分析结果
Negative Likelihood Ratio	0.516 [0.319, 0.832]	
Diagnostic Score	2.750 [2.025, 3.475]	
Diagnostic Odds Ratio	15.643 [7.576, 32.300]	

（2）绘制敏感度和特异度森林图：命令窗口输入 "midas tp fp fn tn，id（author）year（year）es（x）ms（0.75）ford for（dss）texts（0.80）"，绘制敏感度森林图（图 13-22）和特异度森林图（图 13-23）。

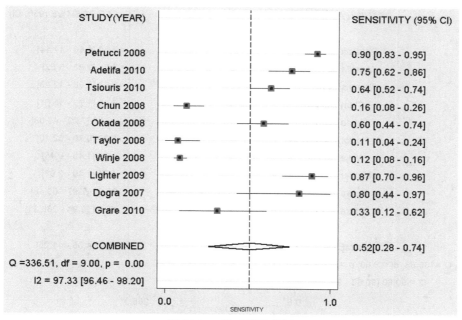

图 13-22　敏感度森林图

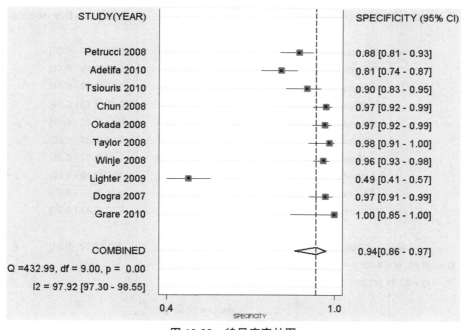

图 13-23　特异度森林图

（3）绘制似然比森林图：命令窗口输入 "midas tp fp fn tn，id（author）year（year）es（x）ms（0.75）ford for（dlr）texts（0.80）"，绘制阳性似然比森林图（图 13-24）和阴性似然比森林图（图 13-25）。

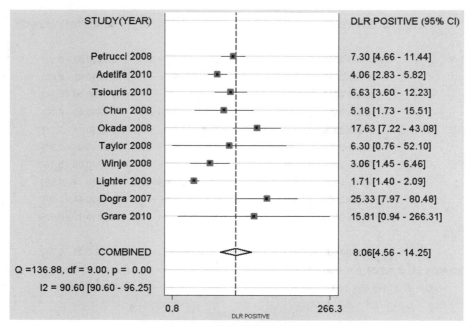

图 13-24　阳性似然比森林图

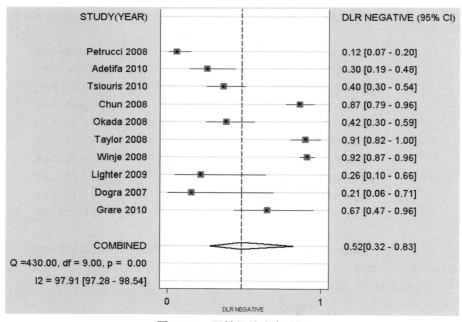

图 13-25　阴性似然比森林图

（4）绘制诊断比值比森林图：命令窗口输入 "midas tp fp fn tn, id（author）year（year）es（x）ms（0.75）ford for（dlor）texts（0.80）"，绘制诊断比值比森林图（图 13-26）。

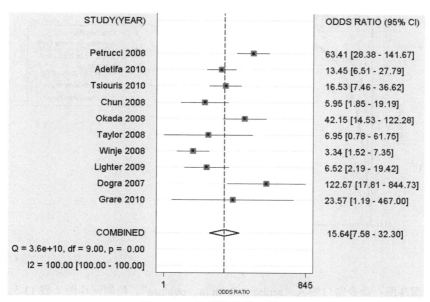

图 13-26　诊断比值比森林图

（5）绘制验后概率：命令窗口输入"midas tp fp fn tn，es（x）fagan prior（0.20）"，绘制验后概率图（图 13-27）。

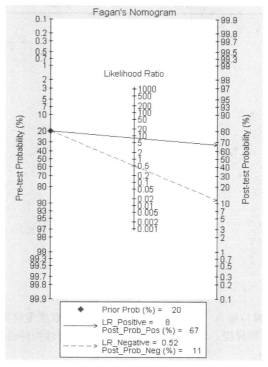

图 13-27　验后概率

（6）绘制 SROC 曲线：命令窗口输入"midas tp fp fn tn，es（x）plot sroc2"，绘制 SROC 曲线（图 13-28）。

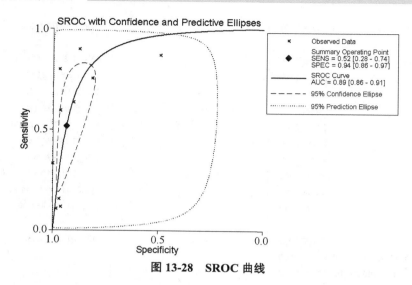

图 13-28　SROC 曲线

（7）绘制漏斗图：命令窗口输入 "midas tp fp fn tn，pubbias"，绘制漏斗图（表 13-5，图 13-29）。

表 13-5　小样本研究效应统计分析结果

Yb	Coef.	Std. Err.	t	P>|t|	[95% Conf. Interval]	
Bias	19.83272	13.20531	1.50	0.172	10.61877	50.28421
Intercept	0.9895414	1.01176	0.98	0.357	1.343582	3.322665

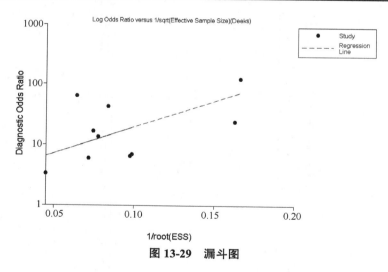

图 13-29　漏斗图

3. metandi 命令的应用

（1）合并统计量：命令窗口输入 "metandi tp fp fn tn"，有关双变量模型和 HSROC 模型的参数估计及 95%可信区间，敏感度、特异度、诊断比值比和似然比等准确性指标合并结果及 95%可信区间见图 13-30。

（2）绘制 HSROC 曲线：命令窗口输入 "metandi tp fp fn tn，plot"，绘制 HSROC 曲线（图 13-31）。

```
Meta-analysis of diagnostic accuracy

Log likelihood    = -69.940322              Number of studies =    10
```

	Coef.	Std. Err.	z	P>|z|	[95% Conf. Interval]	
Bivariate						
E(logitSe)	.0703648	.5077761			-.924858	1.065588
E(logitSp)	2.679618	.4316657			1.833568	3.525667
Var(logitSe)	2.406614	1.152773			.9411947	6.153661
Var(logitSp)	1.563471	.8024536			.571754	4.275335
Corr(logits)	-.784919	.1595724			-.9538413	-.2386858
HSROC						
Lambda	3.047881	.4631201			2.140183	3.95558
Theta	-1.460768	.453117			-2.348861	-.5726755
beta	-.2156564	.2469371	-0.87	0.382	-.6996443	.2683314
s2alpha	.8344113	.54974			.229392	3.035164
s2theta	1.731158	.8299094			.6765102	4.429951
Summary pt.						
Se	.517584	.126787			.2839691	.7437569
Sp	.9358132	.0259288			.8621863	.9714093
DOR	15.64236	5.784224			7.577837	32.28934
LR+	8.063708	2.342582			4.563025	14.25006
LR-	.5155047	.1258789			.3194341	.8319246
1/LR-	1.939847	.4736831			1.202032	3.130536

```
Covariance between estimates of E(logitSe) & E(logitSp)  -.1537175
```

图 13-30　双变量模型和 HSROC 模型

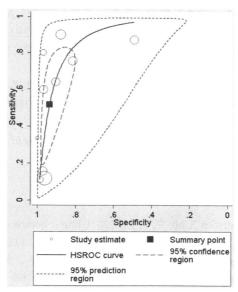

图 13-31　HSROC 曲线

第十四章 WinBUGS 软件

第一节 简　介

扫码观看视频

WinBUGS（Bayesian inference Using Gibbs Sampling）是由英国剑桥公共卫生研究所 MRC Biostatistics Unit 推出，与伦敦的 St Mary's 皇家医学院共同研发形成稳定的 WinBUGS 1.4.3，此后停止更新。该软件主要通过 MCMC 方法进行贝叶斯推断的专用软件包。其基本原理就是通过 Gibbs 抽样和 Metropolis 算法，从完全条件概率分布中抽样，从而生成马尔科夫链，通过迭代，最终估计出模型参数。

贝叶斯定理是指随机事件 A 和 B 的条件概率（或边缘概率），即事件 A 在事件 B 中的发生概率，常用 $P(A|B)$ 来表示。其公式为：

$$P(A\cap B)=P(A)*P(B|A)=P(B)*P(A|B)$$
$$P(A|B)=P(B|A)*P(A)/P(B)$$

其中 $P(A)$ 是 A 的先验概率或边缘概率，是指不考虑事件 B 因素下事件 A 的发生概率；$P(B)$ 是事件 B 的先验概率或边缘概率，这里称作标准化常量，是指不考虑事件 A 因素下事件 B 的发生概率；$P(A|B)$ 是指事件 B 发生后事件 A 发生的概率，是事件 B 发生后事件 A 的条件概率，也称作 A 的后验概率；$P(B|A)$ 是指事件 A 发生后事件 B 发生的概率，是事件 A 发生后事件 B 的条件概率，也称作 B 的后验概率，这里称作似然度。而 $P(B|A)/P(B)$ 称作标准似然度。因此，贝叶斯法则又可表述为：后验概率=（似然度*先验概率）/标准化常量=标准似然度*先验概率。

贝叶斯定理是基于先验分布和似然度推断出后验分布下的参数结果。先验分布是总体分布参数的概率分布，采用贝叶斯定理进行统计推断时，不仅需要当前所观察到的样本信息，还需要先验分布。根据样本分布和未知参数的先验分布，用概率论中求条件概率分布的方法，求出在样本已知情况下，未知参数的条件分布。因为这个分布是在抽样以后才得到的，故称为后验分布。

第二节 下载和安装

1. 下载　在 MRC Biostatistics Unit 的官方网站（http：//www.mrc-bsu.cam.ac.uk/software/bugs/the-bugs-project-winbugs），选择 32 位或 64 位 WinBUGS 链接，对于 32 位的电脑，下载 "WinBUGS.exe"；对于 64 位的电脑，需下载 "zipped version of the whole file structure"，解压在指定位置即可。同时点击 "patch for 1.4.3"，下载 "WinBUGS14_ cumulative_patch_No3_06_08_07_RELEASE" 更新 WinBUGS 到 1.4.3 版本。

2. 安装　双击 "WinBUGS.exe"，按照安装向导完成安装。旧版本的 WinBUGS 需要注册后用电子邮箱获取注册码，每 6 个月需要重新获取注册码；从 1.4 版本之后，免费提供永久注册码，下载地址为 http：//www.mrc-bsu.cam.ac.uk/bugs/winbugs/WinBUGS14_immortality_key.txt。注册码安装完成后，在 WinBUGS 安装目录下的 Code 文件夹中找到 Keys.ocf，提示安装成功。

3. 升级到 1.4.3 版本　启动 WinBUGS14，在 File 下拉菜单点击 "Open"，选择已下载好的更新包；在 Tools 下拉菜单中点击 "Decode"，点击对话框中出现的 "Decode All"，完成安装，重新启动 WinBUGS，按 F1，可见 Upgraded to: **Version 1.4.3** August 6th, 2007 。

第三节　操作界面简介

鉴于目前单臂和双臂 Meta 分析在其他非编程软件已经非常成熟，且使用 WinBUGS 实现单臂和双臂 Meta 分析与实现网状 Meta 分析的所有步骤均相同，考虑网状 Meta 分析的复杂性和前沿性，本节重点介绍使用 WinBUGS 实现贝叶斯网状 Meta 分析的方法与步骤。

一、WinBUGS 语言

使用 WinBUGS 进行网状 Meta 分析，必须准备模型基本结构、数据、模型初始化参数，模型基本结构主要包括似然比、模型的参数化、先验信息和后验参数（表 14-1），模型的参数化主要是对模型的参数以公式进行表示（表 14-2）。

表 14-1　不同分布的 WinBUGS 语言

分布名称	似然关系	表示方法
二项分布	log、cloglog	r~dbin（p，n），r 为事件发生数，n 为样本总量，p 为该事件发生的概率
泊松分布	log	r~dpois（theta）
		theta<- lambda*E
		r 为事件发生数，theta 为均值，lambda
		为事件发生率，E 为该事件的人年数（person-year）
多项式分布	log、probit	r~dmulti（p，n），r 为事件发生数，n 为样本总量，p 为该事件发生的概率
正态分布	恒等式	y~dnorm（theta，prec），theta 为均值，prec 为精确性

表 14-2　模型的参数化

分布名称	似然关系	参数化公式
二项分布	log	随机效应模型：logit（p[i, k]）<- mu[i] + delta[i, k]
		固定效应模型：logit（p[i, k]）<- mu[i] + d[t[i, k]] - d[t[i, 1]]
	cloglog	随机效应模型：cloglog（p[i, k]）<- log（time[i]）+ mu[i] + delta[i, k]
		固定效应模型：cloglog（p[i, k]）<- log（time[i]）+ mu[i] + d[t[i, k]] - d[t[i, 1]]
泊松分布	log	随机效应模型：log（lambda[i, k]）<- mu[i] + delta[i, k]
		固定效应模型：log（lambda[i, k]）<- mu[i] + d[t[i, k]] - d[t[i, 1]]
多项式分布	log	随机效应模型：log（lamda[i, k, m]）<- mu[i, m] + delta[i, k, m]
		固定效应模型：log（lamda[i, k, m]）<- mu[i, m] + d[t[i, k], m] - d[t[i, 1], m]
正态分布	恒等式	随机效应模型：theta[i, k]<- mu[i] + delta[i, k]
		固定效应模型：theta[i, k]<- mu[i] + d[t[i, k]] - d[t[i, 1]]

注：i. 任一研究；k. 研究 i 中的任一组干预措施；m. 结果指标中的任一结果

对先验分布中的参数范围进行定义，即制定先验信息，先验信息一般根据经验来制定。后验分布中参数进行设定，即制定后验信息。WinBUGS 进行网状 Meta 分析比较灵活，可以同时分析多个结果指标以及同一个结果指标的不同表达形式。

1. **二分类变量参数**

```
# pairwise ORs and LORs for all possible pair-wise comparisons, if nt>2
  for（c in 1:（nt-1））{
  for（k in（c+1）: nt）{
```

```
or[c, k]<- exp ( d[k] - d[c] )
lor[c, k]<- ( d[k]-d[c] ) }}
```

这组命令以比值比（*OR*）来呈现结果，在提供共同对照措施 A 的平均效果（meanA）和精确度（precA）时，可分别以需处理的患者数（NNT）、率差（*RD*）、相对危险度（*RR*）来呈现结果。

```
# Provide estimates of treatment effects T[k] on the natural ( probability ) scale
# Given a Mean Effect, meanA, for 'standard' treatment 1, with precision ( 1/variance ) precA
A~dnorm ( meanA, precA )
for ( k in 1: nt ) { logit ( T[k] ) <- A + d[k] }
# Provide estimates of number needed to treat NNT[k], Risk Difference RD[k],
# and Relative Risk RR[k], for each treatment, relative to treatment 1
for ( k in 2: nt ) {
NNT[k]<- 1/ ( T[k] - T[1] ) # assumes events are "good"
# NNT[k]<- 1/ ( T[1]- T[k] ) # assumes events are "bad"
RD[k]<- T[k] - T[1]
RR [k]<- T[k]/T[1]
}
```

2. 连续变量参数

```
for ( c in 1: (nt-1) ) { for ( k in ( c+1 ): nt ) { diff[c, k]<- ( d[c] - d[k] ) }}
```

该命令主要是生成两组均值差，即"diff"。但该组命令并不适合均差的数据。对于均值差的数据，要采用命令：for（k in 1：nt）{ T[k]<- A + d[k] }，但需知道对照组均值差的均数和精确度。

3. 结果排序

```
# ranking on relative scale
for ( k in 1: nt ) {
rk[k]<- nt+1-rank ( d[], k ) # assumes events are "good"
# rk[k]<- rank ( d[], k ) # assumes events are "bad"
best[k]<- equals ( rk[k], 1 ) #calculate probability that treat k is best}
```

通常采用上述命令计算排序、最佳干预措施的概率。对于不利的结果指标，需要用"rk[k]<-rank（d[]，k）"命令；对于有利的结果指标，需要用"rk[k]<-nt+1-rank（d[]，k）"。

当前关于网状 Meta 分析的编码众多，可在英国国家卫生与临床优化研究所（National Institute for Health and Clinical Excellence，NICE）（http：//www.nicedsu.org.uk/Evidence- Synthesis-TSD-series（2391675）.htm）和布里斯托大学（http：//www.bristol.ac.uk/social- community-medicine/projects/mpes/mtc/）等的官方网站下载。

二、数 据 录 入

录入数据可通过矩阵格式和 R/S-PLUS 格式，无论采用何种录入，必须指定数据的维度层次。最常用和最简单数据录入可采用矩阵格式，它基于 Excel 进行数据排列，粘贴至文本文档，然后粘贴至 WinBUGS 软件，数据排列结束必须用 End 结尾，缺失数据以"NA"表示，同时必须以 list（nt=**，ns=**）格式排列干预措施数目和研究数目。其他数据录入格式可采用 ADDIS、GeMTC、Netmeta XL 等产生。表 14-3 呈现了拟分析案例的数据录入格式。

表 14-3 WinBUGS 数据录入矩阵格式

r[, 1]	n[, 1]	r[, 2]	n[, 2]	r[, 3]	n[, 3]	t[, 1]	t[, 2]	t[, 3]	na[]
154	404	101	409	NA	1	1	2	NA	2
77	308	131	617	105	595	1	2	4	3

r[, 1]	n[, 1]	r[, 2]	n[, 2]	r[, 3]	n[, 3]	t[, 1]	t[, 2]	t[, 3]	na[]
16	225	12	228	NA	1	1	2	NA	2
0	29	1	29	NA	1	1	2	NA	2
244	847	182	829	240	845	1	3	5	3
97	490	105	742	NA	1	1	3	NA	2
40	229	28	229	NA	1	1	3	NA	2
17	54	13	50	NA	1	1	3	NA	2
5	182	4	187	NA	1	3	4	NA	2
2	101	2	85	NA	1	3	4	NA	2
16	245	11	245	NA	1	3	4	NA	2
6	51	7	52	NA	1	3	5	NA	2
END									

三、数 据 分 析

（一）准备模型和数据

以 NICE 提供的二分类变量的随机效应模型为例。

1. 模型

```
model{ # *** PROGRAM STARTS
for (i in 1: ns) {w[i1]<- 0 # adjustment for multi-arm trials is zero for control arm
delta[i, 1]<- 0 # treatment effect is zero for control arm
mu[i]~dnorm (0, .0001) # vague priors for all trial baselines
for (k in 1: na[i]) { # LOOP THROUGH ARMS
r[i, k]~dbin (p[i, k], n[i, k]) # binomial likelihood
logit (p[i, k]) <- mu[i] + delta[i, k] # model for linear predictor
rhat[i, k]<- p[i, k] * n[i, k] # expected value of the numerators
#Deviance contribution
dev[i, k]<- 2 * (r[i, k] * (log (r[i, k]) -log (rhat[i, k]))
+ (n[i, k]-r[i, k]) * (log (n[i, k]-r[i, k]) - log (n[i, k]-rhat[i, k]))) }
# summed residual deviance contribution for this trial
resdev[i]<- sum (dev[i, 1: na[i]])
for (k in 2: na[i]) { # LOOP THROUGH ARMS
# trial-specific LOR distributions
delta[i, k]~dnorm (md[i, k], taud[i, k])
# mean of LOR distributions (with multi-arm trial correction)
md[i, k]<- d[t[i, k]] - d[t[i, 1]] + sw[i, k]
# precision of LOR distributions (with multi-arm trial correction)
taud[i, k]<- tau *2* (k-1) /k
# adjustment for multi-arm RCTs
w[i, k]<- (delta[i, k] - d[t[i, k]] + d[t[i, 1]])
# cumulative adjustment for multi-arm trials
sw[i, k]<- sum (w[i, 1: k-1]) / (k-1) }}
```

```
totresdev<- sum (resdev[]) # Total Residual Deviance
d[1]<-0 # treatment effect is zero for reference treatment
# vague priors for treatment effects
for (k in 2: nt) { d[k]~dnorm (0, .0001) }
sd~dunif (0, 5) # vague prior for between-trial SD
tau<- pow (sd, -2) # between-trial precision = (1/between-trial variance)
# pairwise ORs and LORs for all possible pair-wise comparisons, if nt>2
for (c in 1: (nt-1)) {
for (k in (c+1): nt) {
or[c, k]<- exp (d[k] - d[c])
lor[c, k]<- (d[k]-d[c]) }}
# ranking on relative scale
for (k in 1: nt) {
rk[k]<- nt+1-rank (d[], k) # assumes events are "good"
# rk[k]<- rank (d[], k) # assumes events are "bad"
best[k]<- equals (rk[k], 1) #calculate probability that treat k is best}}
# *** PROGRAM ENDS
```

2. 数据

```
#ns = Number of studies
#nt = Number of treatments (including placebo)
#t[, x] = Treatment indicator
#r[, x] = Number achieving response on HAM-D (50% improvement of scores from
baseline)
#n[, x]= Number of all randomized patients (ITT)
#na[] = Number of arms in study
list (ns=12, nt=5)
```

r[, 1]	n[, 1]	r[, 2]	n[, 2]	r[, 3]	n[, 3]	t[, 1]	t[, 2]	t[, 3]	na[]
154	404	101	409	NA	1	1	2	NA	2
77	308	131	617	105	595	1	2	4	3
16	225	12	228	NA	1	1	2	NA	2
0	29	1	29	NA	1	1	2	NA	2
244	847	182	829	240	845	1	3	5	3
97	490	105	742	NA	1	1	3	NA	2
40	229	28	229	NA	1	1	3	NA	2
17	54	13	50	NA	1	1	3	NA	2
5	182	4	187	NA	1	3	4	NA	2
2	101	2	85	NA	1	3	4	NA	2
16	245	11	245	NA	1	3	4	NA	2
6	51	7	52	NA	1	3	5	NA	2

```
END
```

3. 初始值

```
#Set Initial Values
#chain 1
list (d=c (NA, 0, 0, 0, 0), sd=1, mu=c (0, 0, 0, 0, 0, 0, 0, 0, 0, 0, 0, 0))
#chain 2
list (d=c (NA, -1, -1, -1, -1), sd=4, mu=c (-3, -3, -3, -3, -3, -3, -3, -3, -3, -3, -3, -3))
#chain 3
```

list（d=c（NA，2，2，2，2），sd=2，mu=c（-4，-4，-4，-4，-4，-4，-4，-4，-4，-4，-4，-4））

在初始值的设定上，d 依据干预措施的数目进行设定，mu 依据研究数目进行设定，也就是说干预措施有多少个，d 值就有多少个；研究数目有多少个，mu 值就有多少个。

（二）软件操作

1. 检查模型　点击"Model"（图 14-1A）菜单栏中的"Specification"（图 14-1B），就会弹出"Specification Tool"对话框。用鼠标左键选择模型语句中的 model（图 14-1C），点击"check model"（图 14-1D），如果模型正确，软件的左下角会出现"model is syntactically corr ect"（图 14-1E）。

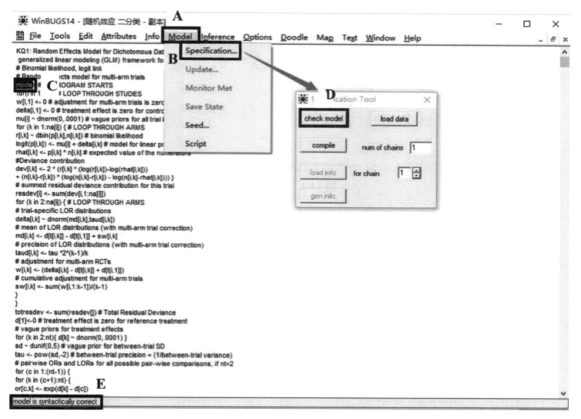

图 14-1　模型检查

2. 加载数据　用鼠标左键选择数据标识语"list"（图 14-2A），然后在"Specification Tool"窗口点击"load data"（图 14-2B），若数据加载合适，软件会在左下角出现"data loaded"（图 14-2C）。网状 Meta 分析的数据包含研究基本信息和研究具体数值，要分别进行数据加载。研究基本信息以 list（ns=数字，nt=数字）的形式出现，其中 ns 是纳入研究的数目，nt 是网状 Meta 分析中干预措施的数目。在使用"A~dnorm（meanA，precA）for（k in 1：nt）{ logit（T[k]）<- A + d[k]}"统计时，需要同时提供 meanA 和 precA 值，其中 meanA 和 precA 分别指 A 的平均值和精确度。研究具体数值是罗列研究的具体数值，最后以"END"结束。

3. 编译模型　在编译模型之前，首先需输入链条数目"num of chains"，默认为 1，然后点击"compile"（图 14-3A）。如果模型编译成功，软件会在左下角出现"model compiled"（图 14-3B）。

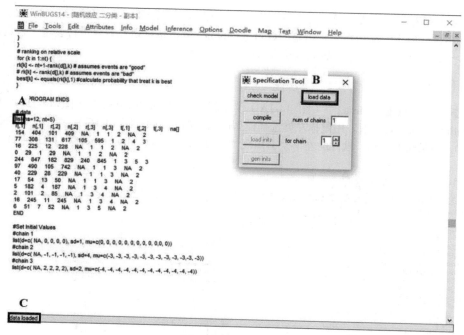

图 14-2　数据加载

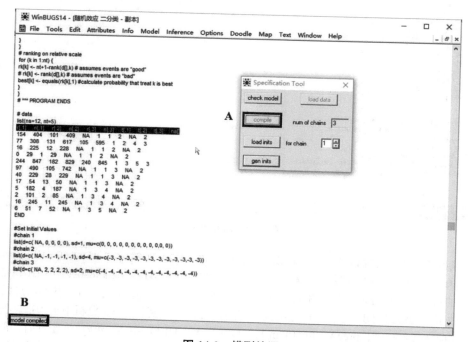

图 14-3　模型编译

4. 设定初始值　设定初始值是在 WinBUGS 软件中载入初始值，初始值一般以链条的形式出现，模型编译的链条数与初始值的链条数是一致的。当存在多条链的时候，要分别进行设定。对每一条链，分别选择初始值前的"list"（图 14-4A～C），点击"load inits"（图 14-4D），软件左下角（图 14-4E）会出现"chain initialized"，这意味着每条链的初始值设定成功，最后一条链设定完成后，会出现"model

initialized"。如果"gen inits"（图 14-4F）呈灰色，则初始值设定就成功。如果在设定的时候，软件左下角出现含有"uninitialized variables"提醒时，在所有链条的初始值设定完成后，可点击"gen inits"生成初始值，此时软件左下角出现"initial value generated，model initialized"（图 14-4E）。

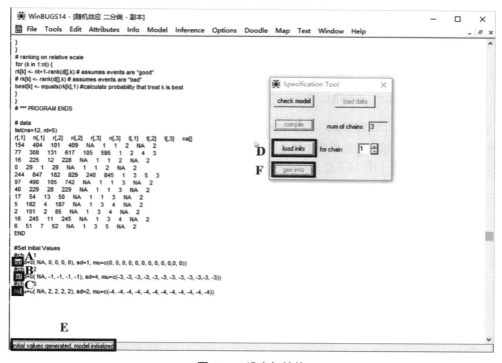

图 14-4　设定初始值

5. 更新初始　选择"Model"菜单栏中的"Update"，出现"Update tool"对话框（图 14-5）：updates 框中需要输入初始更新的次数，如果输入 1000，即意味着初始更新次数为 1000 次；refresh 框中输入 update 进度显示的步长，如果输入 100，则表示在 iteration 方块中，将会以 100 为单位，显示正在 update 的进度，refresh 值越小，update 速度会越慢；thin 框中输入的是收集资料的步长，若 thin 数值改为 5，表示每隔 5 笔收一笔资料；iteration 框显示模拟进程。

设定采样规则，点击"update"就开始采样模拟，iteration 框会从 0 一直运行至 1000，最终停止，WinBUGS 左下角的状态列将会显示所需时间。

6. 设定参数　选择"Inference"菜单栏中的"Samples"，出现"Sample Monitor Tool"对话框（图 14-6）。在 node 对话框输入需模拟的参数。每输入一个参数，点击"set"设定。设定的参数需基于模型而定。在上述模型中，主要关注 or、rk、best、totresdev、DIC。or 是比值比，rk 是干预措施的排序结果，best 是干预措施成为第一的可能性，totresdev 是总的方差残存。

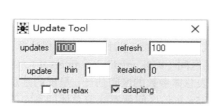

图 14-5　更新初始

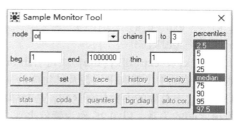

图 14-6　参数设定

7. 设定 DIC 值　选择"Inference"菜单栏中的"DIC"，出现 DIC 对话框，点击"set"设定（图 14-7）。

8. 继续更新，生成后验参数　在"Model"菜单栏中选择"Update"，出现"Update tool"对话框（图 14-8），设定采样规则，开始采样模拟。采样规则的设定类同于初始更新。

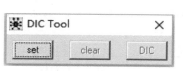

图 14-7　设定 DIC 值

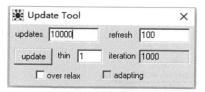

图 14-8　继续更新

9. 呈现后验参数结果　选择"Inference"菜单栏中的"Samples"，出现"Sample Monitor Tool"对话框。在 node 对话框输入感兴趣的需模拟的参数。每输入一个参数，点击"stats"呈现结果。也可输入"*"呈现所有参数的结果（图 14-9）。

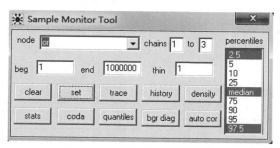

图 14-9　呈现所有参数的结果

10. 呈现 DIC 结果　选择"Inference"菜单栏中的"DIC"，出现 DIC 对话框，点击"DIC"呈现结果（图 14-10）。

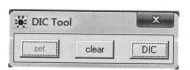

图 14-10　呈现 DIC 结果

四、结果解释

（一）基本参数的解读

在本案例中，主要关注 or、rk、best、totresdev、DIC。但要注意在模型中 or 的表示方法。

for（c in 1：(nt-1)）{c 代表的是干预措施 c

for（k in (c+1)：nt）{k 代表的是干预措施 k

or[c, k]<- exp（d[k] - d[c]）

lor[c, k]<-（d[k]-d[c]）}}

从公式 or[c, k]<- exp（d[k] - d[c]）中可看出 or[c, k]代表的是 k 与 c 的比值比。值得注意 WinBUGS 中可同时提供 or 值的中位数和平均数及其对应的 95%置信区间（95% credibility interval）。置信区间是由样本统计量所代表总体的参数估计区间，是对样本所代表总体参数的区间估计，呈现的是总体参数真实值与测量值之间的关系。以 0.95 作为置信水平，那么 95%置信区间就意味着总体的真实值落在测量值 2.5%和 97.5%之间。

1. or　在图 14-11 中，or[1,2]是指干预措施 2 与干预措施 1 or 的平均数为 0.672 4，标准差为 0.101 9，标准误 0.001 57，中位数为 0.662 8，95%置信区间的下限为 0.503 4，上限为 0.897 4。报告结果时，一般选择均数和 95%置信区间进行报告，也可报告中位数和 95%置信区间。

2. rk　rk 是干预措施的排序结果，best 是干预措施成为第一的可能性。排序是基于 WinBUGS 中的 rank 命令，在使用此命令时要判定测量指标的好坏。对于有利的测量指标，使用 rk[k]<- nt+1-rank（d[]，k）命令；对于不利的结果指标，使用 rk[k]<- rank（d[]，k）命令。在 WinBUGS 软件中对于不希望运行的程序，可在命令之前输入"#"。WinBUGS 软件提供该指标的中位数、平均数和 95%置信区间。

for（k in 1：nt）{k 代表着干预措施 k

rk[k]<- nt+1-rank（d[]，k）# assumes events are "good"

rk[k]<- rank（d[]，k）# assumes events are "bad"

best[k]<- equals（rk[k]，1）#calculate probability that treat k is best}

在图 14-12 中，rk[1]指干预措施 1 成为最佳干预措施的概率，其均数为 1.424，标准差为 0.514 1，标准误差为 0.007 122，中位数为 1，95%置信区间的下限为 1，上限为 2。报告结果时，一般采用中位数进行报告。

3. best　best 命令计算的是某一干预措施成为最佳干预措施的概率，在图 14-13 中，best[1]指干预措施 1 成为最佳干预措施的概率，其均数为 58.52%，标准差为 0.492 7，标准误差为 0.007 007，中位数为 1，95%置信区间的下限为 0，上限为 1。报告结果时，一般选择均数和 95%置信区间进行报告。

node	mean	sd	MC error	2.5%	median	97.5%	start	sample
or[1,2]	0.6724	0.1019	0.00157	0.5034	0.6628	0.8974	1001	60000
or[1,3]	0.6984	0.0849	0.001235	0.5496	0.6937	0.8812	1001	60000
or[1,4]	0.5653	0.1075	0.001938	0.3944	0.5541	0.8006	1001	60000
or[1,5]	0.981	0.1806	0.002205	0.682	0.9661	1.362	1001	60000
or[2,3]	1.06	0.1943	0.00294	0.7244	1.046	1.482	1001	60000
or[2,4]	0.8509	0.1689	0.002439	0.5763	0.8345	1.211	1001	60000
or[2,5]	1.489	0.3689	0.004585	0.924	1.459	2.238	1001	60000
or[3,4]	0.8176	0.1662	0.003299	0.5445	0.7994	1.202	1001	60000
or[3,5]	1.414	0.2542	0.002983	0.9803	1.396	1.945	1001	60000
or[4,5]	1.791	0.4886	0.007164	1.057	1.745	2.787	1001	60000

图 14-11　呈现 or 结果

node	mean	sd	MC error	2.5%	median	97.5%	start	sample
rk[1]	1.424	0.5141	0.007122	1.0	1.0	2.0	1001	60000
rk[2]	3.708	0.7386	0.00926	2.0	4.0	5.0	1001	60000
rk[3]	3.478	0.6909	0.0122	3.0	3.0	5.0	1001	60000
rk[4]	4.708	0.6207	0.01014	3.0	5.0	5.0	1001	60000
rk[5]	1.682	0.6759	0.008084	1.0	2.0	3.0	1001	60000

图 14-12　呈现 rk 结果

node	mean	sd	MC error	2.5%	median	97.5%	start	sample
best[1]	0.5852	0.4927	0.007007	0.0	1.0	1.0	1001	60000
best[2]	0.00545	0.07362	4.847E-4	0.0	0.0	0.0	1001	60000
best[3]	0.0013	0.03603	1.747E-4	0.0	0.0	0.0	1001	60000
best[4]	0.00165	0.04059	2.261E-4	0.0	0.0	0.0	1001	60000
best[5]	0.4064	0.4912	0.006993	0.0	0.0	1.0	1001	60000

图 14-13　呈现 best 结果

4. totresdev   totresdev 是贝叶斯模型中检验模型拟合的偏差,是后验总体残存偏差的平均数,当其小于总体数据点时,模型就能达到很好的拟合程度;当其大于总体数据点的时候,模型的拟合程度就不太好。数据点就是纳入所有研究的总臂数,在本案例中有 10 个两臂研究共 20 个数据点,2 个三臂研究共 6 个数据点,所有纳入研究一共 26 个数据点。图 14-14 提示本案例 totresdev 的均数为 22.02,中位数 21.37,小于 26,说明该模型已经达到很好拟合度,可有效分析所有研究的数据。

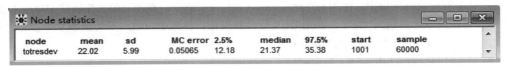

图 14-14   呈现 totresdev 结果

5. DIC 值   可以依靠偏差信息准则(DIC)选择模型,DIC 由 D(θ)和 pD 两部分组成,D(θ)(totresdev)是贝叶斯模型中检验模型拟合的偏差,是后验总体残存偏差的平均数,pD 是参数的有效数目,可展示模型的复杂程度。对于不同模型之间的选择,可采取 DIC 的差值进行评价。一般认为 DIC 越小,模型越好,可有效地预测数据;但目前并没有严格的定义说 DIC 的差值是多少才合适。目前建议 DIC 的差值大于 10 才能说明 DIC 值较高,差值在 5 和 10 之间说明两个模型之间的差异值得考虑,差值小于 5 可认为两个模型的拟合程度是一致的。对于该模型而言,其 DIC 值为 161.854(图 14-15)。

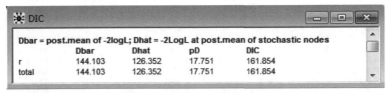

图 14-15   呈现 DIC 结果

(二)模型模拟次数的评估

使用 WinBUGS 进行网状 Meta 分析时,除了评估模型的拟合程度,还要评估模拟运行的次数是否足够,以便能达到稳定的结果预测功能,这就是收敛性的评估。

1. 图示法   在图 14-9 中输入相应的参数,如"or",点击 trace(迭代轨迹)、history(迭代历史)或 auto corr(自相关函数),可呈现相应的判断收敛性的图,当迭代轨迹和迭代历史趋于稳定,自相关函数接近 0,就可认为迭代过程已经收敛,就不需要额外的更新次数。

trace(迭代轨迹)显示模拟采样次数与结果之间的关系,可通过判断迭代轨迹是否稳定来判断模型是否达到收敛(图 14-16)。

history(迭代历史)显示模拟采样次数与结果之间的关系,主要呈现初始更新之后后验参数生成的迭代,可通过判断迭代历史是否稳定来判断模型是否达到收敛(图 14-17)。

bgr diag(方差比收敛性诊断)主要呈现潜在尺度减少因子(Potential Scale Reduction Factors),如果这个因子大于 1.1 或 1.2,这说明目前的模拟次数不足以达到很好的收敛,就需增加模拟次数。当因子小于 1.1 或者 1.2,越接近 1,说明收敛效果最好(图 14-18)。

auto corr(自相关函数)接近 0,就可认为迭代过程已经收敛,不需额外的更新次数(图 14-19)。

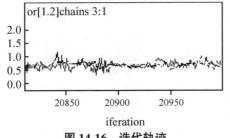

图 14-16   迭代轨迹

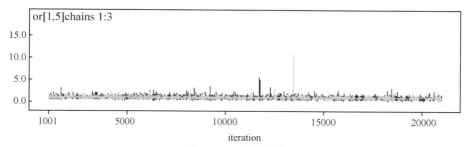

图 14-17　迭代历史

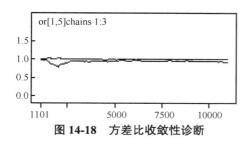

图 14-18　方差比收敛性诊断

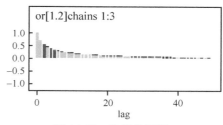

图 14-19　自相关函数

2．数学计算法　目前，数学计算法常用的是 R 软件的"coda"和"boa"加载程序包，下面以 R 软件上的"coda"程序包为例，介绍收敛性评估的几种方法。

（1）下载 coda 输出文件和索引文件：在 WinBUGS 的"Sample Monitor Tool"界面（图 14-20），可看到"coda"，点击"coda"之后就会弹出 WinBUGS 软件下 coda 的结果界面，主要有输出文件和索引文件两类，输出文件的数目和模拟链条数目一致，要保存为后缀为.out 的 txt 文本，索引文件是对测量指标的索引，需要保存为后缀为.ind 的 txt 文本。

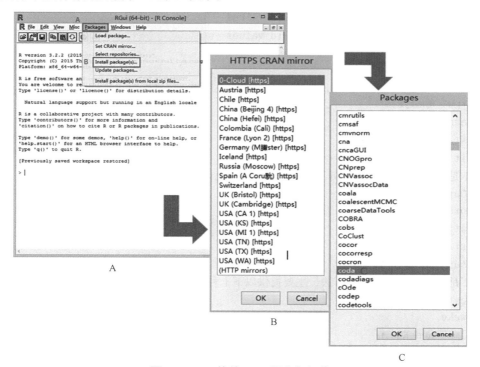

图 14-20　R 软件 code 程序包加载

（2）安装 R 软件，加载"coda"程序包：R 软件的安装步骤详见第十五章，"coda"程序包的加载过程为：选择"Packages"（图 14-20A）下的"Install package（s）"（图 14-20B）→选择 CRAN 镜像→"coda"（图 14-20C），点击"OK"。

（3）评估收敛性：安装完成后，可在 R 软件的交互窗口输入"library（coda）"调用 coda 程序，输入"codamenu（）"使用 coda 的菜单功能，出现如下提示：

```
CODA startup menu
1：Read BUGS output files
2：Use an mcmc object
3：Quit
```

选项 1 是针对 WinBUGS 的 coda 输出文件，选项 2 是针对 R 软件 coda 程序下保存的文件。选择 1 之后，需分别输入索引文件和输出文件的保存位置的名称，在这里我们保存的位置为"C：\Users\L\Desktop\code"。

```
Enter CODA index file name
（or a blank line to exit）
1：C：\Users\L\Desktop\code\line.ind.txt
Enter CODA output file names, separated by return key
（leave a blank line when you have finished）
1：C：\Users\L\Desktop\code\line1.out.txt
2：C：\Users\L\Desktop\code\line2.out.txt
3：C：\Users\L\Desktop\code\line3.out.txt
```

当输入完成之后，可输入一个空白行结束输入命令。当出现以下符号时，就意味着输入成功。由于数据提取时间较长，等待片刻后就会出现 coda 的分析主界面。

```
Abstracting or[1, 2] ... 20000 valid values
Abstracting or[1, 3] ... 20000 valid values
Abstracting or[1, 4] ... 20000 valid values
Abstracting or[1, 5] ... 20000 valid values
.............................................
```

coda 的分析主界面 shishi

```
CODA Main Menu
1：Output Analysis
2：Diagnostics
3：List/Change Defaults
4：Quit
```

选项 1 是 coda 的结果输出分析，其中分别有图和统计结果的输出：

```
CODA Output Analysis Menu
1：Plots
2：Statistics
3：List/Change Defaults
4：Return to Main Menu
```

选项 2 是收敛性诊断的具体方法，主要提供以下七种方法：

```
Diagnostics Menu
1：Geweke
2：Gelman and Rubin
3：Raftery and Lewis
```

4：Heidelberger and Welch
5：Autocorrelations
6：Cross-Correlations
7：List/Change Options
8：Return to Main Menu

方法 1：Geweke 于 1992 年提出基于标准时间序列的收敛性诊断方法，但基于单一模拟链条，链条分为前 10% 和后 50% 两部分，如果整个链条的收敛性很好，则前后两部分的均值应该非常相似，通常采用 Z 检验比较前后两部分的均值。以假设检验水平 0.05 为例，Z 检验的值应该在 −1.96 和 1.96 之间，若链条所有的 Z 值在该区间内，则说明收敛性良好。

方法 2：Gelman and Rubin 等提出了计算潜在尺度减少因子（Potential scale reduction factors），如果该因子大于 1.1 或 1.2，说明目前模拟次数不足以达到很好的收敛，就需增加模拟次数。当因子小于 1.1 或 1.2，越接近 1，就说明收敛效果越好。

方法 3：Raftery and Lewis 等提出的方法可有效地计算预模拟（burn-in）和更新（update）的次数，该计算方法提供 Burn-in（M）、Total（N）、Lower bound（Nmin）、Dependencefactor（I）等 4 个参数，其中 N=I*Nmin。一般 Dependencefactor（I）的最大值可以作为 thinning interval（间伐间隔），M 和 N-M 可分别作为预模拟和更新的次数，Lower bound（Nmin）是要达到预期收敛效果最小的模拟次数。一般来讲，当 I 大于 5 时，说明收敛效果不好。

方法 4：Heidelberger and Welch 采取假设检验的方法检验收敛性是否达到，当假设检验不成立的情况下，该方法就会去掉前 10% 的模拟进行检验，如果假设检验依旧不成立，那么就继续去掉 10% 的模拟。当 50% 的模拟被去掉之后，假设检验仍然不成立，就说明目前的模拟次数不够。

收敛性评估可同时结合图示法和数字法展示模型的收敛性，只有模型达到很好的收敛性，统计结果才可靠。

第十五章　R 软件

第一节　简　介

扫码观看视频

　　R 软件是一款免费、自由、开源的软件，主要被用于数据探索、统计分析和作图等方面，1995 年由奥克兰大学的 Ross Ihaka 和 Robert Gentleman 及其他志愿者开发，目前由 R 核心开发小组（http：//www. r-project.org）维护。该软件目前最新版本为 R-4.2.1。

　　与其他同类软件相比，R 软件具有以下特色：①有效的数据处理和保存机制；②完整的数组和矩阵计算操作符；③连贯、完整的统计分析工具，大多数经典的统计方法和最新技术均可在 R 中直接获得；④优秀的统计绘图功能；⑤完善、简洁和高效的编程语言。R 软件部分的统计功能被整合在 R 环境的底层，但大多数功能则以扩展包的形式提供，约有 25 个数据包与 R 同时发布，更多的数据包可通过网上或 CRAN 社区（http：//CRAN.R- project.org）获得。

　　目前，R 软件被广泛应用于单臂 Meta 分析、双臂 Meta 分析和网状 Meta 分析等领域。单臂 Meta 分析和双臂 Meta 分析可由 meta 程序包实现，而网状 Meta 分析常用的程序包主要有 nlme 程序包、R2WinBUGS 程序包、gemtc 程序包、netmeta 程序包和 pcnetmeta 程序包等。本节将重点介绍如何使用 meta 程序包实现单臂 Meta 分析和双臂 Meta 分析，以及如何使用 gemtc 实现网状 Meta 分析。

　　meta 程序包是一个用户友好型的通用程序包，为实现 Meta 分析提供标准的方法。可以完成二分类变量和连续型变量的 Meta 分析、累计 Meta 分析、Meta 回归分析、单个研究的影响性分析、诊断试验的 Meta 分析、剂量反应关系 Meta 分析等 Meta 分析方法，同时可以输出森林图、漏斗图、L'Abbe 图、Begg 漏斗图、Egger 漏斗图、剪补图等图形结果。

　　gemtc 程序包基于贝叶斯的广义线性模型，调用 WinBUGS、OpenBUGS、JAGS 等软件进行网状 Meta 分析，与 WinBUGS、OpenBUGS、JAGS 等相比，其省略了建立相关贝叶斯 model 的过程，操作者不会使用调用的软件也可得到相关结果。当前为 gemtc 1.0-1 版，可处理二分类变量、连续型变量、计数资料和生存资料，评估网状 Meta 分析的异质性和不一致性，自行设置似然、链接函数、先验分布和马尔科夫蒙特卡洛抽样，以森林图的形式呈现相对治疗效果、概率排序、不一致性检测、异质性检测和收敛性评估。

　　netmeta 程序包是基于经典频率学派研发的，在 R 语言框架下运行的专用于网状 Meta 分析的程序包。由于 netmeta 程序包内部数据处理和图形绘制的核心代码均依赖于 meta 程序包和 grid 程序包，因此，在安装与加载 netmeta 程序包时，需安装与加载 meta 程序包和 grid 程序包。与 gemtc 程序包相似，可处理二分类变量、连续型变量、计数资料和生存资料，也可评估网状 Meta 分析的异质性和不一致性，通过"netheat"功能绘制热图（net heat plot）检测不一致性。

　　RStudio 软件是 R 软件的集成开发环境，具有简明的操作界面和便捷的操作帮助。在实际操作中我们可以借助 RStudio 软件进行分析以达到简化操作、快速上手的目的。RStudio 软件目前有开源版本和专业版本，开源版本可供我们免费使用，具体情况见表 15-1。本次操作将在 RStudio 软件上进行。

表 15-1　RStudio 软件概况

Rstudio 软件	开源版本	RStudio Desktop Pro
功能和项目	· 本地访问 RStudio 语法高亮	· 开源版本的所有功能
	· 代码填补和智能缩进	· 对不能使用 AGPL 软件的组织的商业许可证
	· 直接从源代码编辑器执行 R 代码	· 获取优先支持
	· 快速跳转到功能定义	· RStudio 专业版驱动程序
	· 使用 Visual Markdown 编辑器实时查看内容更改	· 远程直接连接到 RStudio Server Pro
	· 使用工具轻松管理多个工作目录	
	· 集成的 R 帮助和文档交互式调试器，用于诊断和修复错误	
	· 丰富的软件包开发工具	
支持	仅社区论坛	· 优先电子邮件支持
		· 工作时间 8 小时内回应
许可	AGPL v3	RStudio License Agreement
价格	免费	付费

第二节　下载和安装

R 软件当前最新版本为 R-4.2.1，Windows、MacOS 和 Linux 平台均有对应安装包可供免费下载，访问网址 https：//cran.r-project.org/mirrors.html，选择任一镜像（如兰州大学开源协会），点击进入 https：//mirror.lzu.edu.cn/CRAN/，根据计算机操作系统选择相应 R 软件下载链接，再根据需要点击相应版本即可下载。下载完成后点击安装包根据安装向导完成安装即可。

一、RStudio 软件的下载与安装

使用 RStudio 软件必须先安装 R-3.3.0 及以上版本的 R 软件。RStudio 软件当前最新版本为 RStudio Desktop 2022.07.2+576，Windows 和 MacOS 等平台均有对应安装包可供下载。开源版 RStudio 软件完全免费，访问网址 https：//www.rstudio.com/products/rstudio/download/即可根据需要选择对应链接进行下载（如 "RStudio-2022.07.2-576.dmg"），下载完成后点击安装包根据安装向导完成安装即可。

二、程序包的安装

在 RStudio 软件中安装程序包的方法如下：在联机状态下，点击打开 RStudio 软件，依次点击右下侧窗格上沿 "Packages" → "Install"，在弹出的对话框中选择 CRAN，在下方框内输入程序包名称，如 "gemtc"，点击 "Install" 进行安装（图 15-1），弹出下载完成提示即可。本节案例使用的另外两个程序包 meta 和 netmeta 的安装方法相同，仅需在 "Packages" 中输入对应名称并点击 "Install" 即可。完成安装后，输入 "library（gemtc）" 命令并运行或在 "Packages" 中勾选目标程序包即可加载程序包。

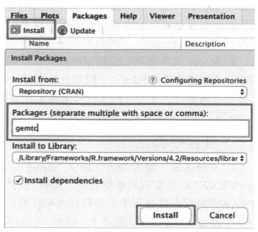

图 15-1　程序包安装窗口（以 gemtc 程序包为例）

第三节 数据分析与结果解释

一、单臂 Meta 分析

（一）数据准备

R 软件中可用于实现单臂 Meta 分析的软件包很多，本节以表 5-2 数据为例介绍使用 meta 程序包的实现二分类变量的单臂 Meta 分析。将数据导入软件前，需将数据整理为 Meta 程序包数据录入格式（表 15-2），其中，Case 为事件发生数，Sample.size 为样本量。

表 15-2 单臂 Meta 分析数据录入格式

Study	Case	Sample.size
Blom，2015	4	24
Bothelius，2013	14	40
Cape，2016	27	119
Curr ie，2000	1	32
Espie，2007	12	107
Espie，2008	26	100
Lovato，2014	2	86
Morin，1999	0	18
Rybarczyk，2002	5	16
Sandlund，2017	18	90
Savard，2005	4	28

（二）数据读取

RStudio 读取数据的方式多样，我们选取其中两种简便的方式进行介绍。

1. **从剪切板读取** 进入 RStudio 软件，在主界面的左上角依次点击 "New File" → "R Script"；或使用快捷键 "Shift-Command-N" 新建命令输入框，输入 "data < - read.table（pipe（"pbpaste"），header=TRUE）" 命令（Windows 操作系统的计算机输入 "data<-read.delim（"clipboard"）" 命令）。随后返回数据表复制需要的内容到剪切板，再进入 RStudio 软件并运行该命令，即可完成数据读取。读取后可打开 "Environment" 下的数据窗格检查数据读取情况（图 15-2）。

2. **从 csv 文件读取** 按数据格式整理数据，并保存为 csv 文件格式。进入 RStudio 软件，在主界面的右下方窗格上沿 "Files" 中找到目标文件，单机后点击 "Import Dataset"，在弹出的对话框中按需求调整后导入即可。导入后的文件可通过上述方法进行检查。运行命令 "data<-read.csv（"文件路径/文件名.csv"）" 也可读取 csv 文件中的数据。

（三）数据分析

1. **分析运算** 输入并运行命令 "meta1< - metaprop（Case，Sample.size，data=data，studlab = Study，sm="PRAW"）" 可实现对单臂合并。其中，软件对于样本率的估计方法需操作者根据样本率的分布决定。"PRAW" 表示合并过程中不进行样本率转换，此时，在默认设置下，0 事件（如案例中 Morin，1999 年的事件数为 0）会被自动赋予 0.5 频率，以确保运算能够进行。若要对样本率进行转换，可将 "PRAW" 替换为 "PLN"（对数转换）、"PLOGIT"（logit 转换）、"PAS"（反正弦转换）和 "PFT"（Freeman-Tukey 双重反正弦转换）。

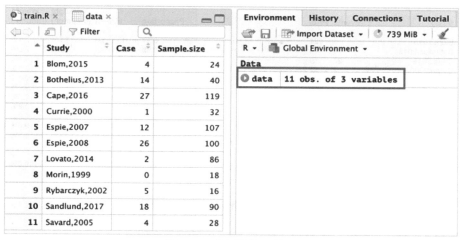

图 15-2　数据读取及检查

metamean 命令可实现连续型变量单臂 Meta 分析，命令为"metamean（n，mean，sd，data=data，studlab = Study）"。

运行命令"meta1"，合并结果即可输出在"Console"中（图 15-3）。输出的结果中包含系列必要信息。如"k=11"提示 Meta 分析纳入了 11 项研究；"o=660"提示总样本量为 660 人；"e=113"提示事件发生数为 113 人；"0.0870"为固定效应模型计算的合并值；"0.151 2"为随机效应计算的合并值；"I^2=87.3%"提示合并结果存在显著异质性；异质性检验 P 为 <0.000 1，同样提示存在显著异质性。

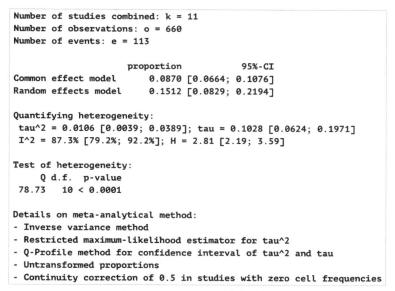

图 15-3　metaprop 输出结果

2. 绘制森林图　运行命令"forest（meta1）"可将单臂 Meta 分析的结果绘制为森林图（图 15-4）。通过添加"digits""fontsize""col."等命令，可调整显示的小数位、字体大小、图形和线段颜色等，实现对森林图的进一步美化。

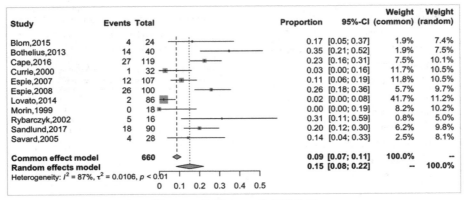

图 15-4　单臂 Meta 分析森林图

3. **检测发表偏倚**　一般地，当 Meta 分析纳入了 10 个或更多研究时，需对发表偏倚进行检测。检测方法多样，本案例介绍两种常用的方法：漏斗图目视观察和 Egger 线性回归检验。"funnel（meta1）"命令可绘制漏斗图，默认为固定效应模型结果。观察图 15-5 可见，漏斗图缺乏对称性。通过"metabias（meta1，method="linreg"）"命令可输出 Egger 检验结果，本案例中显著性 P 值为 0.011 3，小于 0.05，提示该单臂 Meta 分析的固定效应模型结果可能存在潜在的发表偏倚。

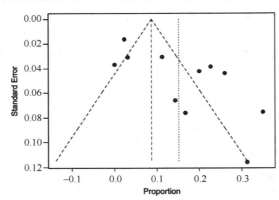

图 15-5　单臂 Meta 分析漏斗图

二、双臂 Meta 分析

（一）数据准备

本节以表 5-3 数据为例介绍使用 metabin 命令实现二分类变量的双臂 Meta 分析。在将数据导入 R 前需将数据整理为 meta 程序包数据录入格式（表 15-3），其中，event.e 为试验组事件发生数，n.e 为试验组样本量；event.c 为对照组事件发生数，n.c 为对照组样本量。数据的读取和检查方法同上，此处不再赘述。

表 15-3　meta 包实现双臂 Meta 分析数据录入格式

Study	event.e	n.e	event.c	n.c
Bernstein，2017	18	43	10	45
Ho，2014	42	104	34	105
Jernelov，2012	2	45	1	44

续表

Study	event.e	n.e	event.c	n.c
Kyle，2020	50	205	24	205
Lancee，2012a	48	216	9	101
Lancee，2012b	26	205	9	101
Lorenz，2019	4	29	0	27
Ritterband，2009	1	22	1	23
Van Straten，2009	25	126	27	121
Zachariae，2018	30	133	22	122

（二）数据分析

1. 分析运算　本次案例采用二分类变量进行演示，使用 metabin 命令可实现目标分析。运行命令"result1<- metabin（data=data，event.e，n.e，event.c，n.c，studlab = Study）"可完成分析。命令默认效应值为 RR 值，通过添加"sm="OR""等命令可指定效应值，即"result1<- metabin（data=data，event.e，n.e，event.c，n.c，studlab = Study，sm="OR"）"。命令默认的计算方法为 MH 法，通过添加"method="Inverse""等命令和指定合并方法，即"result1<- metabin（data=data，event.e，n.e，event.c，n.c，studlab = Study，sm="OR"，method="Inverse"）"。接下来运行"result1"命令可输出结果（图 15-6）。

输出的结果中包含系列必要信息。如"k=10"提示 Meta 分析纳入了 10 项研究；"o=202 2"提示总样本量为 2022 人；"e=383"提示事件发生数为 383 人；"1.5104"为固定效应模型计算的合并 RR 值；"1.493 1"为随机效应计算的合并 RR 值；两个模型合并结果的显著性 P 值分别为<0.000 1 和 0.002 4，提示与对照组相比，试验组事件发生的相对风险显著更高；"I^2=25.9%"提示合并结果未发现显著异质性；异质性检验 P 值为 0.204 9，同样提示异质性不显著。

```
Number of studies combined: k = 10
Number of observations: o = 2022
Number of events: e = 383


                         RR          95%-CI      z  p-value
Common effect model   1.5104 [1.2503; 1.8245] 4.28 < 0.0001
Random effects model  1.4931 [1.1522; 1.9348] 3.03   0.0024

Quantifying heterogeneity:
 tau^2 = 0.0534 [0.0000; 0.4290]; tau = 0.2311 [0.0000; 0.6550]
 I^2 = 25.9% [0.0%; 64.3%]; H = 1.16 [1.00; 1.67]

Test of heterogeneity:
     Q d.f. p-value
 12.15   9  0.2049

Details on meta-analytical method:
- Mantel-Haenszel method
- Restricted maximum-likelihood estimator for tau^2
- Q-Profile method for confidence interval of tau^2 and tau
- Continuity correction of 0.5 in studies with zero cell frequencies
```

图 15-6　metabin 输出结果

2. 绘制森林图　运行命令"forest（result1）"可将双臂 Meta 分析的结果绘制为森林图（图 15-7）。

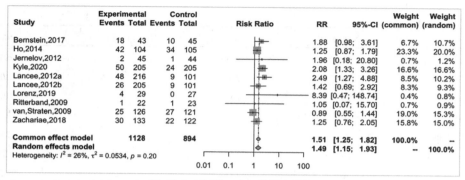

图 15-7 双臂 Meta 分析森林图

3. 检测发表偏倚 运行"funnel（result1）"命令可绘制漏斗图。目视检查图 15-8 可见，漏斗图对称性良好。运行"metabias（result1，method.bias="egger"）"命令可输出 Egger 线性回归检验结果。该案例中，检验 P 值为 0.349 6，提示未发现发表偏倚。

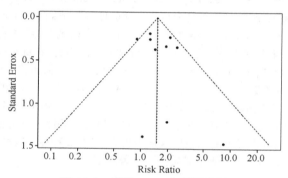

图 15-8 双臂 Meta 分析漏斗图

三、贝叶斯网状 Meta 分析

1. 数据准备 本节以 gemtc 程序包为例，将连续型变量整理为表 15-4（节选）数据录入格式。其中，treatment 为干预措施，mean 为均数，std.dev 为标准差，sampleSize 为样本量。值得注意的是，gemtc 对录入数据的表头有严格要求，连续型变量的表头必须为以上单词，否则会导致报错。

表 15-4 gemtc 数据录入格式

study	treatment	mean	std.dev	sampleSize
Arnedt，2020	DA	24	66.81317	33
Arnedt，2020	Individual	24	73.72923	32
Bastien，2004	Individual	6.15	73.12982	15
Bastien，2004	Group	6.99	47.37373	16
Bastien，2004	Telephone	2.07	80.88394	14
Blom，2015	Group	32	65.39113	24
Blom，2015	GSF	8	53	24
Cape，2016	Group	83.75	124.8527	92
Cape，2016	TAU	54.75	124.3875	100
Casault，2015	GSF	48.34	62.0761	17

续表

study	treatment	mean	std.dev	sampleSize
Casault，2015	NT	20	63.06461	18
Chao，2021	Telephone	-9.6	69.40576	39
Chao，2021	Waitlist	8.4	110.901	46
……				
Zheng，2015	Group	46	50.80148	45
Zheng，2015	TAU	20	63.97414	48

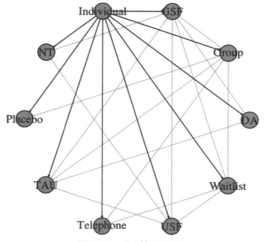

图 15-9　网状图结果

2. 创建 network 数据　在读取数据后运行"network <-mtc.network（data）"命令以创建 network 数据。

3. 绘制网状图和创建 network 汇总　运行"plot（network）"命令绘制网图，并检查网状图成环情况（图 15-9）。常见的错误有：①一个研究下存在两个及以上相同的干预措施；②存在独立在外的研究。如果存在以上问题，则应返回检查数据，否则后续分析可能报错。绘制的网状图可通过点击界面右下方窗格上沿"Export"进行保存。

运行"summary（network）"命令可以得到 network 内部关系总结。

4. 设置 model　设置 model 的目的是进行相关的迭代运算。在本例中我们运行"model<- mtc.model（network，type = "consistency"，likelihood="normal"，link="identity"，linearModel="random"，n.chain =3）"命令进行设置。其中，"network"为 network 类型数据；"type"为选择的模型类型，本例为一致性模型；"likelihood"为似然，若不进行设置，软件可根据数据自行选择；"link"为链接函数；"linearModel"为线性模型类型，本例为随机效应模型；"n.chain"为马尔科夫蒙特卡洛 MCMC 的链条数目，可根据需要调节。除此之外，我们还可以根据需要设置结局测量尺度（om.scale）、异质性的先验分布（hy.prior）和初始值变异因子（factor）等。设置完毕后，可通过"plot（model）"命令制图查看。

5. 分析数据　gemtc 程序包可通过调用 JAGS、OpenBUGS 和 WinBUGS 软件进行数据分析。在安装相应软件的前提下，我们就能通过运行"mtc.run（）"命令调用软件。本例以调用 JAGS 软件为例，运行"results<- mtc.run（model，sampler ="JAGS"，n.adapt=10000，n.iter=100000，thin=1）"命令，其中，"n.adapt"为退火次数，"n.iter"为迭代运算次数，"thin"为步长。命令运行过程见图 15-10。

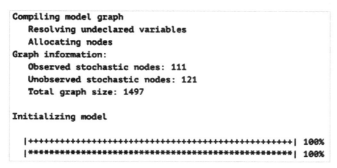

```
Compiling model graph
    Resolving undeclared variables
    Allocating nodes
Graph information:
    Observed stochastic nodes: 111
    Unobserved stochastic nodes: 121
    Total graph size: 1497

Initializing model

|++++++++++++++++++++++++++++++++++++++++++++++++++| 100%
|**************************************************| 100%
```

图 15-10　gemtc 程序包调用 JAGS 软件进行网状 Meta 分析迭代进程

6. 输出结果　运行"summary（results）"命令可输出模型结果，结果中报告了 DIC 值为 177.11（图 15-11）。

```
-- Model fit (residual deviance):

      Dbar       pD        DIC
   105.30214  71.80546  177.10760

111 data points, ratio 0.9487, I^2 = 0%
```

图 15-11　gemtc 程序包调用 JAGS 软件进行网状 Meta 分析结果

7. 收敛性诊断　运行"gelman.diag（results）"命令以评估数据收敛性。运行"gelman.plot（results）"命令以绘制收敛性诊断图（图 15-12）。

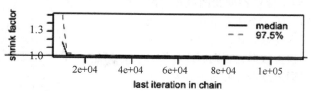

图 15-12　收敛性诊断图（Individual vs. Placebo）

8. 绘制轨迹密度图　运行"plot（results）"命令以绘制轨迹密度图（图 15-13）。

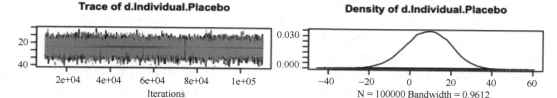

图 15-13　收敛性评估轨迹密度图（Individual vs. Placebo）

9. 绘制森林图　运行"forest（relative.effect（results，"Placebo"），digits=4，use.description=T）"命以绘制多种干预对比 Placebo 的森林图（图 15-14）

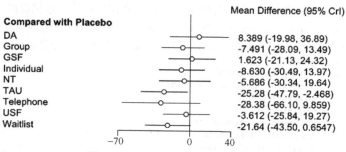

图 15-14　网状 Meta 分析森林图

10. 输出列联表　列联表能够提供各个干预的对比结果。运行命令"mtcresults = as.data.frame（round（（relative.effect.table（results）），2））"即可生成列联表。运行命令"mtcresults"可将结果输出在"Console"中。运行命令"write.csv（mtcresults，ile="文件名.csv"）"可将列联表以 csv 文件格式保存至工作空间下。

11. 输出排序结果　方法如下：①运行"rank.prob<- rank.probability（results，preferredDirection=-1）"命令以计算排序概率。其中"preferredDirection=-1"通常用于不利结局指标，若研究结局指标为有利，则应设置为"preferredDirection=1"。②运行"print（rank.prob）"命令可得到概率排序结果（图 15-15）。③运行命令"plot（rank.prob，beside=TRUE）"或命令"plot（rank.prob）"可以得到相应的概率排序图，研究者可根据需要选择绘制合适的概率排序图。

```
> print(rank.prob)
Rank probability; preferred direction = -1
              [,1]         [,2]         [,3]        [,4]        [,5]        [,6]         [,7]         [,8]         [,9]        [,10]
DA         1.966667e-04 1.200000e-03 0.0054233333 0.019526667 0.028360000 0.0370900000 4.877333e-02 7.872000e-02 1.861133e-01 0.594596667
Group      8.666667e-05 3.213333e-03 0.0454733333 0.246043333 0.238746667 0.1982000000 1.467367e-01 8.490000e-02 3.095333e-02 0.005646667
GSF        0.000000e+00 3.333333e-06 0.0006233333 0.005603333 0.018713333 0.0507366667 1.238300e-01 3.064900e-01 3.727200e-01 0.121280000
Individual 3.133333e-04 3.633333e-03 0.0592166667 0.326000000 0.279690000 0.1775300000 9.385667e-02 4.262000e-02 1.450333e-02 0.002636667
NT         2.743333e-04 9.633333e-03 0.0429966667 0.158920000 0.182126667 0.1884000000 1.746767e-01 1.302133e-01 7.839667e-02 0.031893333
Placebo    4.480000e-03 1.342333e-02 0.0358166667 0.090650000 0.088976667 0.0932466667 1.006667e-01 1.332933e-01 2.253333e-01 0.214113333
TAU        3.397233e-01 4.341300e-01 0.2007733333 0.020680000 0.007366667 0.0007466667 1.433333e-04 3.100000e-05 6.666667e-06 0.000000000
Telephone  5.487900e-01 1.356553e-01 0.1468033333 0.050803333 0.032093333 0.0216833333 1.807667e-02 1.688333e-02 1.664000e-02 0.012573333
USF        0.000000e+00 1.066667e-04 0.0056233333 0.046460000 0.123310000 0.2318833333 2.931767e-01 2.068467e-01 7.533333e-02 0.017260000
Waitlist   1.036667e-01 3.990033e-01 0.4572500000 0.035313333 0.004216667 0.0004833333 6.333333e-05 3.333333e-06 0.000000e+00 0.000000000
```

图 15-15　网状 Meta 分析排序概率

12. 输出 SUCRA 结果　在计算了排序概率后，①运行"cumrank.prob<-apply（t（rank.prob）2，cumsum）"命令以计算累计排序。②运行"sucra < -round（colMeans（cumrank.prob[-nrow（cumrank.prob），]），4）"命令可生成 SUCRA 结果。③运行"sucra"命令可输出结果（图 15-16），运行"write.csv（sucra，file="文件名.csv"）"可将 SUCRA 结果保存至本地磁盘。从结果中可见，干预"TAU"可能是最佳干预。

```
> sucra
      DA     Group      GSF Individual       NT   Placebo      TAU Telephone      USF  Waitlist
  0.1052    0.4943   0.1880     0.5436   0.4315    0.2838   0.8980    0.8565   0.3591    0.8401
```

图 15-16　网状 Meta 分析排序概率

13. 节点分析　gemtc 程序包内植入了节点分析模型，可检测网状 Meta 分析的不一致性。方法如下：①运行"mtc.nodesplit.comparisons（network）"命令可拆分闭合环，得到拆分开的干预比较。②运行"result.node<- mtc.nodesplit（network）"命令呈现模型编译进程。③运行"summary（result.node）"命令查看节点分析结果汇总。④运行"plot（summary（result.node））"命令可得到节点分析结果森林图。

14. 分析异质性　方法如下：①运行"result.anohe < -mtc.anohe（network，n.adapt=10000，n.iter=100000，thin=1）"命令以编译和初始化模型。②运行"summary（result.anohe）"命令以汇总异质性分析结果。③运行"plot（result.anohe）"命令以绘制轨迹密度图，可用于评估收敛性。④运行"summary.anohe<-summary（result.anohe）"命令后运行"plot（summary.anohe）"可得到异质性分析结果森林图（图 15-17）。

四、频率学网状 Meta 分析

1. 数据准备　本节以 network 程序包为例，将连续型变量整理为表 15-5（节选）数据录入格式。区别于 gemtc 程序包，netmeta 包的数据录入格式，对表头的要求并不严格。

2. 数据调整　当我们的数据整理为表 15-5 所示的基于研究臂的数据格式时，我们需要在读取数据后运行命令"p<- pairwise（treatmentn=n，mean=mean，sd=sd，studlab = study，data = data）"，将数据调整为基于对比的数据格式（图 15-18）。netmeta 程序包对表头要求宽松的原因是用户可以在这一步中指定数据列，如样本量列的表头为"samplesize"，则在命令中输入"n=samplesize"即可完成对列的指定。

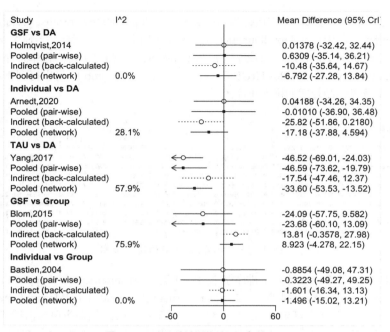

图 15-17　异质性分析结果森林图

表 15-5　netmeta 数据录入格式

study	treatment	mean	sd	n
Arnedt，2020	DA	24	66.81317	33
Arnedt，2020	Individual	24	73.72923	32
Bastien，2004	Individual	6.15	73.12982	15
Bastien，2004	Group	6.99	47.37373	16
Bastien，2004	Telephone	2.07	80.88394	14
Blom，2015	Group	32	65.39113	24
Blom，2015	GSF	8	53	24
Cape，2016	Group	83.75	124.8527	92
Cape，2016	TAU	54.75	124.3875	100
Casault，2015	GSF	48.34	62.0761	17
Casault，2015	NT	20	63.06461	18
Chao，2021	Telephone	-9.6	69.40576	39
Chao，2021	Waitlist	8.4	110.901	46
……				
Zheng，2015	Group	46	50.80148	45
Zheng，2015	TAU	20	63.97414	48

	studlab	treat1	treat2	TE	seTE	n1	mean1	sd1	n2	mean2	sd2
1	Arnedt,2020	DA	Individual	0.00	17.468478	33	24.00000	66.81317	32	24.000000	73.72923
2	Bastien,2004	Individual	Group	-0.84	22.288972	15	6.15000	73.12982	16	6.990000	47.37373
3	Bastien,2004	Individual	Telephone	4.08	28.702478	15	6.15000	73.12982	14	2.070000	80.88394
4	Bastien,2004	Group	Telephone	4.92	24.648889	16	6.99000	47.37373	14	2.070000	80.88394
5	Blom,2015	Group	GSF	24.00	17.181628	24	32.00000	65.39113	24	8.000000	53.00000
6	Cape,2016	Group	TAU	29.00	18.004431	92	83.75000	124.85271	100	54.750000	124.38754
7	Casault,2015	GSF	NT	28.34	21.157164	17	48.34000	62.07610	18	20.000000	63.06461
8	Chao,2021	Telephone	Waitlist	-18.00	19.770871	39	-9.60000	69.40576	46	8.400000	110.90104
9	Currie,2000	Group	Waitlist	12.00	22.187110	32	18.00000	93.14505	28	6.000000	78.68926
10	Currie,2004	Individual	GSF	18.00	26.832816	20	30.00000	78.68926	20	12.000000	90.59801
11	Currie,2004	Individual	Waitlist	24.00	23.849528	20	30.00000	78.68926	20	6.000000	72.00000
12	Currie,2004	GSF	Waitlist	6.00	25.876630	20	12.00000	90.59801	20	6.000000	72.00000
13	Edinger,2001	Individual	Placebo	-2.00	86.501618	25	11.90000	289.79174	25	13.900000	321.06697
14	Edinger,2005	Individual	TAU	4.90	24.929300	16	11.40000	53.42060	9	6.500000	63.15053
15	Edinger,2007	Individual	Waitlist	-23.90	20.125756	13	-7.70000	54.92549	8	16.200000	37.20040

图 15-18　调整后基于对比的数据格式

3. 数据分析　运行"net1<-netmeta（p, ref = "Placebo"）"命令，可选取"Placebo"为参考治疗方案进行网状 Meta 分析。运行"net1"命令可呈现分析结果（图 15-19）。

4. 绘制网状图　运行"netgraph（net1）"命令可绘制上述分析的网状图（图 15-20）。

```
Number of studies: k = 52
Number of pairwise comparisons: m = 66
Number of observations: o = 4929
Number of treatments: n = 10
Number of designs: d = 22


Common effects model

Treatment estimate (sm = 'MD', comparison: other treatments vs 'Placebo'):
                  MD            95%-CI       z p-value
DA            7.3280 [-17.5307; 32.1866]  0.58  0.5634
Group        -8.9512 [-27.2389;  9.3365] -0.96  0.3374
GSF           0.1466 [-19.8022; 20.0954]  0.01  0.9885
Individual  -13.3516 [-32.6146;  5.9114] -1.36  0.1743
NT           -7.6424 [-27.6210; 12.3362] -0.75  0.4534
Placebo            .                 .       .       .
TAU         -26.8130 [-46.7097; -6.9162] -2.64  0.0083
Telephone   -30.3587 [-65.3725;  4.6551] -1.70  0.0892
USF          -5.3072 [-24.7497; 14.1353] -0.54  0.5926
Waitlist    -23.0140 [-42.4777; -3.5503] -2.32  0.0205


Random effects model

Treatment estimate (sm = 'MD', comparison: other treatments vs 'Placebo'):
                  MD            95%-CI       z p-value
DA            7.8749 [-18.7950; 34.5449]  0.58  0.5628
Group        -8.2518 [-27.7570; 11.2533] -0.83  0.4070
GSF           0.6660 [-20.6859; 22.0179]  0.06  0.9513
Individual   -9.9453 [-30.4603; 10.5696] -0.95  0.3420
NT           -6.2908 [-28.9487; 16.3672] -0.54  0.5863
Placebo            .                 .       .       .
TAU         -26.0894 [-47.4052; -4.7737] -2.40  0.0164
Telephone   -29.2885 [-65.7722;  7.1953] -1.57  0.1156
USF          -4.5864 [-25.6275; 16.4546] -0.43  0.6692
Waitlist    -22.6110 [-43.3970; -1.8249] -2.13  0.0330


Quantifying heterogeneity / inconsistency:
tau^2 = 33.4465; tau = 5.7833; I^2 = 13.9% [0.0%; 39.6%]

Tests of heterogeneity (within designs) and inconsistency (between designs):
                    Q d.f. p-value
Total           58.10  50  0.2016
Within designs  30.71  33  0.5815
Between designs 27.39  17  0.0526
```

图 15-19　网状 Meta 分析结果

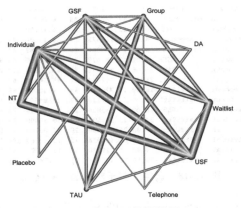

图 15-20   网状图结果

5. 绘制森林图   运行"forest（net1，ref="Placebo"）"命令可绘制上述分析的森林图（图 15-21）。命令默认的模型为随机效应模型，若要输出固定效应模型的森林图，可添加命令"pooled=ifelse（net1$comb.fixed，"fixed"）"。

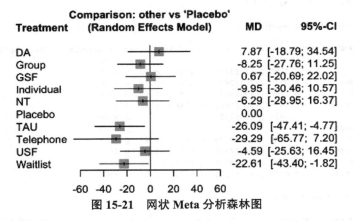

图 15-21   网状 Meta 分析森林图

6. 干预措施排序   运行"Pscore<-netrank（net1）"命令可分别使用随机效应模型和固定效应模型计算各个干预措施排序为第一的概率。运行命令"print（Pscore）"可输出该排序结果（图 15-22）。从结果中可见，干预"TAU"可能是最佳干预。

	P-score (common)	P-score (random)
TAU	0.9041	0.9008
Telephone	0.8704	0.8625
Waitlist	0.8388	0.8437
Individual	0.6410	0.5659
Group	0.4858	0.4981
NT	0.4403	0.4285
USF	0.3449	0.3657
Placebo	0.2291	0.2586
GSF	0.1673	0.1833
DA	0.0782	0.0929

图 15-22   干预措施排序结果

7. 制作列联表　运行 "league1<-netleague（net1）" 命令可分别使用随机效应模型和固定效应模型分析网状 Meta 分析中所有成对比较，并计算出其点估计值和置信区间。运行 "print（league1）" 命令可输出列联表。运行命令 "write.table（league1$random，file = "文件名.csv"）" 则可将随机效应模型计算的列联表以 csv 文件格式保存至工作空间。

8. 节点分析　运行命令 "ns1<- netsplit（net1）" 可得到每一对比较的直接对比、间接对比和网状 Meta 分析的结果，可用于检验网状 Meta 分析中的局部不一致。运行命令 "forest（ns1）" 可将结果绘制成森林图。此外，命令 "nettable（net1）" 也可输出每一对比较的直接比较、间接比较和网状结果。

9. 绘制热图　运行 "netheat（net1）" 命令可绘制热图，通过可视化的方式反映整个网络中直接证据之间不一致的热点（图 15-23）。

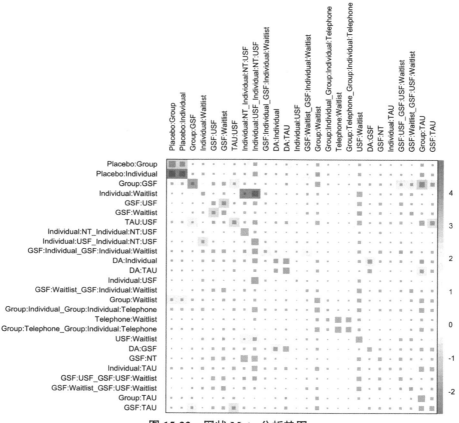

图 15-23　网状 Meta 分析热图

10. 绘制漏斗图　运行命令 "funnel（net1，order = "USF"）" 可绘制包含与 "USF" 产生直接对比的研究的漏斗图（图 15-24）。若要包含所有对比，则需要在 order 中添加干预名称。若需要检测漏斗图对称性，如使用 Egger 线性回归检验，可通过添加命令 "linreg = T" 实现。

11. 其他功能　除了上述功能外，netmeta 程序包还能帮助我们实现更多的数据分析。如运行 netmetabin 相关命令以实现二分类数据网状 Meta 分析。运行 netbind 相关命令可用于组合多个网状 Meta 分析结果，尤其适用于生成具有多个网状 Meta 分析结果的森林图。运行 netcontrib 相关命令可绘制贡献图。操作者可根据自身需求进行相关分析。

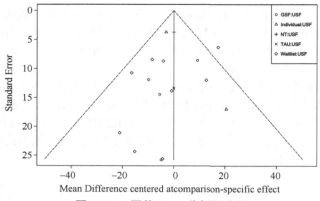

图 15-24　网状 Meta 分析漏斗图

五、诊断准确性试验 Meta 分析

1. 数据准备　R 软件中可用于实现诊断试验准确性 Meta 分析的程序包有 meta4diag，HSROC 和 bamdit 三种，本节主要介绍以 meta4diag 软件包实现诊断试验准确性 Meta 分析的方法。本节以 *Screening Methods for Diagnosing Cystic Fibrosis-Related Diabetes*：*A Network Meta-Analysis of Diagnostic Accuracy Studies* 一文数据为例，将数据整理为 meta4diag 程序包数据录入格式（表 15-6）。其中，TP（true positive）为真阳性数，TN（true negative）为真阴性数，FP（false positive）为假阳性数，FN（false negative）为假阴性数。

表 15-6　诊断试验准确性 Meta 分析数据录入格式

Study	TP	FN	FP	TN
Alves，2010	0	0	0	46
Augarten，1999	0	0	4	10
Bismuth，2008	33	4	33	136
Boudreau，2016	13	9	50	135
Buck，2000	3	10	8	81
Burgess，2016（1）	3	3	32	56
Burgess，2016（2）	15	1	150	169
Clemente，2017	0	2	0	28
Franzese，2008	1	6	2	23
Jefferies，2005	5	2	0	12
Kinnaird，2010	0	1	0	9
Lavie，2015	0	4	7	44
Schnydera，2016	29	5	33	13
Schnydera，2016	29	5	33	13
Smith，2019	1	0	1	17
Solomon，2003	1	2	16	69
Taylor-Cousar 2016	0	1	0	17
Tommerdahl，2019	7	2	29	20
Widger，2012	1	1	0	7
Yung，1999	10	2	9	70

2. 分析运算与结果汇总　meta4diag 函数由四个独立功能性函数 make Data（），make Priors（），run Model（）和 make Object（）组成，make Priors（）按照 INLA 的要求将数据转化成内部相应参数，run Model（）运行 INLA 运行，make Object（）可以调用一个相应的二分类模型用于后续的 Meta 分析合并。因此在使用 meta4diag 函数前需安装 INLA 程序包,在确保所需程序包安装完毕之后,可运行命令"result1 ＜- meta4diag（data）"对录入的数据进行分析运算，并通过命令 "summary（result1）"得到汇总结果，结果见图 15-25。

```
Time used:
      Pre  Running    Post   Total
0.503108 0.300597 0.163960 0.967665

Fixed effects:
     mean    sd 0.025quant 0.5quant 0.975quant
mu -0.021 0.466     -1.036    0.009      0.819
nu  2.115 0.459      1.304    2.080      3.126

Model hyperpar:
        mean    sd 0.025quant 0.5quant 0.975quant
var_phi 2.645 1.689      0.725    2.202      7.158
var_psi 3.036 1.609      1.053    2.651      7.243
cor    -0.684 0.170     -0.920   -0.716     -0.267

-------------------
         mean    sd 0.025quant 0.5quant 0.975quant
mean(Se) 0.497 0.097      0.298    0.502      0.668
mean(Sp) 0.886 0.038      0.804    0.889      0.950

-------------------
Correlation between mu and nu is -0.5003.
Marginal log-likelihood: -108.148
Variable names for marginal plotting:
     mu, nu, var1, var2, rho
```

图 15-25　summary 输出结果

3. 单个效应值的合并　运行命令 "fitted（result1 accuracy.type="sens"）"可对单个效应值进行合并，该命令是基于 INLA 所创建的模型，计算每个诊断试验的单个效应值，其中 "accuracy.type" 是效应值类型，可选参数包括"sens", "spec", "TPR", "TNR", "FPR", "FNR", "LRpos", "LRneg", "RD", "LLRpos", "LLRneg", "LDOR"和"DOR"（图 15-26）。

```
Diagnostic accuracies true positive rate (sensitivity):
            mean      sd 0.025quant 0.5quant 0.975quant
study[1]  0.2698 0.22180    0.007927   0.2130     0.8060
study[2]  0.6089 0.22930    0.117600   0.6402     0.9568
study[3]  0.8453 0.05781    0.712900   0.8526     0.9361
study[4]  0.5992 0.09346    0.406800   0.6033     0.7692
study[5]  0.2992 0.11060    0.114600   0.2893     0.5388
study[6]  0.5808 0.15080    0.266100   0.5920     0.8392
study[7]  0.8692 0.07416    0.687500   0.8833     0.9703
study[8]  0.2078 0.16730    0.009618   0.1659     0.6251
study[9]  0.2664 0.13380    0.062350   0.2484     0.5680
study[10] 0.5910 0.14750    0.291900   0.5980     0.8524
study[11] 0.2857 0.20630    0.015190   0.2447     0.7594
study[12] 0.2844 0.16060    0.041100   0.2644     0.6358
study[13] 0.8446 0.05885    0.707200   0.8529     0.9350
study[14] 0.5431 0.21700    0.131300   0.5488     0.9231
study[15] 0.4765 0.17870    0.139100   0.4789     0.8088
study[16] 0.2619 0.19840    0.012310   0.2178     0.7321
study[17] 0.7716 0.11300    0.502300   0.7907     0.9357
study[18] 0.4272 0.20230    0.086760   0.4147     0.8292
study[19] 0.3119 0.16540    0.061100   0.2894     0.6798
study[20] 0.7329 0.10950    0.490300   0.7446     0.9098
```

图 15-26　fitted 输出结果

4. 绘制十字交叉图 运行命令"crosshair（result1 est.type="mean"）"可绘制十字交叉图（图15-27）来展现敏感度和特异度之间的关系，命令中"est.type"可选参数有"mean"和"median"。

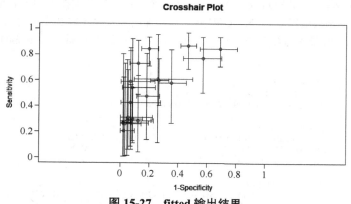

图 15-27　fitted 输出结果

5. SROC 曲线图 运行命令"SROC（result1 est.type="mean"）"可绘制 SROC 曲线图（图15-28），程序包默认 SROC 曲线为黑色粗线，置信区间为蓝色虚线，预测区间为灰色虚线，颜色及线条类型可根据需要调改。

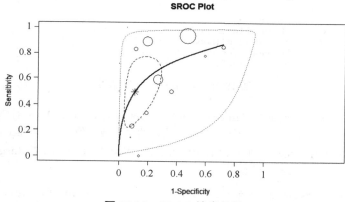

图 15-28　SROC 输出结果

6. 森林图 运行命令"forest（result1，accuracy.type = "sens"，nameShow = "left"）"可绘制敏感度的森林图（图15-29）。"accuracy.type"的可选参数与"fitted（）"相同，"name Show"表示研究名称是否在图形中显示以及它们的对称方式，其他图形相关参数可根据需要调整。

7. 后验密度分布图 运行"plot（result1，var.type="var1"）"可绘制基于叶贝斯原理合并后后验结果的分布趋势图（图 15-30），显示了两个研究指标的相对重要性，其中"var.type"的可选参数可从"summary（）"的结果中获取。

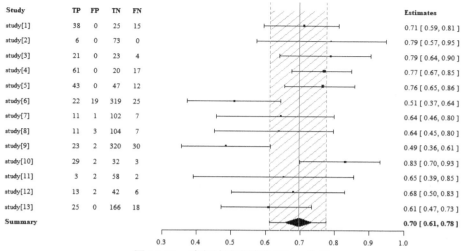

图 **15-29**　诊断试验准确性 **Meta** 分析

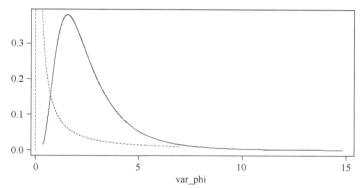

图 **15-30**　后验密度分布图

第十六章　SPSS 软件

第一节　简　介

　　SPSS statistics（Statistical Package for the Social Sciences）于 1968 年由美国斯坦福大学的三名研究生研制并成立，含义为社会科学统计软件包，是世界上最早的统计软件，并于 1984 年推出世界上第一个统计分析软件的微机版本。2009 年 7 月 28 日，SPSS 公司被 IBM 收购，名称改为 IBM SPSS，并将含义调整为统计产品与服务解决方案（Statistical Product and Service Solutions）。

　　SPSS 软件操作简单，绝大多数统计分析可通过"菜单""按钮"和"对话框"完成；无须编程；功能强大，具有完整的数据输入、编辑、统计分析、报表、图形制作等功能，常用的统计方法都可以通过 SPSS 实现，是广大非统计专业人员的首选软件。自 SPSS 28.0 起，SPSS 软件包含了 Meta 分析模块。

第二节　下载和安装

　　SPSS 软件目前最高版本为 SPSS 29.0，Windows 和 MacOS 操作系统均可通过 https://www.ibm.com/products/spss-statistics 试用或购买。下载完成后点击安装包根据安装向导完成安装即可。

第三节　操作界面简介

　　SPSS 29.0 的数据编辑窗口中，点击 Analyze→Meta Analysis 出现三个选项：连续型变量（Continuous Outcomes）、二分类变量（Binary Outcomes）和 Meta 回归（Meta Regression）（图 16-1）。

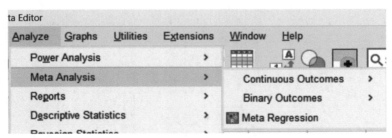

图 16-1　SPSS 29.0 软件 Meta 分析模块

一、连续型变量/二分类变量 Meta 分析界面

　　光标放在"Continuous Outcomes"或"Binary Outcomes"后可根据已有数据选择"Raw Data…"（原始数据）和"Pre-Calculated Effect Sizes"（已计算的效应量）（图 16-2）。

　　选择"Raw Date…"，出现图 16-3 的对话框；选择"Pre-Calculated Effect Sizes"，图 16-4 的对话框（以连续型变为例）。

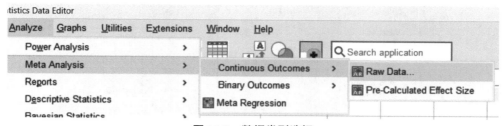

图 16-2 数据类型选择

在图 16-3 的对话框中，可依次放入干预组（Treatment Group）和对照组（Control Group）的样本含量（study size）、均数（Mean）和标准差（Standard deviation）或方差（Variance），以及研究的编号（study ID）和研究的标签（Study Label）。右侧分别为效应量（Effect Size）和统计分析模型，效应量包括 Cohen's d、Hedges' g、Glass's Delta 和 Unstandardized Mean Difference，统计分析模型包括 Random-effects（随机效应模型）和 Fixed-effects（固定效应模型）。点击图 16-3 最右侧 "Criteria" 按钮可设置置信区间的置信度，主要设置 95%CI，默认即可；点击 "Analysis" 按钮可根据所设置变量进行亚组分析和累积 Meta 分析；点击 "Inference" 按钮（该按钮仅在随机效应模型时有效）可设置异质性评估模型（Estimator）和标准误校正方法（Standard Err or Adjustment），异质性评估模型包括 Restricted maximun likelihood、Maximum likelihood（ML）、Empirical Bayes、Hedges、Hunter-Schmidt、DerSimonian-Laird 和 Sidik-Jonkman，标准误校正方法包括 None adjustment、Apply the Knapp-Hartung adjustmen 和 Apply the truncated Knapp-Hartung adjustment；点击 "Contrast" 按钮（该按钮仅在固定效应模型时有效）可设置参照类别 Contrast（s）并定义系数，可定义多个系数；点击 "Bias" 按钮可进行发表性偏倚检测（Egger's 检验）；点击 "Trim-and-Fill" 按钮可进行发表性偏倚的评价（剪补法）；点击 "Print" 按钮可选择显示或打印异质性/同质性和效应量；点击 "Save" 按钮可选择数据文件中需要保存的单个研究（Individual Studies）的变量；点击 "Plot" 按钮可生成森林图（Forest Plot）、累积 Meta 分析森林图（Cumulative Forest Plot）、气泡图（Bubble plot）、漏斗图（Funnel Plot）和星状图（Galbraith Plot）。

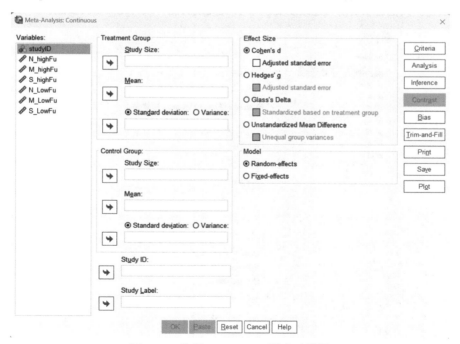

图 16-3 选择 Raw Date...弹出对话框

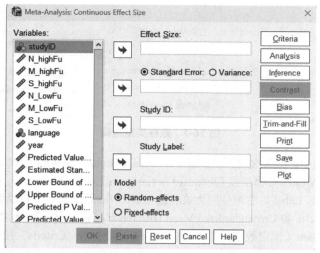

图 16-4　选择 Pre-Calculated Effect Size 弹出对话框

　　二分类变量 Meta 分析以及"Pre-Calculated Effect Sizes"数据类型操作窗口与连续型变量操作相似，此处便不再赘述。

二、Meta 回归菜单

　　若 Meta 分析需进行 Meta Regression，选择图 16-1 窗口中"Meta Regression"，显示图 16-5 界面。其中，Effect Size 处选择各研究的效应量，Factor（s）处选择分类变量的影响因素，Covariate（s）处选择连续变量的影响因素。点击"Save"按钮可将 Meta 回归分析的结果如预测值（Predicted）、残差（Residuals）和杠杆值（Leverage）保存在数据文件中；点击"Plot"按钮显示可对 Meta 回归气泡图相关参数进行设置。其他选项功能与连续型变量/二分类变量功能一致，此处不再赘述。

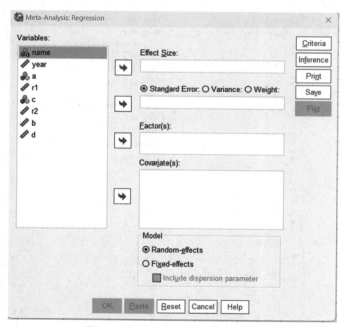

图 16-5　Meta Regression 对话框

第四节　数据分析与结果解释

一、连续型变量 Meta 分析

1. 数据准备与导入　SPSS 软件的数据导入包括以下 3 种方式：①在变量视图（Variable View）中定义变量后，在 SPSS 数据视图（Data View）中手动录入数据；②定义变量后将已准备好的数据复制到 SPSS 数据视图中；③打开软件后，通过 File→Open→Data 根据文件存储位置打开拟分析数据。本节以氟含量对女童掌 Ⅱ 皮质厚度影响的原始数据为例对使用 SPSS 软件进行 Meta 分析进行介绍，其中，N_highFu 和 N_LowFu 分别为高氟含量和低氟含量的样本量，M_highFu 和 M_LowFu 分别为高氟含量和低氟含量的均数，S_highFu 刚和 S_LowFu 分别为高氟含量和低氟含量的标准差（图 16-6）。

studyID	N_highFu	M_highFu	S_highFu	N_LowFu	M_LowFu	S_LowFu
1	26	2.30	.300	42	2.30	.330
2	55	2.40	.300	40	2.50	.320
3	46	2.50	.300	50	2.70	.350
4	45	2.60	.300	50	2.90	.450
5	45	2.80	.400	45	2.90	.360
6	52	3.00	.500	55	3.30	.370
7	46	3.20	.400	42	3.50	.480
8	45	3.50	.500	51	3.70	.540
9	45	3.60	.400	45	3.80	.400
10	42	3.80	.400	45	4.20	.420
11	44	4.00	.600	25	4.20	.410

图 16-6　SPSS 软件数据导入界面

2. 数据分析　导入数据后，点击 Analyze→Meta Analysis→Continuous Outcomes→ RawData...对数据信息、效应量、统计分析模型等参数进行设置（图 16-7）。

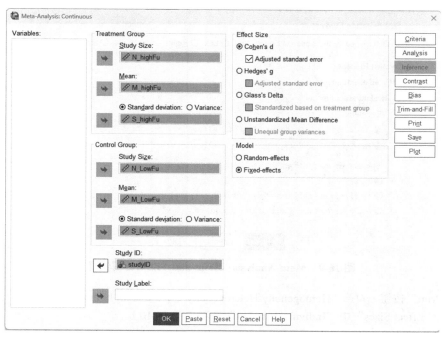

图 16-7　连续型变量参数对话框设置

点击右侧 "Bias" 按钮，勾选 "Egger's regression-based test"，激活 Egger 检验，其他选项默认即可（图 16-8）。

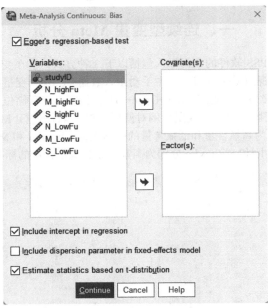

图 16-8　Meta-Analysis：Bias 对话框设置

点击 "Trim-and-Fill" 按钮，勾选 "Estimate number of missing studies"，并选择固定效应模型，其他选项默认即可（图 16-9）。

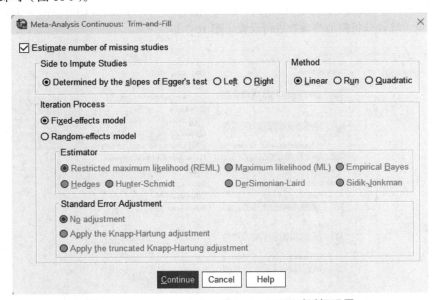

图 16-9　Meta-Analysis：Trim-and-Fill 对话框设置

点击 "Print" 按钮，勾选 "Homogeneity/Heterogeneity" 中 "Test of homogeneity" 和 "Heterogeneity measure" 及 "Effect Sizes" 中 "Individual studies" 选项（图 16-10）。

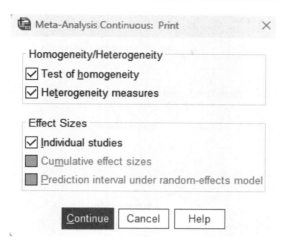

图 16-10　**Meta-Analysis Continous：Print 对话框设置**

点击 "Save" 按钮，勾选所有选项（图 16-11）。

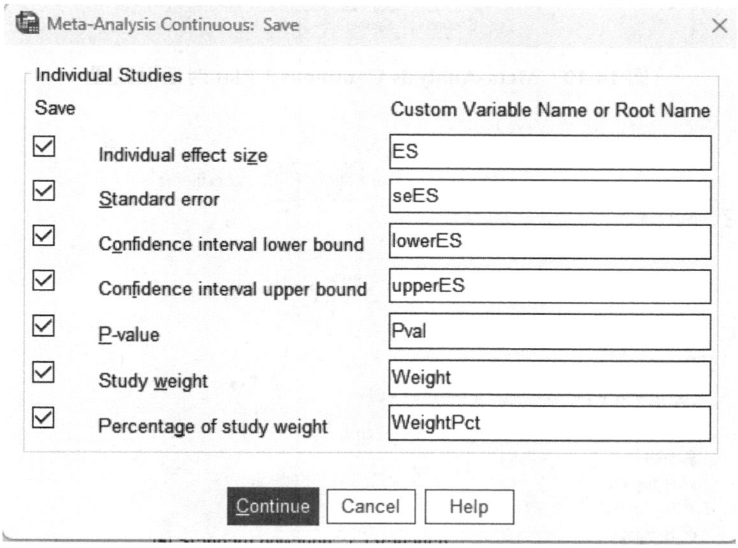

图 16-11　**Meta-Analysis Continous：Save 对话框设置**

　　点击 "Plot" 按钮，在 "Forest Plot" 勾选 "Forest plot"，相关设置见图 16-12；在 "Funnel Plot" 勾选 "Funnel plot"，相关设置见图 16-13。
　　3. 结果解释　相关参数设置完成之后在图 16-7 最下方点击 "OK" 按钮，运行结果基本信息如图 16-14，包括数据类型、结局指标类型、合并效应量计算方法、统计分析模型及权重的估算方法，本例为固定效应模型，并采用倒方差法估算权重。
　　图 16-15 为合并效应量的估计值（Effect Size=-0.518）、标准误、Z 检验统计量=-7.894、概率[Sig（2-tailed）]和合并效应量的 95%CI。本例 $P<0.001$，表示 Meta 分析的合并效应量与无效假设 0 相比较，差异有统计学意义。图 16-16 为单个研究效应量及其 95% 置信区间和权重。

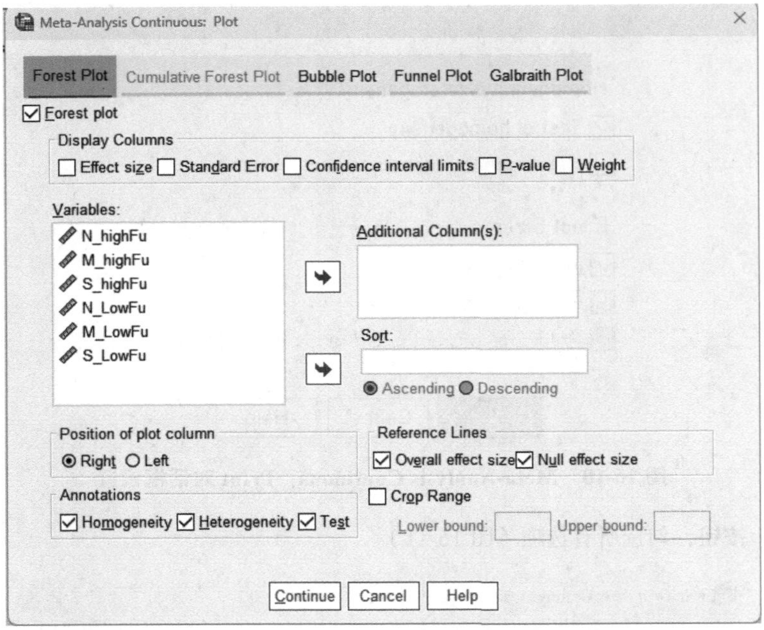

图 16-12　**Meta-Analysis Continous：Plot** 对话框设置

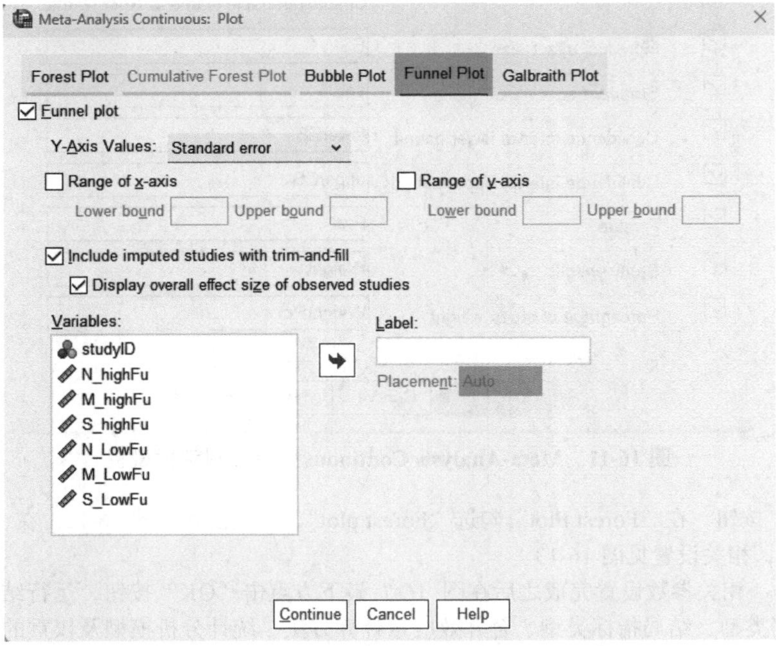

图 16-13　**Meta-Analysis Continous：Plot** 对话框设置

Meta-Analysis Summary

Data Type	Raw
Outcome Type	Continuous
Effect Size Measure	Cohen's d
Model	Fixed-effects
Weight	Inverse-variance

图 16-14　**Meta-Analysis** 基本信息

Effect Size Estimates

	Effect Size	Std. Error	Z	Sig. (2-tailed)	95% Confidence Interval	
					Lower	Upper
Overall	-.518	.0656	-7.894	<.001	-.646	-.389

图 16-15　效应量估计

Effect Size Estimates for Individual Studies

ID	Effect Size	Std. Error	Z	Sig. (2-tailed)	95% Confidence Interval		Weight	Weight (%)
					Lower	Upper		
1	.000	.2495	.000	1.000	-.489	.489	16.059	6.9
2	-.324	.2092	-1.550	.121	-.734	.086	22.859	9.8
3	-.612	.2091	-2.925	.003	-1.021	-.202	22.868	9.8
4	-.776	.2132	-3.642	<.001	-1.194	-.359	21.996	9.5
5	-.263	.2117	-1.241	.215	-.678	.152	22.303	9.6
6	-.685	.1991	-3.440	<.001	-1.075	-.295	25.223	10.9
7	-.682	.2197	-3.104	.002	-1.112	-.251	20.725	8.9
8	-.383	.2064	-1.857	.063	-.788	.021	23.468	10.1
9	-.500	.2142	-2.335	.020	-.920	-.080	21.803	9.4
10	-.974	.2272	-4.289	<.001	-1.420	-.529	19.373	8.3
11	-.371	.2525	-1.468	.142	-.865	.124	15.686	6.8

图 16-16　单个原始研究效应量及权重

图 16-17 为同质性检验的结果，$Q=14.360$（即 χ^2 值），$v=10$，$P=0.157>0.05$，提示纳入的研究同质性较好。图 16-18 为异质性评价的指标 I^2 和 H^2 的值及 95%CI。

Test of Homogeneity

	Chi-square (Q statistic)	df	Sig.
Overall	14.360	10	.157

图 16-17　同质性检验结果

Heterogeneity Measures

		Index	95% Confidence Interval	
			Lower	Upper
Overall	H-squared	1.436	.707	2.918
	I-squared (%)	30.4	.0	65.7

图 16-18　异质性评价指标

图 16-19 为发表偏倚评价（Egger 法）结果，结果显示，对 SE 的 t 检验结果为 $t=1.158$，$P=0.277>$ 0.05，提示本研究发表性偏倚较小。图 16-20 为发表偏倚检测（剪补法）结果，结果显示，无须补充新的文献（Number of imputed studies：0），提示无发表性偏倚或发表性偏倚较小，与 Egger 检验结论相同。

Egger's Regression-Based Test[a]

Parameter	Coefficient	Std. Error	t	Sig. (2-tailed)	95% Confidence Interval	
					Lower	Upper
(Intercept)	-1.604	.9402	-1.706	.122	-3.731	.523
SE[b]	5.006	4.3213	1.158	.277	-4.770	14.781

a. Fixed-effects meta-regression

b. Standard error of effect size

图 16-19　发表偏倚评价（Egger 法）

Effect Size Estimates for Trim-and-Fill Analysis

	Number	Effect Size	Std. Error	Z	Sig. (2-tailed)	95% Confidence Interval	
						Lower	Upper
Observed	11	-.518	.0656	-7.894	<.001	-.646	-.389
Observed + Imputed[a]	11	-.518	.0656	-7.894	<.001	-.646	-.389

a. Number of imputed studies: 0

图 16-20　发表偏倚评价工具——剪补法结果

图 16-21 为连续型变量 Meta 分析的森林图。合并效应量为-0.518，95%CI 不包含无效假设 0，故可认为高氟含量和低氟含量女童掌皮质厚度差异有统计学意义，高氟含量皮质厚度比低氟含量皮质厚度低，与图 16-15 结果一致。此外，在图 16-12 中勾选 "Effect size"、"Standard Error"、"Confidence interval limits"、"P-value" 和 "Weight" 选项后，森林图中将显示图 16-15 中具体信息。

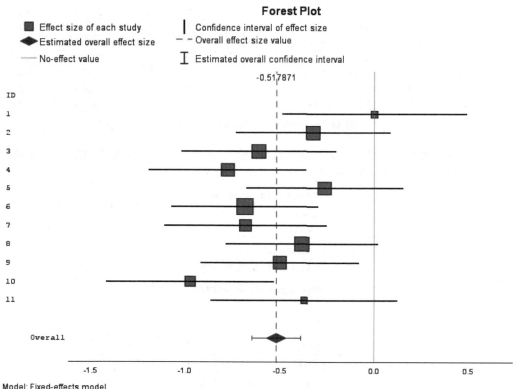

图 16-21　Meta 分析森林图

图 16-22 为 Meta 分析漏斗图，由于图形较对称，故提示不存在发表偏倚；与 Egger's 方法与剪补法检测方法一致。

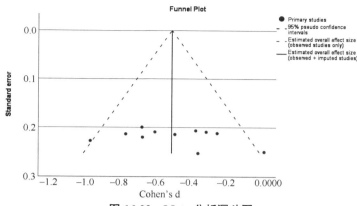

图 16-22　Meta 分析漏斗图

二、Meta 回归分析

1. 数据准备与导入　数据导入同连续型变量 Meta 回归数据导入，此处不再赘述。本节以接种疫苗后肺结核发病率为例对使用 SPSS 软件进行 Meta 回归进行介绍，其中，n_t 和 n_c 分别为接种疫苗组和未接种疫苗组的样本量，count_t 和 count_c 分别为接种疫苗后患肺结核人数和未接种疫苗患结核病的人数，ncount_t 和 ncount_c 分别为接种疫苗后未患肺结核人数和未接种疫苗且未患结核病的人数，lat 为拟做 Meta 回归的变量（图 16-23）。

	trial	lat	n_t	n_c	count_t	count_c	ncount_t	ncount_c	
1	1	44	123	139	4	11	119	128	
2	2	45	306	303	6	29	300	274	
3	3	42	231	220	3	11	228	209	
4	4	52	13598	12867	62	248	13536	12619	
5	5	13	5069	5808	33	47	5036	5761	
6	6	44	1541	1451	180	372	1361	1079	
7	7	19	2545	629	8	10	2537	619	
8	8	13	88391	88391	505	499	87886	87892	
9	9	27	7499	7277	29	45	7470	7232	
10	10	42	1716	1665	17	65	1699	1600	
11	11	18	50634	27338	186	141	50448	27197	
12	12	33	2498	2341	5	3	2493	2338	
13	13	33	16913	17854	27	29	16886	17825	

图 16-23　Meta 回归数据

2. 数据分析　进行 Meta 回归前须先进行 Meta 分析，此处数据类型为二分类变量，可参照连续型变量 Meta 分析进行分析，其中，效应指标选择 Lnrr（Log Risk ratio）值，模型设置选择随机效应模型。生成二分类变量 Meta 分析结果后，点击 Analyze→Meta Analysis→Meta Regression，对相关参数进行设置（图 16-24）。

点击 Print 按钮，出现 Meta-Regression：Print 对话框并进行设置（图 16-25）。勾选 "Model coefficient test"（显示模型系数检验）和 "Display exponentiated statistics"（显示指数统计量）。

点击 Plot 按钮，出现 Meta-Regression：Plot 对话框，对气泡图（Bubble plot）设置（图 16-26）。其他按钮设置默认，点击图 16-24 最下方 "OK" 按钮，出现 Meta-Regression 运行结果。

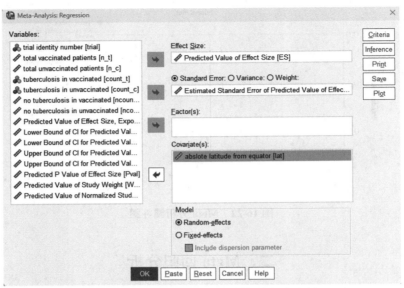

图 16-24　**Meta-Analysis：Regression** 对话框设置

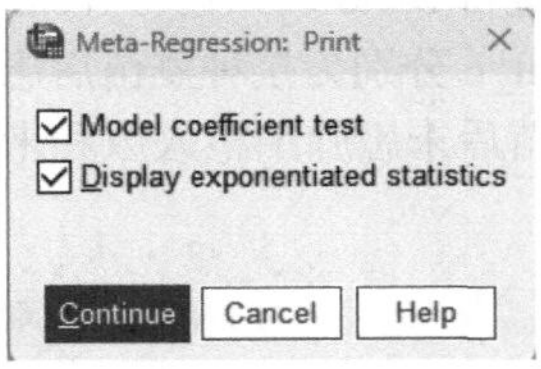

图 16-25　**Meta-Regression：Print** 对话框设置

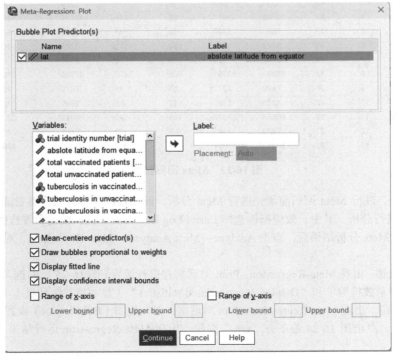

图 16-26　**Meta-Regression：Plot** 对话框设置

3. 主要结果及解释　图 16-27 为模型系数检验，$P<0.001$，提示模型系数不为 0，模型有统计学意义。

图 16-28 为 Meta 回归参数估计结果，$t=-3.705$，$P=0.003<0.05$，提示距离赤道的绝对维度对结局的影响具有统计学意义，提示维度为引起异质性的来源。图 16-29 结果显示了 τ^2、I^2、H^2 和 R^2（决定系数）的结果。

Model Coefficient Test

Wald Chi-square	df	Sig.
13.730	1	<.001

Tests the null hypothesis that all coefficients other than the intercept are equal to zero.

图 16-27　模型系数检验

Parameter Estimates

Parameter	Estimate	Std. Error	t	Sig. (2-tailed)	95% Confidence Interval Lower	95% Confidence Interval Upper
(Intercept)	.243	.2699	.901	.387	-.351	.837
abslote latitude from equator	-.029	.0079	-3.705	.003	-.047	-.012

图 16-28　Meta 回归参数估计结果

Residual Heterogeneity

Tau-squared	.089
I-squared (%)	71.5
H-squared	3.514
R-squared (%)	71.5

图 16-29　Meta 回归残差异质性评价

图 16-30 为 Meta 分析的气泡图，结果显示维度对肺结核的发病率有影响，与图 16-28 结果一致。

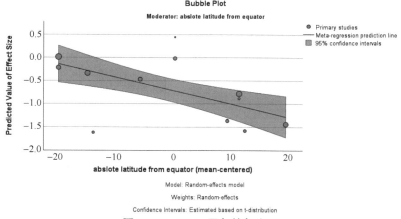

图 16-30　Meta 回归的气泡图

第十七章　SAS 软件

第一节　简　介

SAS（Statistics Analysis System），是美国 SAS 软件研究所研制的一套用于数据分析和决策支持的大型集成应用软件系统，具有完备的数据存取、数据管理、数据分析和数据展现功能。尤其是统计分析系统部分，由于具有强大的数据分析能力，一直为业界著名软件，在数据处理和统计分析领域，被誉为国际上的标准软件和最权威的优秀统计软件包。SAS 目前最高版本是 SAS 9.4，由于 SAS 软件较大（至少 8G），下载和安装均相对不易，因而现在出现了基于 web 浏览器的编程环境——SAS Studio，无须安装 SAS，可以在任何地点通过浏览器访问文件并执行所有 SAS 编码。此外，SAS 宣布推出高性能和可视化平台 SAS Viya 作为 SAS 平台的一部分，是一个代表 SAS 新一代分析框架的全新云就绪（cloud-ready）开放式综合分析平台，其支持云计算的内存分析引擎，可以提供更快地处理大量数据和最复杂的分析，包括机器学习、深度学习和人工智能，同时，支持 SAS 和其他语言编程的标准化代码库，如 Python、R、Java 等。

第二节　下载和安装

通过 https：//www.sas.com/zh_cn/home.html 购买并下载 SAS 软件外，也可以通过 SAS Viya 和 SAS Studio 使用 SAS。SAS Viya 提供了为期两周的免费试用和按小时付费两种模式，初学者版本（https：//www.sas.com/zh_cn/software/viya-for-learners.html）分为"教育工作者入口"和"学生入口"，可供教育工作者和学生可通过机构电子邮箱登录免费注册使用高级分析软件，用于教授和学习前沿数据科学技能。SAS Studio（https：//www.sas.com/ zh_cn/software/on-demand-for-academics.html）不仅面向教育工作者和学生，同时也支持任何自学者注册（https：//www.sas.com/zh_cn/software/studio.html）。本文使用 SAS 9.4 软件来实现 Meta 分析，由于 SAS 没有专门的 Meta 分析模块或命令，本节将介绍 Meta 分析在 SAS 软件的编程实现。

第三节　操作界面简介

SAS 9.4 的主操作界面类似于 Stata，在一个主窗口内包含若干个子窗口，并有菜单、工具条、状态栏等（图 17-1），其中三个最重要的窗口为程序编辑窗口（Program Editor）、日志窗口（Log）和结果输出窗口（Output）。程序编辑窗口用于在其中编写 SAS 程序；日志窗口记录程序是否运行成功，若运行出错则显示出错的地方，日志窗口中以红色显示的是错误信息。

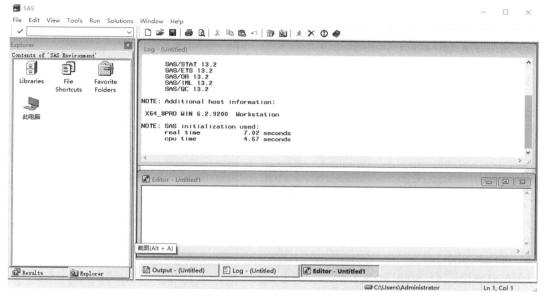

图 17-1　SAS 的主操作界面

第四节　数据分析与结果解释

一、连续型变量 Meta 分析

1. 数据准备和导入　建议 SAS 数据集包括以下 5 种方式：①data 步自行输入数据；②data 步利用 set 语句建立；③从外部调入；④利用 "导入数据" 功能建立；⑤利用 EFI（external file interface）功能导入。本节使用 data 步自行输入方式以《家庭干预对儿童肥胖治疗效果的 Meta 分析》一文中 BMI 值降低情况（表 17-1）为例介绍 SAS 软件实现双臂连续型变量的 Meta 分析。

表 17-1　SAS 软件实现连续型变量 Meta 分析数据表

ID	Study	试验组			对照组		
		n1i	x1i	s1i	n2i	x2i	s2i
1	Epstein LH	8	−3.7	2.7	11	−1.3	3.2
2	Jiang Jx	33	−2.6	1.6	35	−0.1	1.1
3	Kalarchian Ma	97	0.48	0.3	95	1.09	0.23
4	Nemet D	11	−0.7	1.8	11	−0.1	1.3

2. 数据分析　随机效应模型连续型变量 Meta 分析命令如下：

```
DATA exam11;  /*建立 SAS 数据集*/
INPUT n1i x1i s1i n2i x2i s2i;  /*输入各组样本量、均数和标准差*/
spi=SQRT (((n1i-1)*s1i**2+(n2i-1)*s2i**2)/(n1i+n2i-2));  /*计算合并标准误*/
di=(x1i-x2i)/spi;  /*计算标准化均值差*/
wi=n1i+n2i;  /*计算权重值*/
wid=wi*di;
wid2=wi*di**2;
s_num=4;  /*纳入分析文献数量*/
```

```
CARDS;    /*导入数据*/
8 -3.7 2.7 11 -1.3 3.2
33 -2.6 1.6 35 -0.1 1.1
97 0.48 0.3 95 1.09 0.23
11 -0.7 1.8 11 -0.1 1.3
;
DATA exam12;
SET exam11;
swi1+wi; swid1+wid; swid21+wid2;
id=_N_;
IF _N_=s_num THEN DO;
swi=swi1; swid=swid1; swid2=swid21;
END;
PROC SORT;
BY DESCENDING id;
DATA exam13; SET exam12;
hbd=swid/swi;        /*计算合并效应值*/
df=s_num-1;
sd2=（swid2/swi）-hbd**2;
se2=4*s_num/swi*（1+hbd**2/8）;
chisq=s_num*sd2/se2; df=s_num-1;    /*计算卡方值*/
p=1-PROBCHI（chisq, df）;   /*计算 P 值*/
IF sd2＞se2 THEN sde1=SQRT（sd2-se2）;
ELSE sde1=0;
low=hbd-1.96*sde1;    /*计算效应值 95%下限*/
up=hbd+1.96*sde1; /*计算效应值 95%上限*/
sdf=se2**0.5/s_num**0.5
flow=hbd-1.96*sdf;         /*计算退化为固定效应模型的效应值 95%下限*/
fup=hbd+1.96*sdf; /*计算退化为固定效应模型的效应值 95%上限*/
PROC PRINT;        /*打印结果*/
VAR n1i x1i s1i n2i x2i s2i di spi wi wid wid2;
VAR swi swid swid2 hbd low up chisq
p flow fup sd2 se2 sdf;
RUN;
```

固定效应模型分析命令需将 "df=s_num-1;" 后命令修改为:

```
q=swid2-（swid**2）/swi;     /*计算齐性检验的 q 值*/
p1=1-PROBCHI（q, df）;   /*计算 P 值*/
low=hbd-（1.96/（swi**0.5））;     /*计算效应值 95%下限*/
up=hbd+（1.96/（swi**0.5））;      /*计算效应值 95%上限*/
chisq=（swid**2）/swi;       /*计算卡方值*/
p=1-PROBCHI（chisq, df）;   /*计算 P 值*/
PROC PRINT;   /*打印结果*/
VAR n1i x1i s1i n2i x2i s2i di spi wi wid wid2;
VAR swi swid swid2 hbd q p1 low up chisq p;
```

3. **结果解释**　本节以随机效应模型连续型变量 Meta 分析为例,数据分析结果见图 17-2。其中,nli～S2i 分别为试验组和对照组的样本含量、均数和标准差;di 每个研究的标准化均值差;spi 为每个研究两组的合并标准差;wi 为各研究的权重;wid 为 wi*di;wid2 为 wi*di^2;swi 为权重的和(即纳入研究的总的样本量);swid 为各研究 wid 的和;swid2 为各研究 wid2 的和;hbd 为合并效应量(即 *SMD*)即 95%CI 的下线(low)和上线(up);chisq 为异质性检验的 *Q* 值和概率(*P*)值;flow 和 fup 为退化为固定效应模型的合并效应值(*SMD*)的 95%CI 区间。

SAS 系统

Obs	n1i	x1i	s1i	n2i	x2i	s2i	di	spi	wi	wid	wid2	swi	swid	swid2	hbd	low	up	chisq	p	flow	fup	sd2	se2	sdf
1	11	-0.70	1.8	11	-0.10	1.30	-0.38216	1.57003	22	-8.407	3.213	301	-585.644	1240.46	-1.94566	-2.93969	-0.95163	17.1382	.000661966	-2.21990	-1.67142	0.33552	0.078310	0.13992
2	97	0.48	0.3	95	1.09	0.23	-2.27896	0.26767	192	-437.560	997.180													
3	33	-2.60	1.6	35	-0.10	1.10	-1.83085	1.36548	68	-124.498	227.938													
4	8	-3.70	2.7	11	-1.30	3.20	-0.79888	3.00421	19	-15.179	12.126													

图 17-2　连续型变量 Meta 分析结果

二、二分类变量 Meta 分析

1. **效应量为 RD**

(1)数据准备和导入:本节以《新鲜粪菌移植在治疗艰难梭菌感染性腹泻方面的疗效及安全性的 Meta 分析》一文中不同输注方式(单次输注和多次输注)对艰难梭菌感染性腹泻治愈率的影响(表 17-2)为例介绍 SAS 软件实现使用固定效应模型进行双臂二分类变量的 Meta 分析,效应量为 *RD* 值。数据导入同连续型变量 Meta 分析,此处不再赘述。

表 17-2　SAS 软件实现二分类变量 Meta 分析数据表

ID	Study	单次输注		多次输注	
		nai	nbi	nci	ndi
1	Cammarota2015	13	7	18	2
2	Laniro2018	21	7	28	0
3	Lee2016	54	33	84	3
4	Van Nood2013	13	3	15	1

(2)数据分析

```
DATA exam21r;        /*建立 SAS 数据集 */
INPUT nai nbi nci ndi;      /*输入各研究四格表数据*/
m1i=nai+nci; n1i=nai+nbi;  /*计算周边合计*/
n2i=nci+ndi; m2i=nbi+ndi;
ti=nai+nbi+nci+ndi;      /*计算各研究总样本量*/
cai=nai/n1i; coi=nci/n2i;  /*计算各研究治愈率*/
rdi=abs(cai-coi);      /*计算率差*/
vrdi=m1i*m2i/(n1i*n2i*ti);
wi=1/vrdi; wirdi=wi*rdi;
s_num=4; /*纳入分析文献数量*/
CARDS;
13 7 18 2
21 7 28 0
54 33 84 3
13 3 15 1
```

```
;
DATA exam22r;
IF _N_=1 THEN DO UNTIL（LAST）;
SET exam21r  END=LAST;
swirdi+wirdi; swi+wi; svrdi+vrdi;
END; SET exam21r;
rdg=swirdi/swi;    /*计算合并 RD 值*/
ri2=rdi-rdg;
wri2=wi*（ri2**2）;
vrdg=1/swi;
DATA exam23r;
IF _N_=1 THEN DO UNTIL（LAST）;
SET exam22r END=LAST;
swri2+wri2;
END; SET exam22r;
DATA exam24r; SET exam23r;
chisq=（rdg**2）/vrdg; q=swri2;
p=1-PROBCHI（q, s_num-1）;
low=rdg-1.96/SQRT（swi）;    /*计算 RD 值 95%下限*/
up=rdg+1.96/SQRT（swi）;     /*计算 RD 值 95%上限*/
PROC PRINT;
VAR nai nbi nci ndi rdi wi wirdi;
VAR rdg q p low up;
RUN;
```

（3）结果解释：数据分析结果见图 17-3。rdi 为各研究间的率差；wi 为权重；rdg 为合并效应量（RD）及 95%CI（low，up）；q 为异质性检验 Q 统计量和概率 P。

SAS 系统

Obs	nai	nbi	nci	ndi	rdi	wi	wirdi	rdg	q	p	low	up
1	13	7	18	2	0.25000	57.348	14.3369	0.28055	3.03802	0.38580	0.19489	0.36621
2	21	7	28	0	0.25000	128.000	32.0000	0.28055	3.03802	0.38580	0.19489	0.36621
3	54	33	84	3	0.34483	265.098	91.4130	0.28055	3.03802	0.38580	0.19489	0.36621
4	13	3	15	1	0.12500	73.143	9.1429	0.28055	3.03802	0.38580	0.19489	0.36621

图 17-3　二分类变量 Meta 分析结果（效应量为 RD）

2. 效应量为 OR

（1）数据准备与导入：本节以《新鲜粪菌移植在治疗艰难梭菌感染性腹泻方面的疗效及安全性的 Meta 分析》一文中艰难梭菌感染性腹泻治愈率的影响（表 17-3）为例介绍 SAS 软件使用随机效应模型实现双臂二分类变量的 Meta 分析，效应量为 OR 值。数据导入同连续型变量 Meta 分析，此处不再赘述。

表 17-3　SAS 软件实现二分类变量 Meta 分析数据表

ID	Study	新鲜粪菌		其他治疗	
		ai	bi	ci	di
1	Cammarota2015	18	2	5	14
2	Hota2016	7	9	7	5

续表

ID	Study	新鲜粪菌		其他治疗	
		ai	bi	ci	di
3	Jiang2017（1）	25	0	20	4
4	Jiang2017（2）	25	0	18	5
5	Kelly2016	20	2	15	9
6	Lee2016	78	33	81	27
7	Van Nood2013（1）	15	1	4	9
8	Van2013（2）	15	1	3	10

（2）数据分析

```
DATA exam21r;        /*建立 SAS 数据集*/
INPUT ai bi ci di;       /*输入各研究四格表数据*/
ori=ai*di/（bi*ci）;      /*计算各研究 OR 值*/
ti=ai+bi+ci+di;      /*计算各研究总样本量*/
x=（bi*ci）/ti; x2=x**2; x1=x*ori;
CARDS;
18 2 5 14
7 9 7 5
25 0 20 4
25 0 18 5
20 2 15 9
78 33 81 27
15 1 4 9
15 1 3 10
;
DATA exam22r;
IF _N_=1 THEN DO UNTIL（LAST）;
SET exam21r END=LAST;
y+x; y1+x1; y2+x2;
END; SET exam21r;
ormh=y1/y;
q1=x*（LOG（ori）-LOG（ormh））**2;
DATA exam23r;
IF _N_=1 THEN DO UNTIL（LAST）;
SET exam22r（KEEP=q1）END=LAST;
q+q1; END;
SET exam22r; k=6;
IF（q>=（k-1））THEN d=（q-k+1）*y/（y**2-y2）; ELSE d=0;
wi=1/（d+（1/x））;
zi=wi*LOG（ori）;
DATA exam24r;
IF _N_=1 THEN DO UNTIL（LAST）;
SET exam23r（KEEP=wi zi）END=LAST;
swi+wi; szi+zi;
```

```
END; SET exam23r;
LABEL l='95%CI 下限' u='95%CI 上限';
ordl=EXP (szi/swi);
l=EXP (LOG (ordl) -1.96/SQRT (swi));
u=EXP (LOG (ordl) +1.96/SQRT (swi));
PROC PRINT DATA= exam24r;
TITLE '表 1'; RUN;
PROC PRINT DATA= exam24r (FIRSTOBS=1
OBS=1) ROUND LABEL;
TITLE'表 2';
RUN;
```

（3）结果解释：数据分析结果见图 17-4。结果包含了各研究 OR 值和一些中间的计算量（ti、x、x1 和 x2），合并效应量（ormh、ordl）及其 95%CI、权重 wi、异质性检验 Q 统计量和校正因子 d。

表1

Obs	wi	zi	swi	szi	q1	q	ai	bi	ci	di	ori	ti	x	x2	x1	y	y1	y2	ormh	k	d	l	u	ordl
1	0.15831	0.51083	1.34736	1.35136	1.6520	18.7793	18	2	5	14	25.2000	39	0.2564	0.066	6.46154	15.6054	31.0686	154.557	1.99088	6	2.41684	0.50380	14.7542	2.72637
2	0.34949	-0.20543	1.34736	1.35136	3.6655	18.7793	7	9	7	5	0.5556	28	2.2500	5.063	1.25000	15.6054	31.0686	154.557	1.99088	6	2.41684	0.50380	14.7542	2.72637
3	.	.	1.34736	1.35136	.	18.7793	25	0	20	4	.	49	0.0000	0.000	.	15.6054	31.0686	154.557	1.99088	6	2.41684	0.50380	14.7542	2.72637
4	.	.	1.34736	1.35136	.	18.7793	25	0	18	5	.	48	0.0000	0.000	.	15.6054	31.0686	154.557	1.99088	6	2.41684	0.50380	14.7542	2.72637
5	0.25315	0.45359	1.34736	1.35136	0.7937	18.7793	20	2	15	9	6.0000	46	0.6522	0.425	3.91304	15.6054	31.0686	154.557	1.99088	6	2.41684	0.50380	14.7542	2.72637
6	0.40020	-0.09541	1.34736	1.35136	10.4883	18.7793	78	33	81	27	0.7879	219	12.2055	148.974	9.61644	15.6054	31.0686	154.557	1.99088	6	2.41684	0.50380	14.7542	2.72637
7	0.10345	0.36403	1.34736	1.35136	1.1050	18.7793	15	1	4	9	33.7500	29	0.1379	0.019	4.65517	15.6054	31.0686	154.557	1.99088	6	2.41684	0.50380	14.7542	2.72637
8	0.08276	0.32375	1.34736	1.35136	1.0749	18.7793	15	1	3	10	50.0000	29	0.1034	0.011	5.17241	15.6054	31.0686	154.557	1.99088	6	2.41684	0.50380	14.7542	2.72637

表2

Obs	wi	zi	swi	szi	q1	q	ai	bi	ci	di	ori	ti	x	x2	x1	y	y1	y2	ormh	k	d	95%CI下限	95%CI上限	ordl
1	0.16	0.51	1.35	1.35	1.65	18.78	18	2	5	14	25.2	39	0.26	0.07	6.46	15.61	31.07	154.56	1.99	6	2.42	0.5	14.75	2.73

图 17-4　二分类变量 Meta 分析结果（效应量为 OR 值）

SAS 软件虽然为权威的统计软件，但没有 Meta 分析专门的模块和命令，如果要利用 SAS 软件完成的话，对研究者的要求比较高——不但要求研究者具有一定的数理统计知识，能看懂每一种 Meta 分析方法（如 Mantel-Haenszel 法、Peto 法、General Variance-based）的公式、计算过程；而且要非常熟悉 SAS 的编程语法，具有一定的编程基础。另外，Meta 分析的森林图、发表偏倚的漏斗图等，如果用 SAS 软件来实现的话，程序复杂，代码冗长，对编程能力要求较高。因而，对于非统计专业的学者，不建议使用 SAS 软件完成 Meta 分析。

第十八章 其他软件

第一节 OpenMEE 软件

一、简　　介

　　OpenMEE 软件是由布朗大学循证医学中心开发的一款开源、免费、跨平台软件，适合生态学家和进化生物学家的需求，但实际上也可以应用于医学领域。OpenMEE 可以进行经典的 Meta 分析、累积 Meta 分析、留一法 Meta 分析、Meta 回归分析、亚组分析和发表偏倚评价等，同时可以通过散点图和直方图直观显示分析数据和分析结果。OpenMEE 还提供了适用于生物学的特殊 Meta 分析功能，如系统发育 Meta 分析（phylogenetic meta-analysis）、自举 Meta 分析（boostrapped meta-analysis）等，分析不同物种间的共同进化历史，有相关需求的用户可以关注。

二、下载与安装

　　OpenMEE 是一款支持 Windows 和 Mac 两个操作系统的软件，可从官网 http://www.cebm.brown.edu/openmee/index.html 免费下载（图 18-1）。根据计算机操作系统版本选择相应的 OpenMEE 下载链接，下载完成后，只需解压到任意目录即可完成安装。

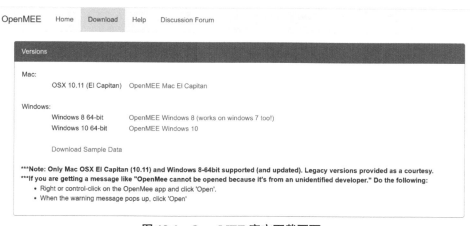

图 18-1　OpenMEE 官方下载页面

三、软件使用简介

　　1. 数据导入　OpenMEE 数据导入主要有 3 种方法：①在 OpenMEE 电子表格中直接手动输入；②打开以前保存的数据集（.ome）文件；③导入.csv 格式文件。在预览界面可以清楚地看到数据导入后的格式（图 18-2），在表格的顶部标有 "A" "B" "C" 等列，当数据输入新列时，OpenMEE 默认假定该列是一个新的分类变量并为其分配一个默认名称。当完成输入新数据时，必须指定数据类型（如二分类变量和连续型变量）。除了指定每列数据的类型之外，还可以为每列分配自定义标签（名称）。

179

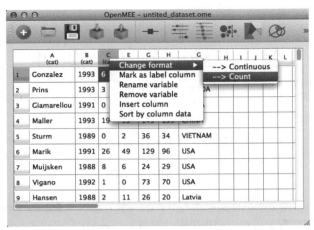

图 18-2　数据导入界面

2. 单项研究效应量计算　效应量是单项研究的结果，对于二分类变量，一般使用 *OR*、*RR*，对于连续变量，一般使用 *MD*、*SMD*，对于生存数据，可以使用中位生存时间、平均生存时间，也可以使用 *HR*。对于 Meta 分析而言，只存在合并效应量，在 OpenMEE 中单项研究效应量和合并效应量的计算是分开（图 18-3）。OpenMEE 可以对连续变量（Means and Stand. Devs）、二分类变量（2x2 Contingency Table）、比例数据（Proportions）、相关性数据（Corr elation Coefficients）进行分析。

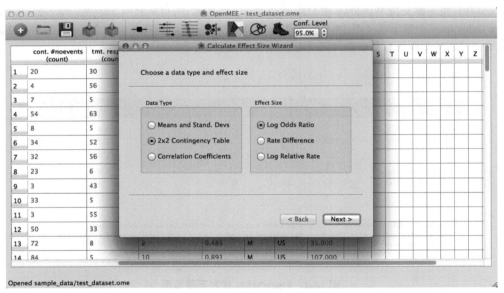

图 18-3　单项研究效应量计算

3. Meta 分析执行　在单项研究的效应量计算完成之后，可以对数据进行 Meta 分析。该软件可进行经典 Meta 分析、累积 Meta 分析（图 18-4）、敏感性分析（留一法）（图 18-5）、Meta 回归分析、亚组分析（图 18-6）、Bootstrapped Meta 分析（图 18-7）等。Bootsrapped Meta 分析本质上是累积 Meta 分析，其通过多次重复，得到一个相对稳定的结果，其结果采用直方图的形式展示。漏斗图可直观展示是否存在发表偏倚（图 18-8）。

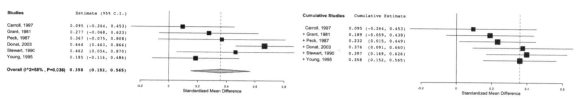

图 18-4 累积 Meta 分析结果

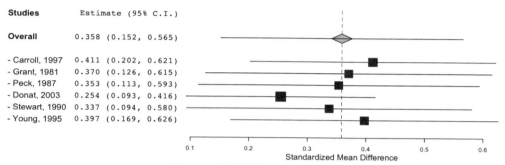

图 18-5 敏感性分析（逐一法）

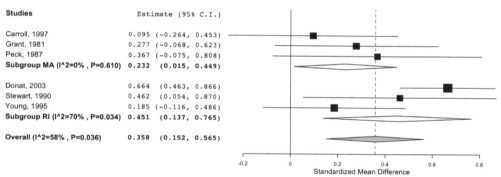

图 18-6 亚组分析

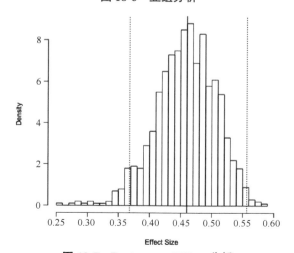

图 18-7 Bootsrapped Meta 分析

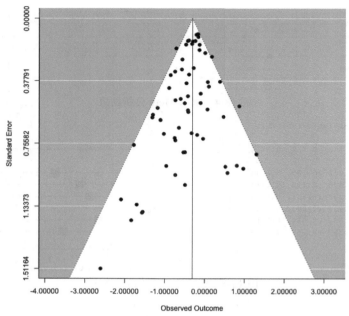

图 18-8 发表偏倚检测

4. 结果导出　OpenMEE 支持将分析结果输出到不同的程序中。对于图像（如森林图），最简单的做法是右键单击并从菜单中选择"将 PNG 图像另存为..."（图 18-9）。OpenMEE 还支持另存为 PDF 矢量图形，是出版物的首选。关于文本输出，如表格，可以通过右键单击访问菜单，然后可以将结果粘贴到 Word 文档中。或可使用"将结果导出为文本"按钮，会将所有显示的文本输出、保存到用户选择的文件中。

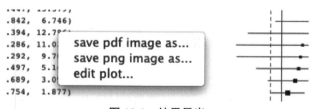

图 18-9 结果导出

四、优势与不足

1. 优势　①免费且开源：OpenMEE 是免费提供的软件，并且开源，这意味着用户可以自由获取和修改源代码，以满足个性化的需求；②数据处理和分析功能：OpenMEE 提供了丰富的数据处理和分析功能，包括导入和导出不同格式的数据、计算多种效应量、数据可视化以及常见的 Meta 分析方法等，满足用户在数据处理和分析方面的需求；③特殊 Meta 分析功能：OpenMEE 还提供适用于生物学的特殊 Meta 分析功能，扩展了分析的范围和深度。

2. 不足　①领域限制：尽管 OpenMEE 可以在医学领域应用，但它主要针对生态学家和进化生物学家的需求进行开发，因此在其他学科领域可能存在一定的局限性；②用户群体局限性：由于 OpenMEE 的特殊定位，它可能更适合具有一定专业知识的用户，对于非专业用户而言，可能需要一定的学习和适应过程。

第二节 MetaGenyo

一、简 介

MetaGenyo 由西班牙格拉纳达大学的基因组学和肿瘤学研究中心开发,旨在为研究人员提供一个简便易用的平台,用于执行和报告遗传关联研究的系统评价和 Meta 分析。MetaGenyo 具有多种功能,包括文献筛选、数据提取、偏倚风险评估、Meta 分析、漏斗图和发表偏倚检测等。MetaGenyo 是一款在线工具(https://metagenyo.genyo.es),打开即用,它提供了直观的用户界面和丰富的分析选项,使研究人员能够根据其研究目的和数据特点进行灵活的分析设置。该工具还包括了一系列有用的报告和图表,用于呈现分析结果和评估研究的可信度。

二、软件使用简介

1. 数据导入 MetaGenyo 需要特定的数据格式才能使用。每行数据必须有列名,带有基因分型数据的列名必须以基因型开头,不允许缺少值且需确保数据顺序正确(图 18-10)。获得所有数据后,用户必须将其保存为适合 MetaGenyo 的格式,该工具接受 Excel 文件(.xls 和.xlsx)和纯文本文件。

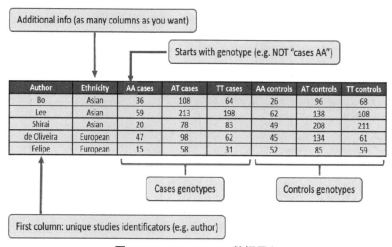

图 18-10 MetaGenyo 数据导入

2. 查看数据 提交数据后,用户须单击"用户的数据"选项卡进行审核(图 18-11)。如果用户的数据没有出现错误,则可以继续执行以下步骤。否则,用户必须返回"数据输入"选项卡并查看所选项是否符合数据特征。

3. Hardy-Weinberg 遗传平衡检验 在此选项中,用户会发现添加了两列新的数据:HW-P.value 和 HW-adjusted.P.value(图 18-12)。其中 HW-P.value 包含每项研究控制数据的 Hardy-Weinberg 平衡(HWE)卡方检验的 P 值,HW-adjusted.P.value 包含 P 值已通过 FDR 方法进行多次测试校正。

4. 关联值计算 在此选项中,用户可在左侧面板选择比较所计算的关联测试结果(图 18-13),这些结果包括(右侧界面):关联测试结果,如 Meta 分析中的研究数量、固定效应模型和随机效应模型的结果表格以及异质性检验结果。

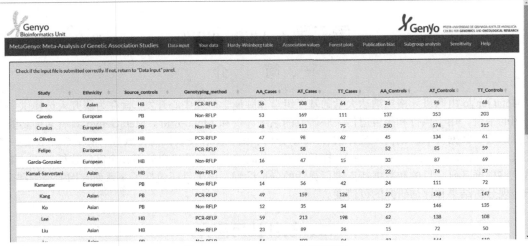

图 18-11　MetaGenyo 数据查看

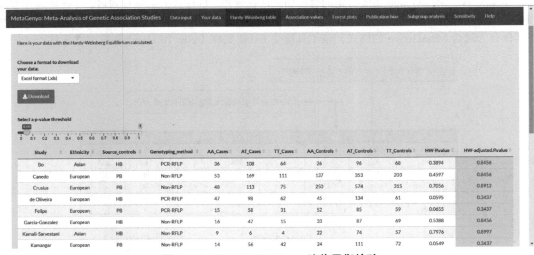

图 18-12　Hardy-Weinberg 遗传平衡检验

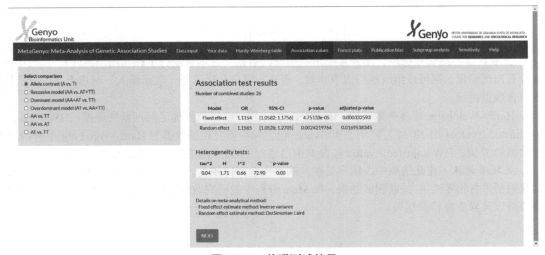

图 18-13　关联测试结果

5. 森林图　在此选项中，用户在左侧找到森林图（图 18-14）。森林图直观地表示了 Meta 分析中包含的研究之间的差异，它还提供了所有研究的综合结果的估计。

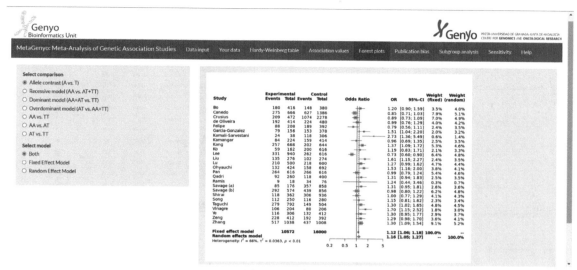

图 18-14　森林图

6. 发表偏倚　在此选项中，用户首先在左侧找到漏斗图（图 18-15），用于检查 Meta 分析中是否存在发表偏倚。如果漏斗图对称，则不存在发表偏倚。同时提供 Egger 检验结果。

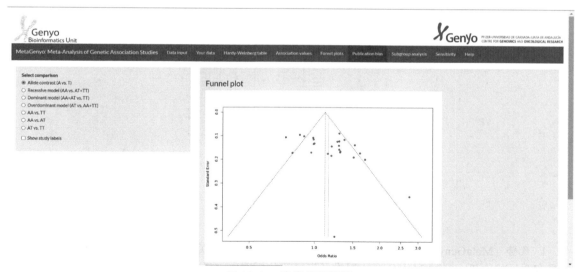

图 18-15　发表偏倚检测

7. 亚组分析　在此选项中，可以选择数据并根据数据列对研究进行分层（图 18-16）。将生成一个表格，包含每个亚组的 Meta 分析结果。

8. 敏感性分析　在此选项中，通过留一法进行敏感性分析（图 18-17）。每次排除一项研究，观察该研究对总体统计数据的贡献明显大于其他研究。

Model	Group	Number of studies	Association test			Heterogeneity			Publication bias
			OR	95% CI	p-val	Model	p-val	I^2	Egger's test p-val
Allele contrast (A vs. T)	Overall	26	1.1565	[1.0528; 1.2705]	0.0024219764	Random	0	0.657	0.0258
	Asian	17	1.2281	[1.1027; 1.3677]	0.0001835536	Random	5e-04	0.6121	0.078
	European	9	1.0093	[0.8734; 1.1662]	0.9006002678	Random	0.0252	0.5431	0.1273
Recessive model (AA vs. AT+TT)	Overall	26	1.1959	[1.0141; 1.4104]	0.0335063099	Random	0	0.5996	0.0571
	Asian	17	1.3272	[1.0735; 1.6407]	0.0089097764	Random	5e-04	0.6137	0.2198
	European	9	0.9464	[0.8072; 1.1097]	0.4976600318	Fixed	0.1183	0.3759	0.2306
Dominant model (AA+AT vs. TT)	Overall	26	1.2163	[1.0671; 1.3863]	0.0033545557	Random	0	0.6119	0.1083
	Asian	17	1.3003	[1.1346; 1.4901]	0.0001589045	Random	0.0112	0.4939	0.1821
	European	9	1.0483	[0.8141; 1.3498]	0.7147812363	Random	0.0046	0.639	0.2298
Overdominant model (AT vs. AA+TT)	Overall	26	1.0942	[0.9784; 1.2237]	0.1148479556	Random	8e-04	0.5335	0.9464
	Asian	17	1.1112	[0.9753; 1.2659]	0.1130507065	Random	0.0099	0.5005	0.7854
	European	9	1.0664	[0.8536; 1.3321]	0.5714004755	Random	0.0085	0.6105	0.8999
AA vs. TT	Overall	26	1.3129	[1.0813; 1.5941]	0.0059718446	Random	0	0.6301	0.0169
	Asian	17	1.4851	[1.1769; 1.8741]	0.0008622187	Random	8e-04	0.4994	0.0843
	European	9	1.0060	[0.7571; 1.3368]	0.9670662785	Random	0.0426	0.4994	0.1289
AA vs. AT	Overall	26	1.1099	[0.9435; 1.3057]	0.2694712519	Random	7e-04	0.5374	0.159
	Asian	17	1.2076	[0.9803; 1.4878]	0.0782776071	Random	0.0029	0.5551	0.3944
	European	9	0.9467	[0.7447; 1.2035]	0.6548174301	Random	0.0877	0.4195	0.3956
AT vs. TT	Overall	26	1.1863	[1.0409; 1.3519]	0.0104133277	Random	2e-04	0.566	0.4222
	Asian	17	1.2479	[1.0926; 1.4253]	0.0010939489	Random	0.0387	0.413	0.5824
	European	9	1.0720	[0.8098; 1.4191]	0.6273612056	Random	0.0022	0.6674	0.5078

图 18-16　亚组分析

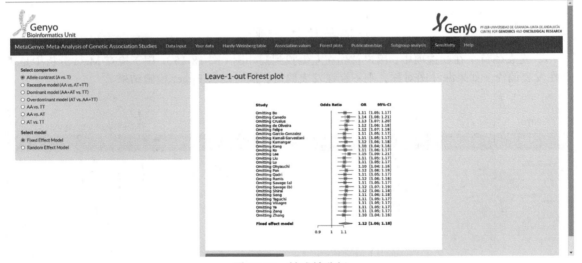

图 18-17　敏感性分析

三、优势与不足

1. 优势　MetaGenyo 作为一款简便易用的工具，在进行遗传关联研究的系统评价和 Meta 分析方面具有明显的优势。同时 MetaGenyo 提供了丰富的分析选项，包括固定效应模型和随机效应模型的结果、异质性检验结果、亚组分析和敏感性分析结果等。这使得用户可以根据研究目的和数据特点进行灵活的分析设置。MetaGenyo 提供了一系列有用的报告和图表，用于呈现分析结果和评估研究的可信度。

2. 不足　MetaGenyo 对输入数据有特定的格式要求，包括列名、基因分型数据的格式和顺序等。这可能需要用户在准备数据时进行额外的处理和调整。MetaGenyo 作为在线工具，可能受限于数据传输和服务器性能等方面的限制。

第三节　MetaDTA

一、简　　介

MetaDTA 是一个基于 Web 的交互式应用程序,用于进行诊断准确性试验的 Meta 分析,可通过 https：//crsu.shinyapps.io/dta_ma 免费访问，适用于具有最新 Web 浏览器的任何用户。MetaDTA 使用 R 软件构建，主要使用现有的 R 包 Shiny 和 lme4，其中 Shiny 允许构建交互式 Web 应用程序并将其托管在服务器上，而统计分析使用 lme4 包。

MetaDTA 可生成 SROC 曲线和敏感度、特异度综合结果及其可信区间。MetaDTA 具有强大的图形功能，允许自定义 SROC 曲线并考虑质量评估结果或其他协变量的分布。MetaDTA 还可通过排除研究来进行敏感度分析，以检查结果的稳定性。

二、软件使用简介

1. 数据导入　数据加载页面由左侧的灰色框和 3 个选项（文件上传、示例数据集和数据分析）组成（图 18-18）。数据文件的第一行应包含列标题，并且这些标题必须以特定的方式标记。数据文件至少应有 6 列，包含作者、年份、真阳性值、假阴性值、假阳性值和真阴性值。Excel 表格必须以.csv 格式保存，才能上传至 MetaDTA。列标题的标签区分大小写，作者字段对于每一行数据都应该是唯一的，且研究在上传时必须按作者列的字母顺序从 A 到 Z 排序。

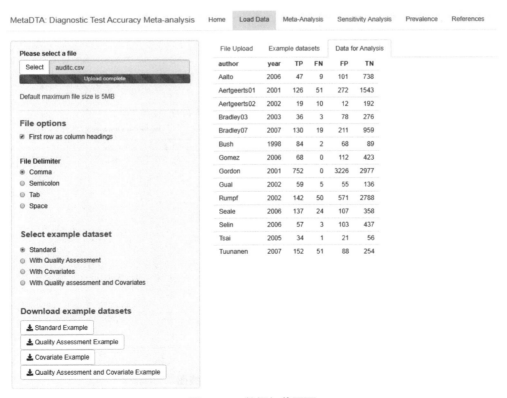

图 18-18　数据加载页面

2. 执行 Meta 分析　MetaDTA 使用 Chu 和 Cole 的随机效应双变量模型拟合进行 Meta 分析。基于敏感度和特异度建模，假设每个研究的估计值变化，来自一个具有无结构的研究间协方差矩阵的共同潜在分布。在 Meta 分析页面上，"单个研究结果"选项显示了包含每个研究的敏感度和特异度的表格（图 18-19）。

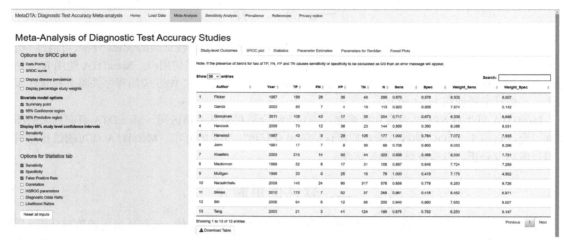

图 18-19　单个研究结果

3. 绘制受试者工作曲线　利用层次综合受试者工作特征曲线（hierarchical summary receive operating characteristic，HSROC）模型自动绘制 HSROC 曲线（图 18-20）。

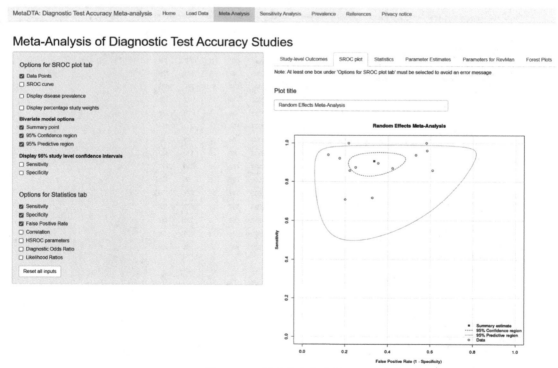

图 18-20　受试者工作曲线图

4. 绘制森林图　在 Meta 分析页面上，"Forest Plots"选项显示敏感度和特异度的森林图（图 18-21），提供 PNG 或 PDF 格式。

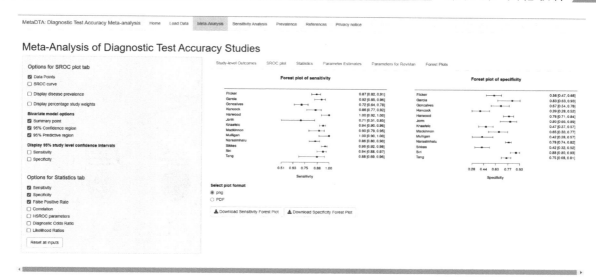

图 18-21 森林图绘制

5. **敏感性分析** 敏感性分析界面与 Meta 分析界面布局相同，但增加了一个新的功能。在左侧灰色框的底部，显示包含在 Meta 分析中所有研究的列表。可通过单击旁边的选择框从敏感性分析中排除某研究。MetaDTA 可使用 QUADAS-2 工具和协变量处理与质量评估相关的数据。在敏感性分析中可以排除质量较低的研究后重新合并数据（图 18-22）。

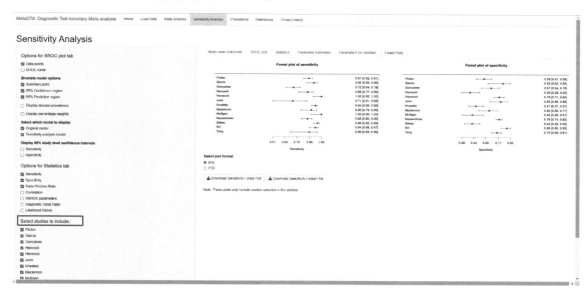

图 18-22 敏感性分析

6. **患病率预测** 患病率预测界面根据 Meta 分析结果，预测在临床实践中根据给定的疾病患病率，预测有多少患者获得真阳性、假阳性、真阴性和假阴性结果，并帮助将结果与临床问题联系起来。默认患病率设置为 Meta 分析中所有研究的患病率均值，默认患者人数设置为 1000。可使用页面左侧灰色框中的选项更改这两个选项（图 18-23）。

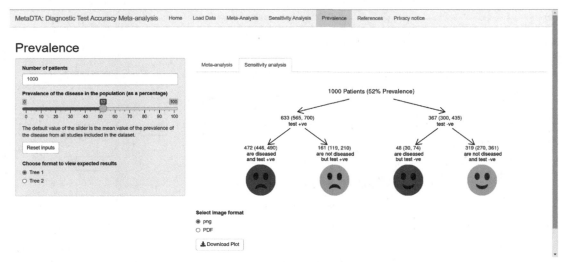

图 18-23　患病率预测

三、优势与不足

1. **优势**　MetaDTA 是进行诊断准确性试验 Meta 分析的交互式 Web 应用程序，提供直观易用的界面，使用户能够轻松导入数据进行 Meta 分析，并可根据需要自定义图形特征。同时 MetaDTA 允许用户自定义 SROC 图形特征和考虑质量评估结果或其他协变量的分布进行敏感性分析，从而满足不同研究需求。

2. **不足**　MetaDTA 要求输入的数据遵循特定的列标签和格式要求，对于非技术专业的用户可能需要一定的数据预处理和准备工作。较大的数据集可能会对性能和加载速度产生影响，因此对于非常大型的数据集，可能需要额外的计算资源。

第三篇 自动化软件篇

第十九章 文献自动化检索软件

第一节 2Dsearch

一、简　介

2Dsearch 是一款结构化、系统化搜索平台，旨在为研究人员快速、准确地搜索所需文献信息，实现了与 PubMed、IEEE Xplore、ACM Guide、ERIC、IDEAS 等数据库以及 Trip Database、Google、Yandex 等搜索引擎的互联互通，同时加入了人工智能技术，可以为用户提供更加精准的文献检索结果，引入了更多的机器学习算法和自然语言处理技术，提高了自动化和智能化程度。

二、下载与安装

2Dsearch 是一款基于网络的在线应用程序，不需要下载或安装，用户可通过访问 2Dsearch 官方网站（https：//www.2dsearch.com），点击"LAUNCH 2DSEARCH"运行程序，创建账户登录即可实施信息检索（图 19-1）。

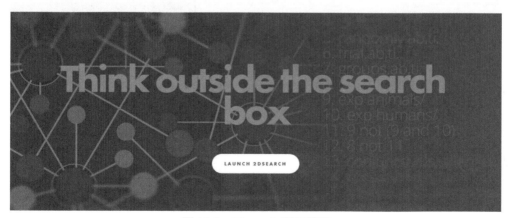

图 19-1　2Dsearch 网页界面

三、软件使用简介

2Dsearch 的操作界面非常简洁，可进行检索、下载、保存、导入和导出等工作（图 19-2）。

1. *搜索栏*　用户按照 PICO 原则输入关键词，关键词输入后该软件可以自动构建与不同数据库相匹配的检索表达式，实现不同数据库的自动搜索准备工作。

2. 结果栏　以缩略图列表形式呈现搜索结果，用户可以滚动页面或点击分页按钮进行导航。

3. 上传文件　用户上传本地文件并在 2Dsearch 上进行搜索。

4. 共享功能　用户将搜索结果通过电子邮件或社交媒体分享给他人。

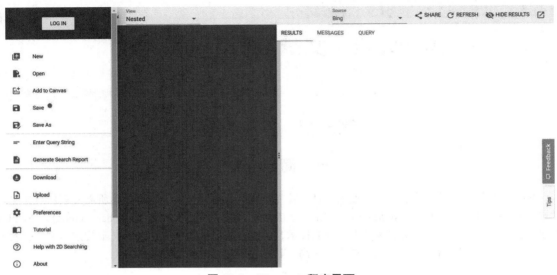

图 19-2　2Dsearch 程序界面

在检索过程中，根据研究主题的 PICO 确定检索词后，2Dsearch 会自动根据用户设置的检索词进行搜索策略的组合，然后通过选择文献的数据库来源后，2Dsearch 会自动匹配不同数据库的检索方案并将检索结果显示在屏幕上，展开搜索结果可以在所检数据库中查看相关文献，同时可以下载 tds 格式到本地以供下一次直接打开使用，还可以保存、下载、分享相关检索信息和结果（图 19-3）。

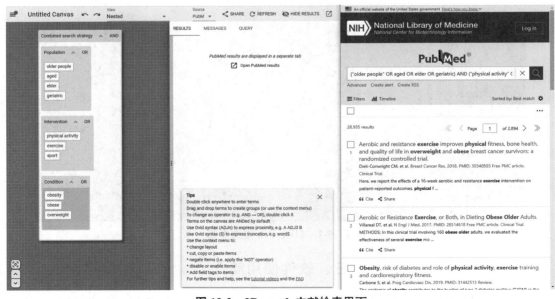

图 19-3　2Dsearch 文献检索界面

第二节　A2A

一、简　　介

A2A（Apples to Apples）是由澳大利亚联邦科学与工业研究组织开发的生物医学文献检索平台，旨在帮助研究人员更快速、准确地检索和筛选相关文献，提高研究效率和质量。A2A 提供了一个易于操作的基于 Web 的图形用户界面，允许用户定义和执行生物医学信息检索实验并探索其评估结果。A2A 首先对用户输入的查询语句进行分析和理解，然后根据查询语句和文献内容的匹配程度，对文献进行排序和筛选。A2A 平台还可以根据用户的反馈来优化检索结果，提高检索效果。

二、下载与安装

A2A 是基于 Web 的在线工具，无需下载和安装。用户只需在浏览器中输入 https：//a2a.csiro.au/benchmarking，即可进入 A2A 应用平台，注册账户后即可使用平台提供的文献检索功能。

三、软件使用简介

A2A 提供了一个易于使用的应用界面（图 19-4），界面提供 5 个功能按钮：

1. "My job"　提供用户完成所有项目的视图界面，包括执行状态和成功完成项目的简短结果报告。该工具栏提供了用于删除或切换到特定项目的详细视图的按钮：①单个项目视图：除了表格视图中已有的信息外，该页面还报告输入参数的完整列表、逐个主题的评估结果以及提交给检索引擎查询的最终版本，还提供了一个用于下载 TREC 格式的检索和评估结果文件的链接。②结果视图（通过单个项目视图访问）：允许用户浏览给定成功完成请求的前 50 个（每个主题）结果的页面。

My jobs　New request　Resources　About　Log out

Apples to Apples +
Biomedical search benchmarking

图 19-4　A2A 应用界面导航栏

2. "New request"　提供用于指定新实验运行的参数并请求其执行的界面（图 19-5）。
3. "Resources"　包含指向其他资源下载链接的界面：TREC 主题文件、用于主题处理和查询公式的示例脚本以及这些脚本生成结果的一些示例（修改后的主题文件）。
4. "About"　提供系统基本信息。
5. "Log out"　登出系统。

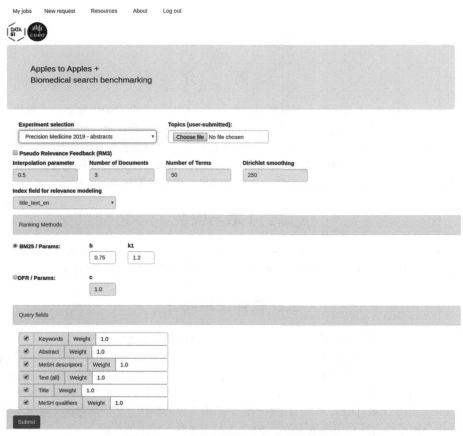

图 19-5　A2A 设置新实验运行参数的界面

第三节　Researchr

一、简　　介

Researchr 是基于自然语言处理技术的文献信息管理平台，旨在帮助研究人员更加高效地管理、检索和浏览文献信息。该软件由荷兰 Delft 理工大学软件工程研究小组开发，涵盖了医学、经济学、计算机科学等众多领域的内容。

二、下载与安装

Researchr 是一个在线应用平台，用户只需要访问 Researchr 的官方网站（https：//researchr. org/publication/Visser2010）即可使用该平台的各项功能。

三、软件使用简介

用户可以在 Researchr 平台上浏览、检索和管理文献信息。平台提供了作者、期刊、团队等检索字段，同时提供了文献过滤器，用户可以通过年份、作者等过滤文献，获取所需研究主题文献。

1. 在"explore"页面上用户可以根据 Tags、Journals、Conferences、Authors、Groups 等标签检索该

网站所涵盖的文献信息（图 19-6）。

2. 在"calendar"页面上（New Conferences、Events、Deadlines），用户可以查看特定会议的信息，包括日程安排、会议地点等（图 19-7）。

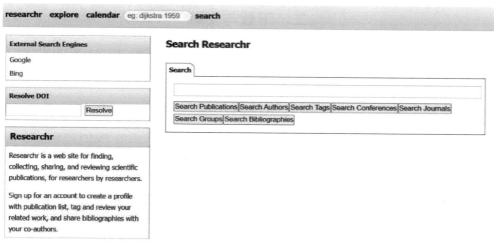

图 19-6　Researchr 软件检索首页

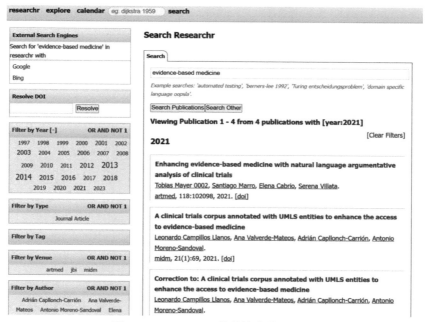

图 19-7　Researchr 软件检索结果界面

第四节　Yale MeSH Analyzer

一、简　介

Yale MeSH Analyzer 是由美国耶鲁大学医学图书馆开发的自动化 Meta 分析工具，该工具利用了美国国家生物技术信息中心（National Center for Biotechnology Information，NCBI）提供的 PubMed 文献数据库和 MeSH（Medical Subject Headings）词表系统，通过计算每篇文献对应的 MeSH 词在词库中的频率、覆盖范围等指标，产生一个可视化的 MeSH 分析网格，将多篇文献的关键词特征以图表形式呈现，方便用户更快速、更直观地掌握文献的主题、研究方向、学科交叉等情况。

二、下载与安装

Yale MeSH Analyzer 是基于 Web 的在线工具，无须下载和安装。用户只需访问官网（https：//mesh.med.yale.edu）即可使用。

三、软件使用简介

在 Yale MeSH Analyzer 主界面，将待分析的 PubMed 论文列表中文章的 PMID 拷贝至文本框中，勾选想要纳入网格分析的选项，点击"Go!"按钮，系统将自动获取每篇文章的 MeSH 词并生成一个 MeSH 分析网格。生成的 MeSH 分析网格支持以网页 HTML 形式展示，也支持直接导出为 Excel 格式（图 19-8）。

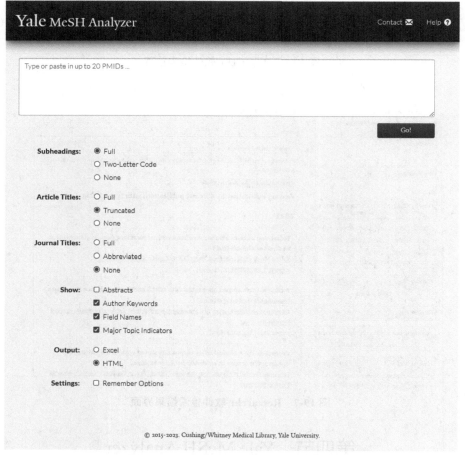

图 19-8　Yale MeSH Analyzer 应用首页

1. **网格选项**　用户可以选择在生成的分析网格中包含或排除某些元素：①Subheadings（副标题）可以完整显示、以两个字母的代码显示，也可以不显示；②Article titles（文章标题）可以完整显示、截断或不显示；③Journal titles（期刊名称）可以完整显示、缩写显示或不显示；④Abstracts（摘要）可以显示或不显示；⑤Author-assigned keywords(作者指定关键字)可以显示或不显示；⑥Major topic indicators（the asterisk）（主要主题指示符）可以显示或不显示；⑦The field name column（字段名称）可以显示或不显示。

2. MeSH 分析网格　MeSH 分析网格可以通过以易于扫描的表格格式显示文献在 MEDLINE 数据库中的索引方式来帮助识别检索策略中的问题（图 19-9）。通常，网格中的每一列代表一篇文章，文章的标识信息如 PMID、标题、作者和出版年份等均显示，以便于研究者快速浏览相关信息。

3. 输出格式　支持 Excel 格式和 HTML 格式。

PMID	23508659	20213300	20135949	24931866
Title	Provisional report on diving-related fatalities in Australian w...	Shark-bitten vertebrate coprolites from the Miocene of Maryland.	Mortality and management of 96 shark attacks and development of...	Fatal attack by a juvenile tiger shark, Galeocerdo cuvier, on a...
Author (Year)	Lippmann J (2013)	Godfrey SJ (2010)	Lentz AK (2010)	Clua E (2014)
MeSH Headings	Adult Aged Aged, 80 and over Animals Asphyxia / mortality Australia / epidemiology Autopsy	Alligators and Crocodiles / anatomy & histology Animals Atlantic Ocean	Adolescent Adult Animals	Adolescent Animals
	Bites and Stings / mortality	Bacteria Bites and Stings / pathology Bites and Stings / veterinary	Bites and Stings* / diagnosis Bites and Stings* / mortality Bites and Stings* / therapy	Bites and Stings / complications*
	Cause of Death* Craniocerebral Trauma / mortality	Coprophagia / history	Child	
	Diving / statistics & numerical data* Drowning / mortality			
			Emergencies	
	Female	Feces* Fossils*	Female	Fatal Outcome
	Heart Diseases / mortality Humans	History, Ancient	Humans	Humans
	Intracranial Embolism / mortality			
	Male Middle Aged	Maryland	Male Middle Aged	Male
				New Caledonia
				Oceans and Seas
			Retrospective Studies	
	Sharks	Sharks / anatomy & histology* Sharks / physiology Snake Bites / pathology* Spores	Sharks*	Sharks* Shock / etiology* Sports*
			Trauma Severity Indices*	
			United States / epidemiology	
		Vertebrates / anatomy & histology*		
	Young Adult			
Author Keywords	Diving deaths breathhold diving case reports diving accidents scuba surfacesupply breathing apparatus (SSBA)			Inter-dental distance Kitesurfing Top predator Unprovoked

图 19-9　MeSH 分析网格

第五节　Publish or Perish

一、简　　介

Publish or Perish（PoP）是由英国伦敦密德萨斯大学国际管理学 Anne-Wil Harzing 教授开发的一款免费文献检索工具，旨在帮助研究人员快速检索和分析学术成果，它主要通过 Google Scholar 和 Microsoft Academic Search 搜索引擎获取学术成果，然后对其进行分析并提供论文数量、引用次数、H-index 等内容。Publish or Perish 可帮助研究者快速进行文献回顾，以确定特定领域中被引用次数最多的文献和（或）学者，研究人员可以使用该软件确定已经在特定领域开展的相关研究或评估特定主题的文献随时间的变化情况，并基于分析结果确定研究方向。

二、下载与安装

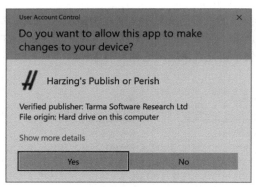

图 19-10　PoP 软件安装安全警告对话框

1. 下载　Publish or Perish 软件可通过官网（https：// harzing.com/resources/publish-or-perish）网站下载，该软件支持 Windows、Mac OS 和 Linux 操作系统。

2. 安装　双击下载的文件启动 PoP8Setup.exe 安装程序，一般会出现一个安全警告对话框，见图 19-10。确认发布者名称为 Tarma Software Research Ltd 后，点击继续或是，按照屏幕上的说明确认接受许可协议，启动在计算机上安装 Publish or Perish 软件。

3. 运行　安装完成后，点击开始菜单按钮中的所有程序，在所有程序中点击 Publish or Perish 即可打开 Publish or Perish 程序界面（图 19-11）。

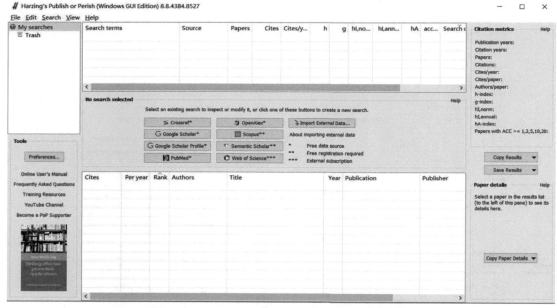

图 19-11　Windows 中 Publish or Perish 软件界面

三、软件使用简介

PoP 支持通过 Crossref Search、Google Scholar Search、OpenAlex Search、Semantic Scholar Search 等查询获取引文信息，然后对其进行分析并转换为统计数据。统计结果可复制到 Windows 剪贴板（用于粘贴到其他应用程序）或保存到本地文件。Publish or Perish 主窗口中重要的区域见图 19-12。

1. Navigation panel（导航面板）　该区域包含引文分析页面和各种程序资源的链接。点击链接可转到指定页面或执行操作。点击标题可以折叠节标题，通过再次点击同一标题行来恢复它们。

2. Announcements panel（公告面板）　此区域显示有关 Publish or Perish 软件或相关主题（如引文分析）的公告。要阅读有关特定公告主题的更多信息，请点击"More information..."链接。

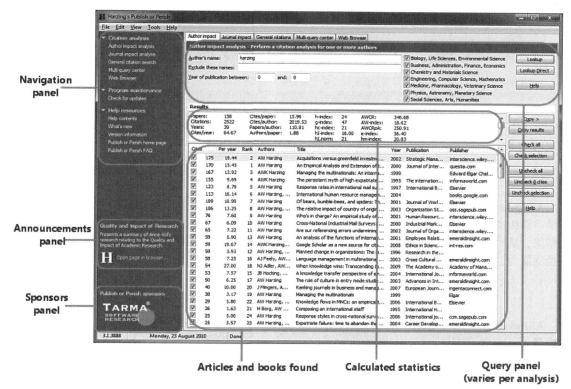

图 19-12　Publish or Perish 软件主窗口

3. Sponsors panel（赞助商面板）　此区域显示支持 Publish or Perish 软件开发的赞助商的徽标。点击徽标可访问赞助商的网站。

4. Articles and books found（找到的文章和书籍）　此区域显示与检索查询匹配的文章和书籍列表。有关此区域的更多主题信息，请参阅结果面板。

5. Calculated statistics（计算统计）　此区域显示根据检索查询的结果计算的统计信息（图 19-13）。

Results		Vital statistics				Detailed metrics
Papers:	298	Cites/paper:	32.12	h-index:	44	"a harzing": all
Citations:	9572	Cites/author:	7094.99	g-index:	95	Query date: 2015-12-06
Years:	21	Papers/author:	215.21	hI,norm:	36	Papers: 298
Cites/year:	455.81	Authors/paper:	1.76	hI,annual:	1.71	Citations: 9572
						Years: 21

图 19-13　Publish or Perish 查询结果面板

6. Query panel（查询面板）　此区域包含检索查询的输入字段，字段选择取决于检索类型；进行一般文献/引文查询检索时，其查询面板里包含 Cites、Author（s）、Title、Year、Source、Publisher、DOI、Journal ISSN、Volume、Issue、CitesPerYear、CitesPerAuthor、AuthorCount、Abstract 等字段。

点击右侧工具栏"Copy results"可将所有当前选定的结果以及相应的指标复制到 Windows 剪贴板，然后可将它们粘贴到另一个应用程序中进行统计分析。

点击工具栏"File"可弹出各种保存命令的菜单，可将统计信息保存为 BibTex、CSV、EndNote、RIS 等多种格式，也可将其存储为多种参考文献格式（APA、Chicago、CSIRO、MLA 等）以供写作引用。

第二十章　文献自动化筛选软件

第一节　ASReview

一、简　　介

ASReview 是由荷兰乌得勒支大学研究团队开发的开源 Python 软件包，用于基于人工智能技术和机器学习算法实现文献的自动化筛选。该软件采用主动学习策略，可根据用户的反馈不断地学习和优化筛选结果，从而减轻人工筛选文献的工作量。此外，ASReview 还可以根据筛选结果实时更新其模型，提高预测能力，减少无关文献的数量。

二、下载与安装

ASReview 是一款开源的 Python 软件包，可以在 Python 环境中运行。以下是 ASReview 的下载和安装步骤：

1. 安装 Python 环境　在安装 ASReview 之前，需要在电脑上安装 Python 环境。在 Python 官网（https：//www.python.org）下载对应操作系统的 Python 安装包，并按照官方的指引进行安装。安装完成后，需要添加 Python 到系统环境变量中。此外，使用 pip 工具安装需要的 Python 包和 Python 库，如使用"pip install numpy"命令安装 NumPy 库。建议使用 Python 3.7 以上版本，并推荐使用 Anaconda 发行版，因为它包含了很多科学计算所需的库。

2. 安装 ASReview　打开命令行窗口（Windows 用户按下 Win+R 并输入"cmd"，Mac 用户按下 Command+Space 并检索 Terminal），输入"pip install asreview"命令，并按下回车键，等待安装完成。

3. 运行 ASReview　在命令提示符或终端中输入"asreview"，按 Enter 键运行。如果 ASReview 成功安装，则会看到可用的命令列表。

4. 启动 ASReview　ASReview 有两种操作界面：命令行界面和 Web 界面。命令行界面是在终端中通过命令行进行操作的界面，需要用户具备一定的命令行使用经验。另一种方式是使用 ASReview 提供的基于 Web 的界面，不需要用户具备命令行操作经验。若想在 Web 界面中使用 ASReview，请输入"asreview web"命令，并按 Enter 键启动。启动后，ASReview 会在默认浏览器中打开 Web 界面。

三、软件使用简介

ASReview 的 Web 图形用户界面提供了更直观和友好的操作方式，可以方便地进行文献导入、筛选、标注和导出等工作（图 20-1）。在操作界面中，有以下几个核心功能：

1. 首页　展示已有的项目列表，可以新建项目或者进入已有项目进行筛选。

2. 项目页面　包括数据导入、标注和筛选等功能，以及当前项目的状态和进度展示，用户可以上传文献数据集、设置筛选参数，然后开始筛选。

3. 设置页面　可以设置筛选参数，如关键词、文献的筛选顺序、标注方式等。

4. 帮助页面　提供关于 ASReview 使用的文档、FAQ 及 ASReview 论坛的链接等信息。

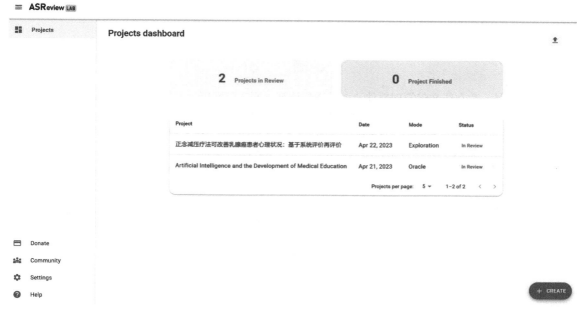

图 20-1　ASReview 软件界面

在筛选过程中，ASReview 会自动根据用户设置的参数进行文献的自动筛选，并将已筛选过的文献显示在屏幕上，供用户进行标注（图 20-2）。用户对文献进行标注后，ASReview 会根据用户的标注结果自动调整模型参数，并进行下一轮文献的自动筛选。同时，用户还可以选择多种筛选算法，如基于机器学习的主动学习算法、基于人工智能的深度学习算法等。筛选完成后，ASReview 会输出筛选结果并生成一份包含所有筛选文献的列表。用户可以查看已标注的文献并进行进一步的筛选和标注工作，也可以将筛选结果导出为 CSV 格式，以便后续的分析和评估。

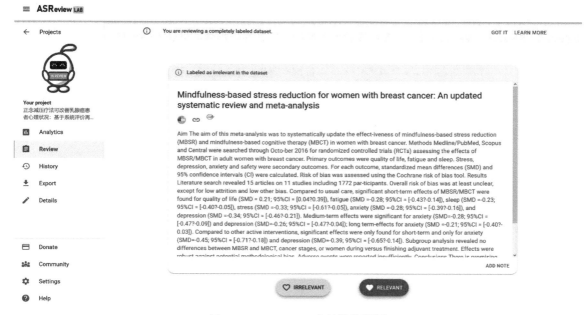

图 20-2　ASReview 文献筛选界面

第二节　Rayyan

一、简　　介

Rayyan 是一款在线文献管理软件，由卡塔尔计算机研究所推出，该软件主体免费，用户只需通过邮箱注册后即可使用。Rayyan 旨在帮助研究人员更高效地完成文献筛选工作，它具有多种文献格式导入功能，提供直观的用户界面和丰富的筛选功能，支持基于关键词、摘要和全文的自动化筛选，同时可以根据用户的反馈和输入不断学习和优化筛选结果。此外，Rayyan 还提供了一系列管理功能，如标签和注释，方便用户对文献进行分类和整理。Rayyan 采用盲法处理文献筛选，规范了 Meta 分析文献筛选的过程。它具有标引关键词、设置文献排除理由等功能，可以根据文献特征（发表年份、作者、杂志、发表类型、语言、国家、研究主题等）统计论文发表数量、上传 PDF 全文等功能。目前，Rayyan 已经被广泛应用于医学、社会科学、教育等各个领域的研究，并因其高效、易用和可定制的特点受到研究人员的青睐。

二、下载与安装

Reyyan 是一款基于云端的在线文献管理软件，无须下载和安装。用户只需在浏览器中访问 Reyyan 的网站（https：//app.reyyan.io），注册并登录账户，即可开始使用。由于 Reyyan 是基于云端的软件，它可以在任何操作系统和设备上运行，并且可以与其他工具集成，非常灵活方便。

此外，Rayyan 还提供了 API 和 Python 库以便于扩展和定制。用户可以通过 API 调用 Reyyan 的各种功能，从而与其他工具或系统集成。对于有编程经验的用户，可以使用 Python 库对 Reyyan 进行自定义扩展和二次开发。

三、软件使用简介

Rayyan 的界面简洁、易用，操作流程简单明了，使得文献筛选工作更加高效、准确。用户登录 Rayyan 账户后，首先可以创建一个新的项目，项目名称和项目描述可以随意设置以便于对项目进行区分和分类。在新建的项目中，用户可以通过上传多种文献格式的文件，包括 PDF、Word、EndNote 等，也可以通过 PubMed、Scopus、Web of Science 等在线数据库检索文献，并将检索结果导入到项目中（图 20-3）。

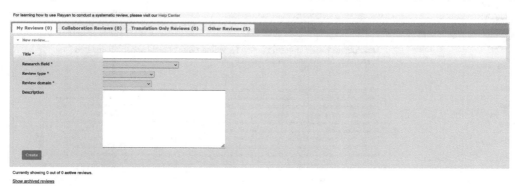

图 20-3　Rayyan 软件初始界面

在导入文献后，用户可以使用 Rayyan 的丰富的筛选功能进行文献筛选，支持基于关键词、摘要、全文的自动化筛选，同时也可以进行手动筛选。与 ASReview 相似，Rayyan 的自动化筛选功能同样可以根据用户的反馈和输入不断学习和优化筛选结果，从而提高筛选的准确性和效率。同时，Rayyan 还支持多人协作进行文献筛选，多名筛选人员可以共同参与项目的筛选工作，并且可以对筛选结果进行比较和整合。除了文献筛选功能，Rayyan 还提供了一系列文献管理功能，如标签和注释，方便用户对文献进行分类和整理。用户可以根据自己的需要对文献进行标注和注释，以便于后续的管理和分析（图 20-4）。同时，Rayyan 支持跨平台运行，用户可以在任何设备上使用，便于多地点工作和多人协作。

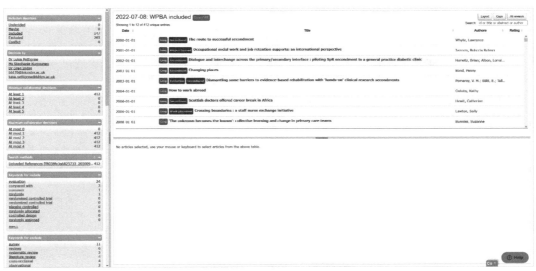

图 20-4　Rayyan 软件文献筛选界面

第三节　Covidence

一、简　介

Covidence 是一款用于系统评价的协同工具，提供文献筛选、数据抽取、质量评估和风险偏倚分析等多种功能，可极大地简化研究人员的工作流程。此外，它还支持协作办公，让多个研究人员在同一个系统中共同完成工作，从而提高研究的可靠性和准确性。同时，Covidence 还可以导入和导出数据，与 EndNote、Mendeley 等软件进行集成，以及提供多种报告和图表功能。目前，Covidence 已被广泛应用于医学领域，尤其是在制作系统评价方面。Covidence 在推出第一个版本后不久，便与 Cochrane 合作开始开发新功能和改进软件。2019 年，Covidence 正式成为 Cochrane 的官方合作伙伴，并被推荐为 Cochrane 系统评价的首选工具。此外，Covidence 官方网站提供了大量的使用指南和帮助文档，让用户可以轻松使用该软件。

二、下载与安装

与 Rayyan 软件类似，Covidence 是一款基于云端的在线文献管理软件，无须下载和安装。只需访问 Covidence 官方网站（https：//www.covidence.org），点击"Sign in"按钮注册账户并登录即可开始使用。如果您已经有 Covidence 账户，直接登录即可。

建议使用 Google Chrome 浏览器登入 Covidence，并安装 Covidence 的 Chrome 浏览器插件。在项目主页面的左侧菜单栏中，选择"Tools"，然后选择"Download Covidence Chrome Extension"。安装 Chrome 插件后，即可开始使用 Covidence 的文献导入和管理功能。

三、软件使用简介

Covidence 的操作界面简洁明了，主界面显示当前正在进行的项目（图 20-5）。当需要创建一个新的项目时，只需点击左上角的"Start a new review"按钮即可。接下来，填写项目名称、评价类型、研究领域以及作者信息等基本信息，并点击"Create review"按钮即可完成新项目的创建（图 20-6）。

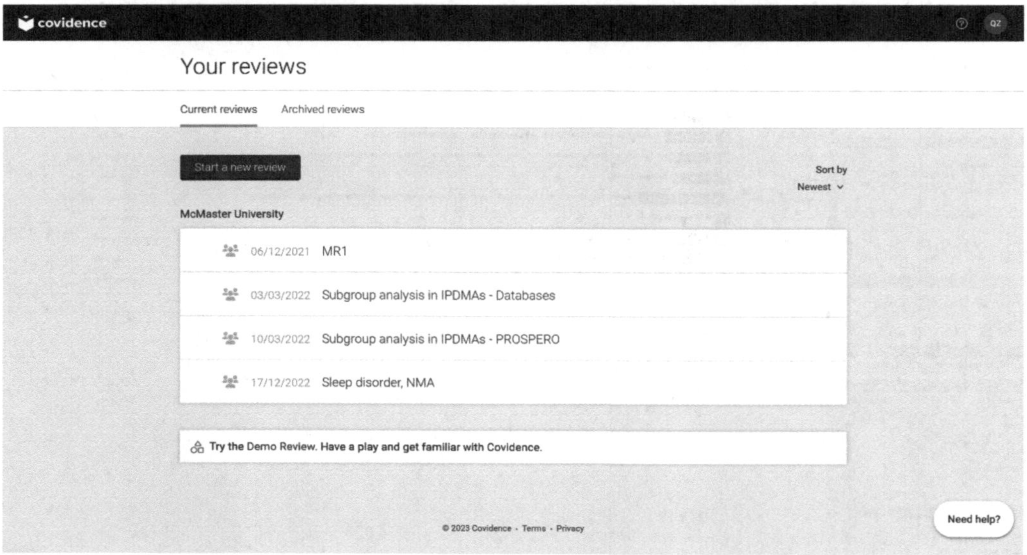

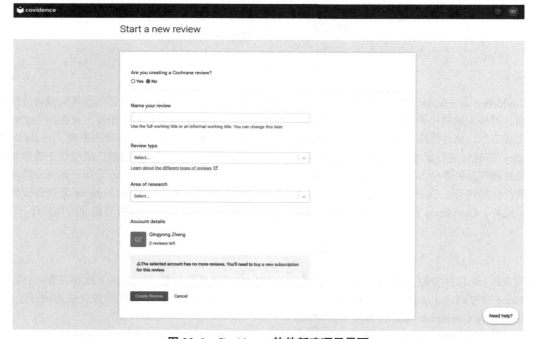

图 20-5　Covidence 软件主界面

图 20-6　Covidence 软件新建项目界面

选择具体项目后，用户可看到该项目的进展情况。在 Review Summary 界面中，可以查看文献筛选的总体情况和进度，并获得筛选结果的详细统计信息（图 20-7）。该界面中会显示当前项目的总文献数量、已筛选的文献数量、待筛选的文献数量以及每个筛选阶段的文献数。同时，界面中还会显示每个筛选阶段及数据提取阶段的比例和进度条，方便研究者掌握整个文献筛选过程的进展情况。此外，还可以在该界面中进行筛选阶段的设置，包括添加、编辑和删除筛选标准、标记重复文献和设定筛选优先级等操作，从而提高文献筛选的准确性和效率。

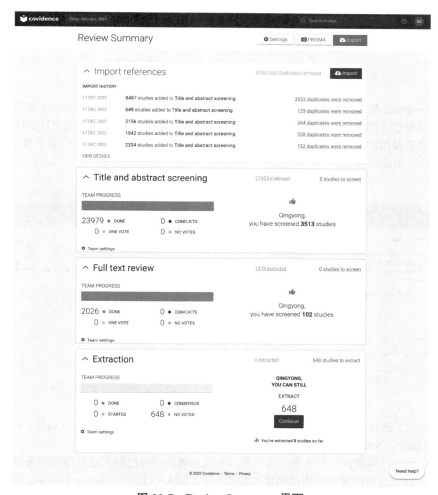

图 20-7　Review Summary 界面

第四节　EPPI-Reviewer

一、简　　介

EPPI-Reviewer 的主要功能是帮助用户管理和筛选大量文献，并支持对筛选结果进行复核和数据提取。EPPI-Reviewer 的主要特色在于其强大的筛选和管理功能，目前，该软件最新版本为 EPPI-Reviewer Beta，使用体验和功能方面都有较大的改进和提升。用户可以通过该软件轻松管理大量文献，并通过高级检索和过滤功能快速找到需要的文献。在文献筛选过程中，EPPI-Reviewer Beta 采用智能化的算法和人工审核相结合的方式，使得筛选过程更加准确和高效。此外，与 Covidence 相似，该软件还支持多人协作，允许多个用户同时参与文献筛选和数据提取的过程，大大提高了工作效率和质量。此外，EPPI-Reviewer 还提供了丰富的数据可视化工具，如直方图、森林图和筛选漏斗等，帮助用户更好地理解和展示筛选和数据提取的结果。

二、下载与安装

EPPI-Reviewer 软件基于 Web 的在线文献筛选和数据提取工具，用户不需要下载和安装任何软件，通过浏览器访问 EPPI-Reviewer 网站（https://eppi.ioe.ac.uk/cms/Default.aspx? alias=eppi.ioe.ac.uk/cms/er4&）使用。用户需要先注册 EPPI-Reviewer 账户，然后开始使用 EPPI-Reviewer，EPPI-Reviewer 官网提供了完整的在线帮助文档和视频教程，用户可以通过这些资源了解如何使用该软件。

三、软件使用简介

在 EPPI-Reviewer 的主界面，用户可以创建新的项目并导入文献，也可以访问已有项目进行文献筛选和数据提取等操作（图 20-8）。点击"Create Review"按钮创建新项目，输入项目名称、描述和其他相关信息，选择要使用的文献库类型，如 PubMed、Embase 等，以及文献库的检索条件，点击"Create Project"按钮即可创建新项目。

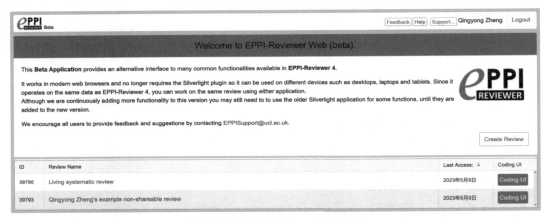

图 20-8　EPPI-Reviewer 软件主页

图 20-9 展示了选择具体的 Review 后的项目界面，主页中的 5 个标签页分别是：Review home、References、Reports、Search & Classify 及 Collaborate。

1. Review home　为软件的主界面，用户可以在这里查看所有已经创建的项目和项目进度等信息，同时，用户也可以在这里创建新的项目和导入文献（图 20-9A）。其中，Coding Progress 是指研究人员在 EPPI-Reviewer 软件中进行文献编码的进度，可以实时地跟踪文献编码的完成情况，包括文献的筛选、标签的添加、文本的摘录等。在 Coding Progress 页面中，用户可以看到当前项目的总文献数、已筛选文献数、已编码文献数、未编码文献数以及已添加标签的文献数等信息。这些信息可以帮助研究人员及时调整编码策略，提高编码效率和准确性。同时，Coding Progress 页面还提供了可视化的进度条和饼形图，直观地展示了文献编码的进展情况，让用户可以一目了然地了解项目的进度。

2. References　可以查看已经导入的所有文献，用户可以在这里对文献进行筛选、标注、分类等操作，用户也可以在这里进行全文检索、关键词标注和注释等功能，方便用户更好地管理和阅读文献（图 20-9B）。

3. Reports　可以生成项目报告和数据报告（图 20-9C）。在项目报告中，用户可以查看项目的基本信息、筛选结果、文献分布情况等；在数据报告中，用户可以查看文献的基本信息、关键词分布情况、文献引用关系等数据分析结果。用户还可以将报告导出为 PDF 格式或 Excel 格式，方便后续分析。

4. Search & Classify　可以进行文献的全文检索和关键词标注，同时还可以使用机器学习算法对文献进行自动分类和主题分析，提高文献分类的效率和准确率（图 20-9D）。

5. Collaborate　可以邀请其他用户共同编辑和管理同一项目，提高工作效率。用户可以设置不同的权限，控制不同用户对项目的访问和编辑权限。同时，用户还可以在此处进行项目讨论、留言和通知等操作，方便沟通和协作（图 20-9E）。

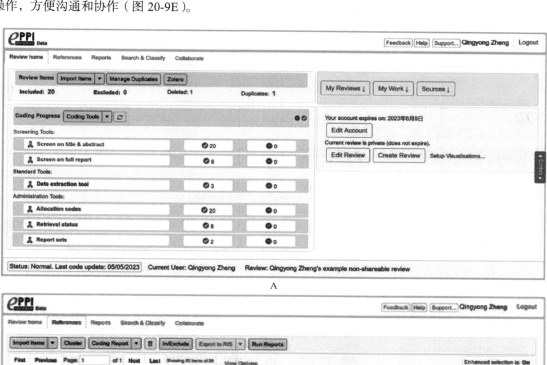

A

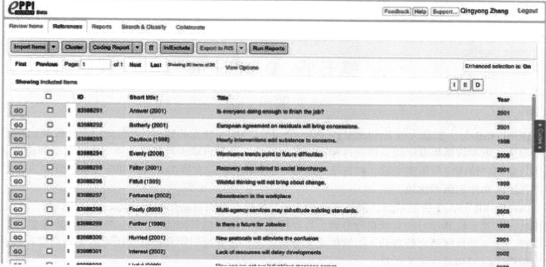

B

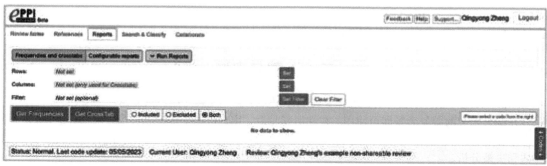

C

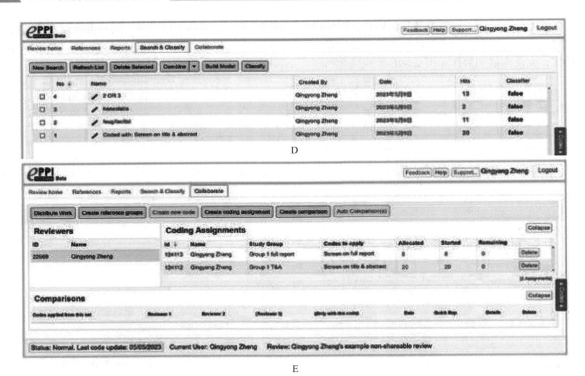

图 20-9　EPPI-Reviewer 项目界面

第五节　DistillerSR

一、简　介

DistillerSR 是由加拿大的 Evidence Partners 公司于 2008 年开发的软件，可帮助用户高效准确地进行文献筛选管理和数据提取标注。该软件拥有丰富的筛选工具和自动去重功能，还支持自定义筛选规则，能够帮助用户快速定位所需文献，提高筛选效率。DistillerSR 也支持多人协作和历史版本管理，方便用户进行团队协作和版本比较。

DistillerSR 与人工智能结合，使得文献筛选和数据提取更加自动化和智能化。该软件内置了人工智能算法，如基于机器学习的文献自动分类、自动标注和自动归纳等功能。此外，DistillerSR 还提供了一些高级功能，如自然语言处理和人工智能语义分析，能够智能地识别和提取文献中的关键信息和数据，大大缩短了时间和减少了工作量。

DistillerSR 还提供了灵活的报告生成工具，能够自动生成系统化的报告，并且支持将报告导出为 Word 或 Excel 格式。DistillerSR 还支持和其他常见软件的数据交换和共享，如 EndNote、Reference Manager 和 Zotero 等。DistillerSR 需要付费使用，价格相对较高，可能会限制一部分用户的使用。

二、下载与安装

DistillerSR 是一款基于云计算的在线系统，不需要下载和安装。用户只需访问 DistillerSR 官网，注册账号并购买相应的服务套餐即可使用。在注册账号后，用户可以上传文献，设置筛选标准，制定筛选流程，并邀请团队成员共同参与筛选。用户可以在云端对文献进行标注、分类和汇总，同时可以进行质量评估和决策分析。

三、软件使用简介

DistillerSR 的界面主要分为 4 个部分：导航栏、工具栏、检索结果列表和文献预览窗口。导航栏提供了主要的功能选项，包括项目管理、标签管理、设置和帮助等。工具栏提供了一些常用的操作按钮，如新建项目、导入文献、保存和导出等。检索结果列表显示了所有符合检索条件的文献，可根据标签或关键词进行筛选和排序。文献预览窗口显示选中文献的详细信息，包括标题、作者、摘要、全文等。用户可以通过界面上的不同区域进行各种操作，如筛选文献、进行标注、生成报告等。

使用 DistillerSR 进行文献筛选，首先需要导入已检索到的文献列表。用户可以通过手动导入、复制粘贴、XML 格式等多种方式导入文献，软件会自动去重，减少用户的工作量。接下来，用户可以根据需求自定义筛选规则，如根据关键词、出版时间、文献类型等进行筛选。此外，该软件还支持引用文献的筛选，用户可以通过输入已知文献的 DOI 或 PMID 号等方式，自动筛选其引用文献，提高筛选效率（图 20-10）。

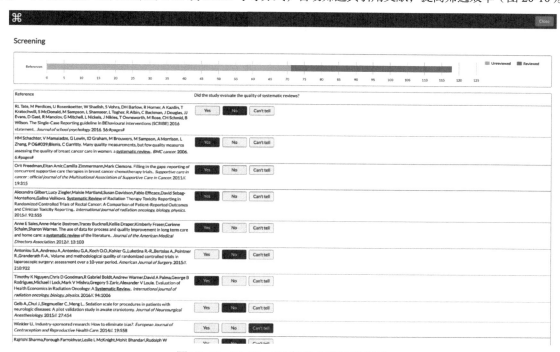

图 20-10　DistillerSR 软件文献筛选界面

DistillerSR 还支持智能筛选功能，结合人工智能和自然语言处理技术，自动识别文献中的关键信息，提高筛选效率和准确性。如该软件可以自动识别文献中的摘要、标题、作者、期刊名称等信息，帮助用户更快速地了解文献内容，从而更好地进行筛选。在项目中，用户可以对文献进行标注、筛选、分类和关联等操作。DistillerSR 支持多种标注方式，包括全文标注、摘要标注和标题标注等。用户可以为文献添加标签和注释，以便后续的分析和汇总。

第二十一章　偏倚风险评估辅助软件

第一节　JBI SUMARI

一、简　　介

SUMARI（System for the Unified Management, Assessment and Review of Information）系统全称为"文献信息的管理、评估、评价集成系统"。2014 年，JBI 决定应用现代信息技术和网络手段对既往 JBI 系统评价软件进行组合重建，将不同类型的系统评价工具整合在一个平台上，形成了丰富的整合式证据综合在线工具。该软件命名为 JBI SUMARI，于 2016 年正式上线 JBI 平台，以帮助研究者开展各类别系统评价，适应证据综合迅速发展的需求。

JBI SUMARI 是以 JBI 的方法学为指导，研发人员采用 AngularJS 开发 Web 页面的框架、模板以及数据绑定和丰富 UI 组件，并在原有 JBI 系统评价软件的基础之上，研发了一个 RESTful API 构架，该架构整合了 4 个原有软件包：①QARI（用于质性研究的系统评价）；②MAStARI（用于队列研究、时间序列研究及描述性研究 Meta 分析）；③ACTUARI（用于经济学研究的系统评价）；④NOTARI（用于专家意见及文本报告的系统评价），这 4 个包的整合形成了 JBI SUMARI 的初始版本。

随着系统评审方法的不断发展，JBI 研究团队不断发展和完善 JBI SUMARI，该系统目前已经可以支持至少 10 种系统评价（有效性的系统评价、质性研究的系统评价、成本/经济学研究的系统评价、发生率/流行率研究的系统评价、诊断准确性试验的系统评价、病因/风险研究的系统评价、文本报告和专家意见的系统评价、混合性系统评价、伞形综述以及范围综述）的所有步骤（撰写计划书、文献筛选、质量评价、数据提取、数据分析）的在线操作。此外，JBI SUMARI 也支持用户自己制定系统评价的各个步骤。

二、下载与安装

JBI SUMARI 是 Web 应用程序，可在 JBI OVID 数据库中，选择"EBP"菜单下的"JBI SUMARI"软件，亦可通过官方网址（https：//www.jbisumari.org）进入登录页面。

JBI 中心及分中心成员可以通过 jbi@adelaide.edu.au 进行身份验证进行注册登陆。普通用户需要订阅后，方可创建账号注册登录，软件也提供用户 14 天的免费试用。

三、软件使用简介

对于新用户，JBI SUMARI 首页仅呈现"Create Project"按钮与课题检索框，而旧用户则增加呈现了既往课题（图 21-1）。用户上传检索文献时，需以".xml"格式文件上传。JBI SUMARI 通过以下操作实现系统评价的质量评价：

1. 纳入评价研究界面　该界面呈现了纳入质量评价的所有文献,用户可以通过下拉菜单选择纳入研究的研究类型，包括"Randomized Controlled Trial""Quasi-Experimental Study""Cohort Study""Case Control Study""Analytical Cross-Sectional Study""Case Series""Case Reports""Prevalence Study""Text and Opinion Study""Diagnostic Test Accuracy""Systematic Review and Research Syntheses""Economic Evaluation""Qualitative Research""Cochrane Risk of Bias"。

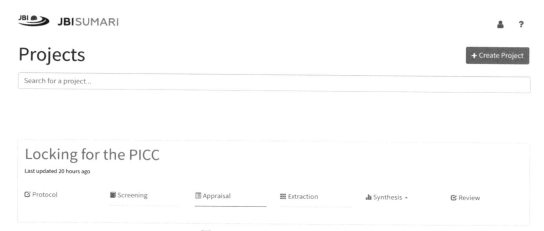

图 21-1　JBI SUMARI 首页

　　研究类型选择框呈现了质量评价的进度，主要分为"Start"（待开始）、"In Progress"（进行中）以及"Completed"（完成）。当"Start"显示为蓝色时，点击它即可开始质量评价。JBI SUMARI 最多允许 3 位用户进行质量评价，因此，有 3 个"Start"按钮。

　　质量评价完成后可点击图 21-2 右上角"Export DOCX"导出自动生成的质量评价结果的 Word 文件。

　　2. 质量评价界面　进入质量评价界面后，JBI SUMARI 会根据用户选择研究类型自动给出相应的文献质量评价工具图 21-3。用户基于纳入研究的内容对相应问题回答"Yes"、"No"、"Unclear"或"N/A"，同时可以点击"Comment"就判断依据给出说明。用户可根据评价结果在该界面最底部选择是否纳入该研究，当选择"Exclude"时，要求用户必须填写排除理由。当评价结果不一致时，系统会显示不一致的评价条目，提示研究者间需进行协商或者第三方判定。

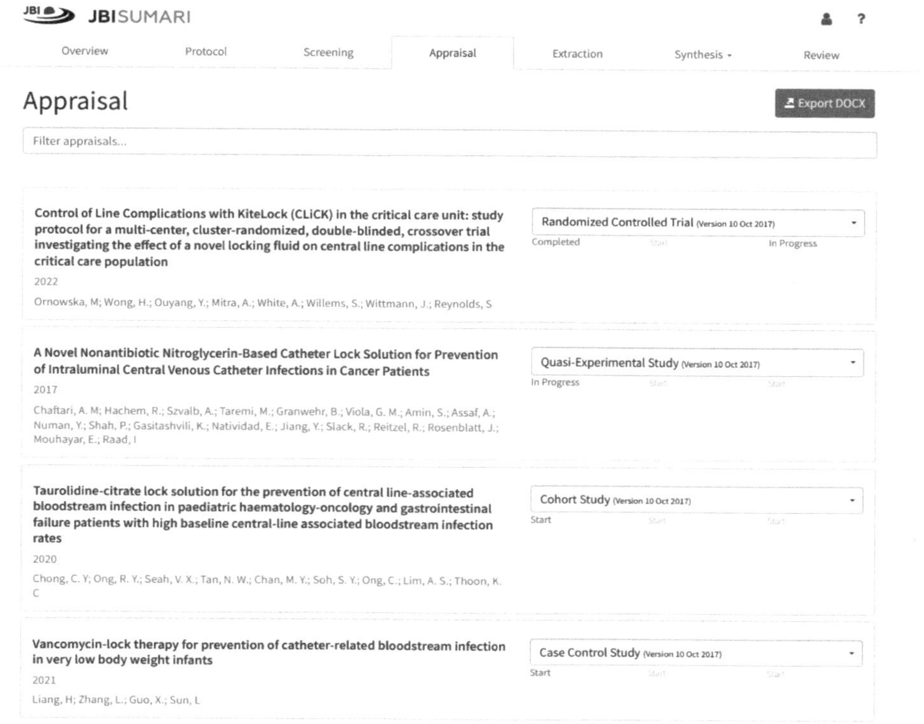

图 21-2　JBI SUMARI 纳入评价研究页面

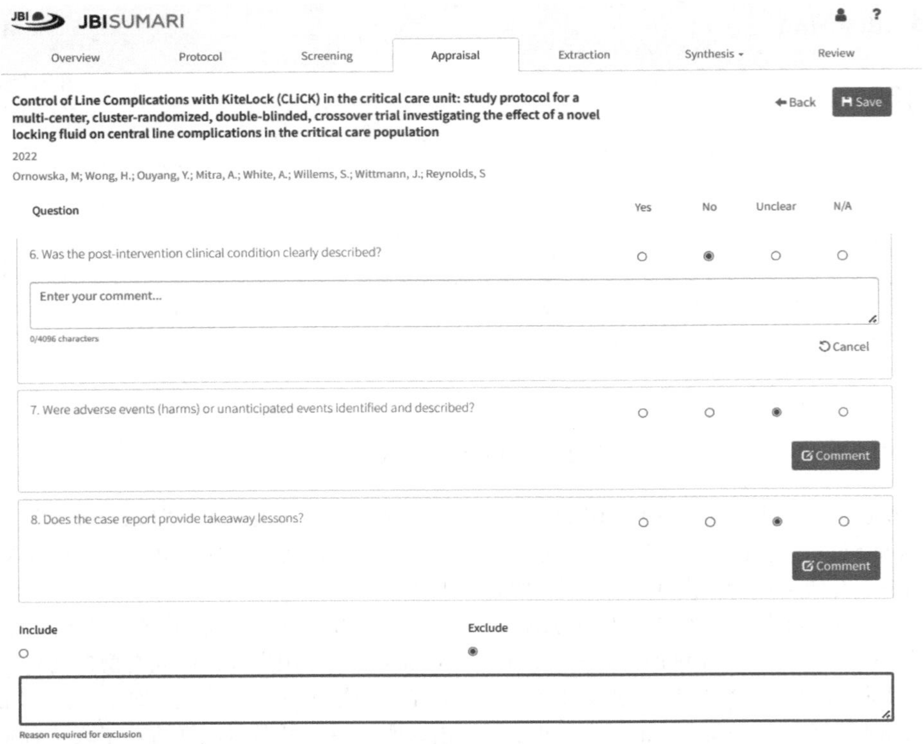

图 21-3　JBI SUMARI 质量评价页面

所有质量评价结束后，用户可点击"Save"保存评价结果，点击"Back"回到纳入评价研究界面。

第二节　Robvis

一、简　　介

Robvis（Risk of bias visualization）既是一个开源的 R 包，也是一个开源的 Shiny 的 web 应用程序，它允许用户快速、轻松地创建可用于出版的偏倚风险评价结果图。Robvis 最初基于命令行的 R 编程环境设计，但为了扩大其潜在用户群体，研发小组基于 Shiny 开发了一个交互式 web 应用程序，允许用户进行菜单式操作，而不需要下载 R 软件或输入任何命令。

二、下载与安装

1. 安装 R 软件　在 R 官网（https：//cran.r-project.org）下载对应操作系统的 R 软件安装包，并按照官方的指引进行安装。为便于使用，需要继续安装 RStudio，在 RStudio 官网（https：//posit.co/products/open-source/rstudio）可以免费下载、对应操作系统的安装包，并按照官方的指引进行安装。安装过程中，用户可以根据自己的需要更改工作路径。

2. 安装"Robvis"包　用户可以从 CRAN（https：//cran.r-project.org/package=robvis）下载稳定版的 R 包；亦可通过 GitHub（https：//github.com/mcguinlu/robvis）访问和贡献支持该包的开源代码。在 RStudio 控制台输入"install.packages（"robvis"）"安装"Robvis"包，在安装过程中 R 会自动安装相关的其他 R 包。

3. 加载"Robvis"包　在 RStudio 控制台输入"library（robvis）"加载后即可开始使用 Robvis。

当用户未下载 R 软件或者不熟悉命令行使用时，可通过其官方网站（https：//mcguinlu.shinyapps.io/robvis）直接访问使用 Robvis 的 web 应用程序。

三、软件使用简介

1. R 软件中主要通过以下操作实现 Robvis 的偏倚风险评价结果可视化（图 21-4）：

（1）查看 Robvis 实现可视化的数据录入格式：用户可以在 RStudio 控制台输入"rob_tools（）"查看 Robvis 支持的评价工具。选择恰当的评价工具后，在 RStudio 控制台中输入"data_XX"（XX 为对应工具名称），即可查看该评价工具对应的输入数据格式。

（2）数据录入：将整理好的数据导入到 R 软件中，以 Excel 文件为例，可运行代码"<-read.xlsx（file="Excel 文件的路径"，1）"读取数据。

（3）生成偏倚风险评价结果图：使用"rob_traffic_light（）"生成研究偏倚风险图，使用"rob_summary（）"生成研究偏倚风险总结图。用户可以通过命令修改生成的图片，使其更加美观、简洁。

（4）导出偏倚风险评价结果图：用户调整完偏倚风险评价结果图后，可通过"Expor"导出图片，支持 PNG、TIFF、JPEG、SVG 等 7 种格式。

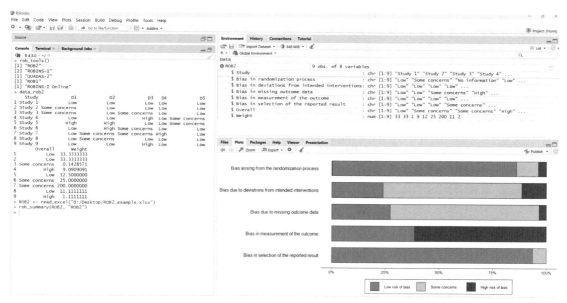

图 21-4 R 软件 Robvis 包偏倚风险可视化操作界面

2. Robvis 的 Web 用户界面提供了更直观和友好的操作方式，可以方便地进行文件上传，同时给出了各评价工具相应数据输入格式范例（图 21-5）。主要通过以下操作实现 Robvis 的偏倚风险评价结果可视化。

（1）上传数据：用户点击"Upload your data"进入数据上传页面，用户在"Select assessment tool"下拉框中选择需要的评价工具后，即可在"load data"中上传相应格式的数据。此外，用户可以在"Data options"中选择上传的数据中是否包含"Overall"列和"Weight"列（图 21-6）。

（2）生成偏倚风险评价结果图：用户"Generate Plots"进入偏倚风险评价结果图界面。研究偏倚风险评价结果图和偏倚风险评价结果总结图页面可以互相切换。用户可以在"Options"中选择配色类型（Cochrane 配色和色盲友好配色）和图片和文字大小（图 21-7）。

（3）导出图片：用户调整完图片后，可在"Download"下拉框中选择导出图片类型，目前支持 PNG、TIFF、JPEG、EPS 4 种格式。

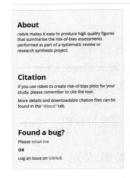

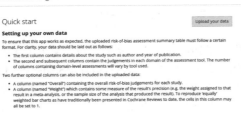

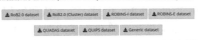

图 21-5　Robvis 的 Web 用户界面

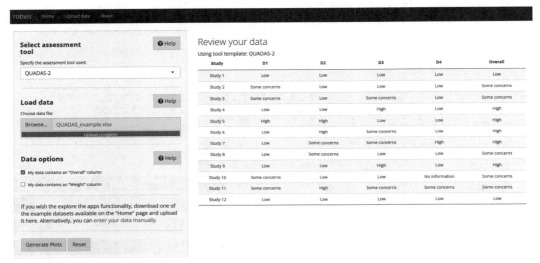

图 21-6　Robvis 数据上传页面

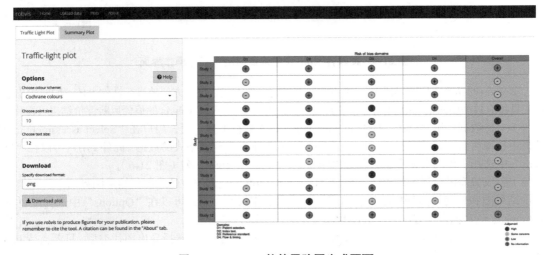

图 21-7　Robvis 偏倚风险图生成页面

第二十二章　数据辅助提取软件

第一节　WebPlotDigitizer

一、简　　介

WebPlotDigitizer 由美国诺特丹大学化学与生物分子专业的博士 Ankit Rohatgi 开发，是一个半自动化工具，可以从各种图片中提取数据信息，包括二维 X-Y 图、二维条形图、极坐标图、三元相图、地图等图形。

二、下载与安装

WebPlotDigitizer 是一款开源的在线（https：//automeris.io/WebPlotDigitizer/index.html）/离线应用程序，该工具的主页为用户提供了直观的操作界面，可使用在线版本或下载后使用离线版本，可切换不同语言（图 22-1）。

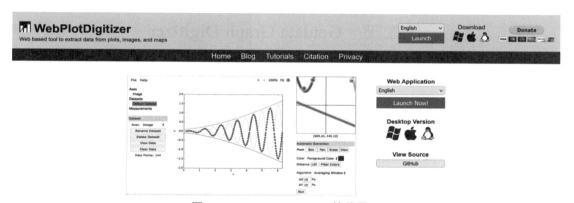

图 22-1　WebPlotDigitizer 软件界面

三、软件使用简介

WebPlotDigitizer 操作界面具有以下几个核心功能：

1. 首页　对该程序的功能进行了简介，用户选择合适的语言后即可开始运行程序。

2. 项目界面　包括了数据图导入、根据导入数据图选择相应的图表类型、确定所要捕捉的数据范围、定点、取值等功能。用户可点击左侧的 File 或右侧的 Load Image 导入数据图，根据导入数据图选择相应的图表类型进行数据提取。

3. 设置界面　可以设置数据提取的不同参数，如数据图的取点方式，取点密度，背景/前景颜色的选择，基础数据值的呈现方式等。

4. 帮助界面　提供了关于 WebPlotDigitizer 的新手教程、用户手册、GitHub 页面及 WebPlotDigitizer 的链接等信息。

在数据提取过程中，WebPlotDigitizer 程序会根据用户设置的参数进行数据的自动取点，生成基础数据，若对于自动取点不满意可选择手动取点定位，并进行调整，最后根据用户需求导出相应的数据类型（图 22-2）进行分析。用户导出数据后，关闭数据导出界面即可进行后续操作。

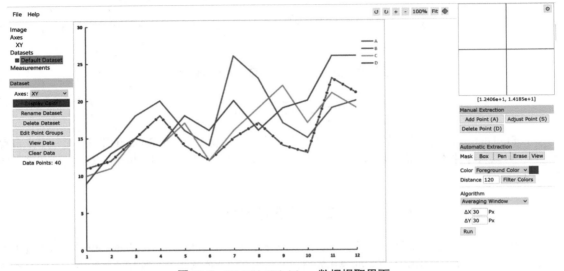

图 22-2　WebPlotDigitizer 数据提取界面

第二节　Getdata Graph Digitizer

一、简　　介

Getdata Graph Digitizer 是由俄国研究团队开发的一款功能相当全面实用的图像数字化软件。该工具采用先进的自动化数值算法，不仅能快速进行数据的转化，还能帮助用户快速地将多种格式的图片进行数字化转化，即从图片中获取原始（x，y）数据，支持 TIFF、JPEG、BMP 以及 PCX4 种图像格式，并且可以将获取的数据以 TXT（text file）、XLS（MS Excel）、XML、DXF（AutoCAD）和 EPS（PostScript）格式导出文件，基本实现了自动化操作。GetData Graph Digitizer 并非开源软件，但用户可以在 21 天的测试期内免费使用该软件，在这个测试期之后，用户必须注册后才能继续使用该软件。

二、下载与安装

GetData Graph Digitizer 支持的操作系统有 Windows 10、Windows 8.1、Windows 7。以下是 GetData Graph Digitizer 的下载和安装步骤：

官网购买或试用（http：//getdata-graph-digitizer.com），成功下载软件包后，解压再运行"exe 文件"，双击打开，进入安装向导，根据指示进行软件安装，安装完成，点击 Finish，退出安装向导，完成后打开软件即可使用。

三、软件使用简介

GetData Graph Digitizer 的用户界面提供了直观的操作方式，可方便地进行多种格式图片导入、多种方式提取数据、支持同时提取多个线条数据和导出等工作（图 22-3）。在操作界面中，有以下几个核心功能：

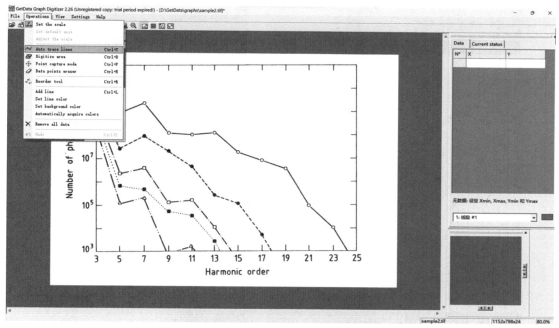

图 22-3　GetData Graph Digitizer 软件使用界面

1. 首页　操作工具栏以图标和文字的形式展示了相关的操作项目,右侧可以实时显示提取的原始数据以及选取线的放大图,使得数据提取更加准确,操作也更方便。

2. 项目界面　包括数据图导入、设定尺标刻度、提取数据[如 Auto trace lines（自动跟踪线段）、Digitire area（数字化区域）、Point capture mode（点捕捉模式）、Data points eraser（数据点移除器）]。用户根据自己喜好设置好语言后,可选择不同数据提取方式进行取点,进行基础数据提取。针对同一图片多个线条数据,可在界面右上角点击当前状态后添加线段,设置数据线颜色,然后根据需要提取数据,数据提取结束后用户根据自身需求导出合适的文件格式。

3. 帮助界面　提供了关于 GetData Graph Digitizer 的简介、许可协议、软件使用教程、用户权限及 GetData Graph Digitizer 的链接等信息。

从图表中提取数据时,该工具提供两种自动取点和手动精确取点等多种方式提取数据,用户可根据图片情况选择合适的方式进行数据提取,若对于自动取点不满意时可选择数据点移除器擦除不精准的数据点,然后再选择点捕捉模式进行手动取点定位,并进行调整。此外,该工具支持同时提取多个线条数据,不同数据可用不同的颜色区分（图 22-4）,数据提取后用户根据需求导出相应的数据类型进行分析。

第三节　Unitex/GramLab

一、简　介

Unitex 是一个使用语言资源和工具来分析自然语言文本的程序集,提供了一种从词汇语法表自动构建语法的方法。Unitex 可以被看作是一个工具,用户可以将语言资源放入其中并加以使用。它的技术特点是可移植性、模块化、可以处理使用特殊书写系统的语言,且代码开源。

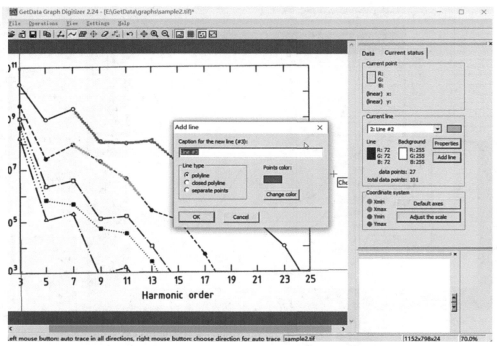

图 22-4　GetData Graph Digitizer 数据提取界面

二、下载与安装

Unitex 是一款免费软件，程序的源代码与软件一起发布，任何人都可以修改和重新发布，且代码遵循 LGPL 协议，该工具需要在 Java 环境中运行。以下是 Unitex 的下载和安装步骤：

1. 安装 Java 环境　Unitex 由一个用 Java 编写的图形界面和用 C/C++编写的外部程序组成。所以在安装 Unitex 之前，需要在电脑上安装 Java 环境。在 Java 官网（http：// java.sun.com）下载对应操作系统的 Java 安装包，并按照官方的指引进行安装，安装完成后即可使用。

2. 安装 Unitex　Unitex 安装程序可从 http：//releases.unitexgramlab.org/latest-stable 下载，以 Windows 系统为例，下载的文件将被命名为：Unitex-GramLab-3.3_win32-setup.exe；Unitex-GramLab-3.3_win64-setup.exe。双击打开文件，进入安装向导，根据指示进行软件安装，安装完成，点击 Finish，退出安装向导.

3. 运行 Unitex　安装完成后，第一次在 Windows 系统使用 Unitex 时，该程序会要求选择一个个人工作目录，可以在"Info＞Preferences…＞Directories"中更改（图 22-5）。需要创建目录，点击显示文件的图标即可。

三、软件使用简介

Unitex 软件功能非常强大，可以进行分析文本，文本检索、图形编辑、语法应用、文本自动化、使用 ELAG 程序消除词汇项的歧义等。用户界面提供了较为直观的操作方式，可以方便地进行多种文件格式导入（图 22-6）。在操作界面中，有以下几个核心功能：

1. 首页　操作工具栏以图标和文字的形式展示了相关的操作项目，左侧为项目列表，右侧为操作画框。

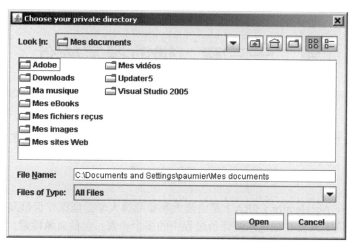

图 22-5　使用 Unitex 创建个人工作目录

2. 项目界面　Unitex 的主要功能之一是在文本中检索表达式。文本必须经过预处理，进行无歧义的形式标准化，并将文本分割成句子，随之将电子词典应用到文本中，最后就可使用语法在文本中进行更有效的检索。用户根据自己需求选择合适的语言后，就可进行数据处理。默认情况下，Unitex 处理的文本文件必须用 Unicode Little-Endian 编码。Unitex 也接受 Unicode Big-Endian 或 UTF-8 文件。

3. 帮助界面　提供了关于 Unitex 的软件使用教程、软件简介及 Unitex 的链接等信息。

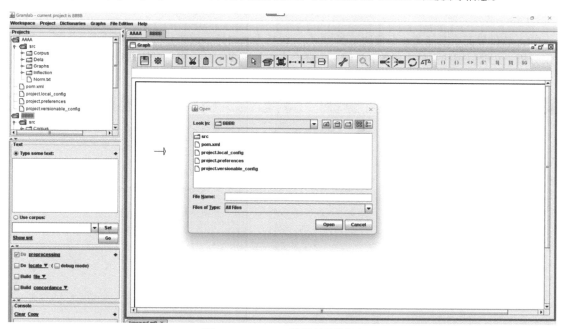

图 22-6　Unitex 软件使用界面

第二十三章　辅助撰写软件

第一节　Systematic Review Accelerator

一、简　介

Systematic Review Accelerator（SRA）是由澳大利亚邦德大学循证医疗保健研究所开发和管理的自动化辅助撰写工具，该工具旨在加快系统评价过程中的多个步骤，包括文献检索、文献筛选和结果撰写等过程。

二、下载与安装

SRA 是一款基于网络的在线工具，不需要下载或安装。用户通过访问 SRA 官方网站（https://sr-accelerator.com/#），注册账户登录后即可在线使用 SRA 工具。

三、软件使用简介

SRA 软件界面主要涵盖 9 个模块（图 23-1），包括方法向导、词频分析、文献检索、去重、筛选、争议分析、文献引用和文件生成等，后续可能还会有增加更多工具，用户可依据自身需求选择合适的工具进行使用：

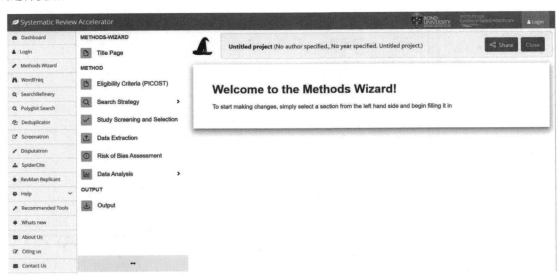

图 23-1　SRA 软件使用方法向导界面

1. Methods Wizard　是 SRA 的方法向导模块，可以帮助用户完成系统评价的方法设计。用户可以根据自己的研究问题和研究类型选择不同的方法，然后按照向导进行操作。Methods Wizard 还提供了实用的工具和资源，如 PICO 框架建立、流程图设计、报告撰写等。

2. Word Frequency Analyser（WordFreq）　是 SRA 的词频分析模块,可以帮助用户分析文献中的关键词和主题。用户可以将文献导入 WordFreq,然后进行词频分析、主题识别、关键词提取等操作。WordFreq 还提供了可视化工具和报告生成功能,方便用户更好地理解和展示分析结果。

3. SearchRefinery　是 SRA 的文献检索模块,可以帮助用户优化检索策略和结果。用户可以将检索式导入 SearchRefinery,然后进行筛选、去重、分类、排除等操作。SearchRefinery 还提供了检索式编辑、检索历史记录等功能,方便用户管理和优化检索过程。

4. Polyglot Search Translator　是 SRA 的多语言检索模块,可以帮助用户进行跨语言文献检索。用户可以输入关键词、同义词等进行检索,Polyglot Search Translator 会自动翻译并生成多语言检索式。Polyglot Search Translator 还提供了检索式编辑、检索历史记录等功能,方便用户管理和优化跨语言检索过程。

5. Deduplicator　是 SRA 的去重模块,可以帮助用户快速去除重复文献。用户可以将文献导入 Deduplicator,然后进行去重操作。Deduplicator 还提供了自动去重、手动去重、去重报告等功能,方便用户管理和优化文献。

6. Screenatron　是 SRA 的筛选模块,可以帮助用户进行文献筛选。用户可以将文献库导入 Screenatron,然后进行初筛、全文筛选等操作。Screenatron 还提供了可视化工具和报告生成功能,方便用户更好地理解和展示筛选结果。

7. Disputatron　是 SRA 的争议分析模块,可以帮助用户进行系统评价中的争议分析。用户可以将不同的观点和证据输入 Disputatron,然后通过交互式界面进行分析和讨论。Disputatron 还提供了可视化工具,帮助用户更好地理解和展示争议分析结果。

8. SpiderCite　是 SRA 的引文检索模块,可以帮助用户快速检索和导入文献。用户可以输入关键词、作者、期刊等信息进行检索,并可以设置检索范围和筛选条件。SpiderCite 还提供了自动去重、批量导入等功能,方便用户快速建立引用文献库。

9. RevMan Replicant　是 SRA 的 RevMan 复制模块,可以帮助用户自动创建 RevMan 文件。用户可以在 SRA 中输入文献、数据等信息,并根据需要进行筛选、评估、提取和分析。RevMan Replicant 会自动将这些信息转换为 RevMan 文件,方便用户在 Cochrane Collaboration 中进行系统评价。

SRA 每个模块的使用,官方都提供了详细的说明指导,用户直接访问 https://sr- accelerator.com/#/help 即可查阅。

第二节　Qiqqa

一、简　　介

Qiqqa 是由剑桥大学博士生 James Jardine 开发的一款自动化辅助撰写工具,用于组织、管理和阅读文献的软件。Qiqqa 的主要原理是建立文献数据库,对 PDF 文献进行全文检索,同时提供检索、阅读、评论、突出显示、注释、标记等功能,帮助用户更加方便地管理和利用文献资源。用户可以通过该软件的搜索引擎,快速找到所需的文献,并对其进行整理和分类。此外,Qiqqa 还具有自动引用和参考文献生成的功能,可以大大提高研究人员的工作效率。

二、下载与安装

用户通过浏览器访问 https://jimmejardine.github.io/qiqqa-open-source-website/网站,下载及安装 Qiqqa 软件。注册账户后,可以将文献导入 Qiqqa,开始使用软件的各项功能（图 23-2）。

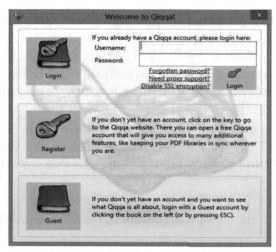

图 23-2   Qiqqa 注册界面

三、软件使用简介

Qiqqa 安装后打开软件即可看到操作手册指引，其提供了多种实用工具，可帮助用户更有效地进行文献管理和撰写论文（图 23-3）：

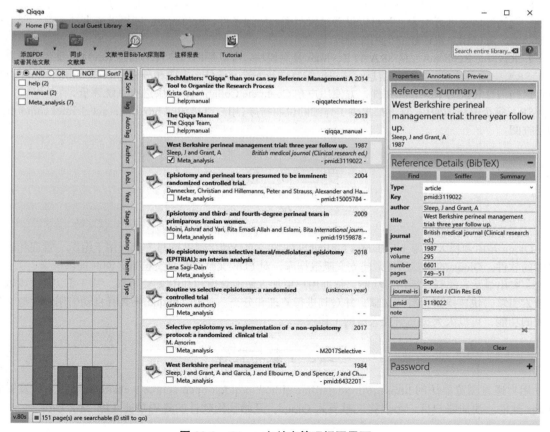

图 23-3   Qiqqa 文献库管理视图界面

1. 添加文献　Qiqqa 允许用户将其研究主题相关文献及其描述性元数据保存到"Qiqqa 文献库"来完成文献导入，该软件默认设置一个主要的"文献库"，注册账户后用户可根据需要设置多个独立的"文献库"，以便于工作优化和管理。

2. 书签与笔记　Qiqqa 允许用户对导入文献创建书签和笔记，并对其进行标记和归档。

3. 参考文献生成　Qiqqa 软件可以根据不同的引用格式（如 APA，MLA 等）自动生成参考文献。

4. 标签与分类　用户可对导入的文献进行标签管理，支持自定义标签以及检索结果的标签筛选等功能。

5. 智能引用　Qiqqa 集成了 Google Scholar 和 Microsoft Academic Search，可以迅速定位到相关的学术期刊和文章，并在文献中进行引用。

以上是 Qiqqa 最主要的功能，此外，还有突出显示、查找重复文献、高级检索等其他功能。

第三节　PRISMA Flow Diagram Generator

一、简　　介

PRISMA Flow Diagram Generator 是一款免费的用于生成高质量且符合 PRISMA 标准流程图表的工具，旨在帮助研究人员更轻松地创建符合 PRISMA 标准的流程图。用户填写完成相关文献数据后，该工具可自动基于 PRISMA 流程图的原理生成符合 PRISMA 标准的流程图。

二、下载与安装

PRISMA Flow Diagram Generator 提供了一个基于 Web 的应用程序及基于 Github 的 PRISMA2020 流程图 R 包插件，用户无须下载安装，直接访问 https：//estech.shinyapps.io/ prisma_flowdiagram 即可使用该工具。

三、软件使用简介

PRISMA 流程图是系统评价/Meta 分析的一个重要组成部分，有助于研究者快速理解纳入研究选择流程和选择方法。它不仅是一个静态图形，也是确保研究报告透明性和可重复性的必要元素。流程图一般由输入、过程和输出 3 部分组成，流程图中的"节点"（即方框）包含每个阶段纳入或排除的详细记录数量，箭头表示从记录来源到最终纳入研究的流程。对于每个节点，都有研究筛选所用方法和相关记录的详细信息。如在全文筛选阶段中排除的记录数量以及排除原因（图 23-4）。

通过点击"Create flow diagram"，用户可在左侧输入详细的文献获取和筛选信息，包括文献数据来源情况（数据库数量、注册研究平台数量及其他来源数量），初步排除文献数量（重复文献数量、其他不符合的文献数量），纳入筛选的文献数量，根据标题或摘要以及全文筛选的排除文献数量，最终纳入的文献数量等，该软件会根据用户输入的各项数据信息自动生成 PRISMA 流程图，同时该软件还提供了多种下载格式（PDF、PNG、SVG、HTML 等），用户可根据需求导出相应格式（图 23-5）。

223

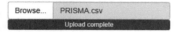

To get started, click "Create flow diagram" above, or read the instructions below for more information.

Systematic reviews should be described in a high degree of methodological detail. The PRISMA Statement calls for a high level of reporting detail in systematic reviews and meta-analyses. An integral part of the methodological description of a review is a flow diagram.

This tool allows you to produce a flow diagram for your own review that conforms to the PRISMA2020 Statement. You can provide the numbers in the data entry section of the 'Create flow diagram' tab. These numbers will be initialised to any values provided in the URL query string. For example, if you provide the URL path: '?website_results=100&organisation_results=200', this will initialise the website results to 100 and the organisation results to 200. The name of the query string parameter should match the name of the 'data' column in the template file below. Alternatively, to allow for more customisation, you can use the template file below.

This tool also allows you to download an interactive HTML version of the plot, alongside several other common formats.

We also provide an R package: PRISMA2020 flow diagram R package on Github.

Please let us know if you have any feedback or if you encounter an error by creating an issue on GitHub

Download the template CSV file

Upload your edited file here:
Choose CSV File

Browse...	PRISMA.csv
Upload complete	

Please cite as:
Haddaway, N. R., Page, M. J., Pritchard, C. C., & McGuinness, L. A. (2022). PRISMA2020: An R package and Shiny app for producing PRISMA 2020-compliant flow diagrams, with interactivity for optimised digital transparency and Open Synthesis Campbell Systematic Reviews, 18, e1230. https://doi.org/10.1002/cl2.1230
Download citation (.ris)

Credits:
Neal R Haddaway (creator, author)
Luke A McGuinness (coder, author)
Chris C Pritchard (coder, author)
Matthew J Page (advisor)
Jack Wasey (advisor)

图 23-4　PRISMA Flow Diagram Generator 在线应用界面

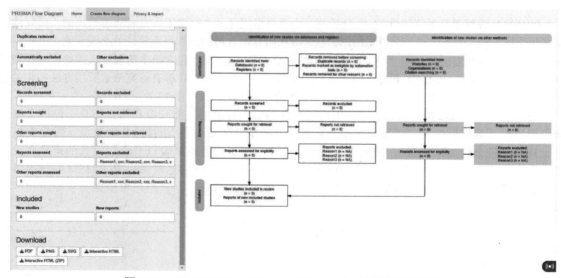

图 23-5　PRISMA Flow Diagram Generator 创建流程图页面

第四节　RevMan HAL

一、简　　介

RevMan HAL 是由英国 Cochrane Collaboration 开发的一款用于协助撰写系统评价和 Meta 分析的软件，其前身为 RevMan 5，在前者的基础上新版 RevMan HAL 进行了优化，包括使用智能学习算法自动提取数据，快速加入 Meta 分析图表等特点，旨在帮助研究人员更加快捷地生成符合 Cochrane 系统评价内容。当前 RevMan HAL 主要有以下两个功能：①自动文本生成：能够编写摘要、检索结果、干预效果和讨论部分。②语言管理：通过创建和编辑语言文件，可以用多种语言编写章节。

RevMan HAL 是基于 JAVA 开发的，在 JAVA 环境下只需解压下载的 ZIP 文件即可使用。

二、下载与安装

用户从 Cochrane Collaboration 的官方网站 RevMan HAL v.4 | Cochrane Schizophrenia 中下载并安装该软件。

三、软件使用简介

打开 RevMan HAL 应用软件后，可按照以下步骤进行操作：

1. *添加新语言*　依次点击"管理语言"和"添加新语言"，用户将看到用于创建新语言的界面（图 23-6）。

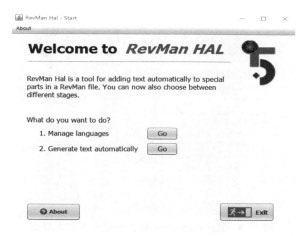

图 23-6　RevMan HAL 软件首页

2. *编辑语言*　选择"管理语言"，点击"编辑现有语言"，弹出编辑语言的界面，支持英语、西班牙语和中文三种语言版本。加载要编辑的语言的文件，空格将填充语言文件中的文本（图 23-7）。

3. *自动生成文本*　点击"自动生成文本"，在自动文本生成界面选择审阅文件和要使用的语言文件。如果要创建文件的备份，点击"创建文件的备份副本"复选框。选择要自动生成的部分，然后点击"Go"，即可生成创建文本（图 23-8）。

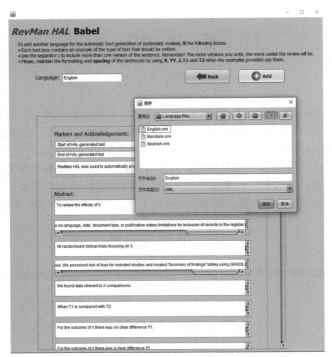

图 23-7 RevMan HAL 软件新语言编辑界面

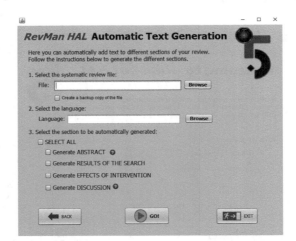

图 23-8 RevMan HAL 软件自动生成文本界面

第四篇 证据分级篇

第二十四章 证据分级基础

第一节 证据分级与推荐的演进

医务人员和决策者要有效地判断这些研究的好坏，遴选出高质量证据，并确定目前最好证据可信度的相对高低，将其转化为推荐意见进而促进循证实践，那么一套科学、系统和实用的证据分级工具必不可少。过去 40 年间，超过 50 多个机构和组织就如何对证据质量和推荐强度进行分级展开了大量积极的探索与尝试，该领域也逐渐成为循证医学方法学中的一个热点和前沿问题。

证据质量（quality of evidence）是衡量研究的内在真实性或可信性，即研究结果和结论能够正确预测真实情况的程度。推荐强度（strength of recommendation）是建议采用一项医学干预措施的推荐力度，其立足点是遵守推荐意见时利大于弊的把握度。在医学领域，"利"是指健康获益，如降低发病率、死亡率和提高生活质量等，"弊"是指与"利"相反的结果，如增加发病率、死亡率和降低生活质量等。

证据质量与推荐强度分级方法的发展主要经历了三个阶段。第一阶段单纯考虑试验设计，以随机对照试验为最高质量证据，主要代表有加拿大定期体检特别工作组（Canadian Task Force on the Periodic Health Examination，CTFPHE）的标准和美国纽约州立大学下州医学中心推出的"证据金字塔"，其优点在于简洁明了，操作性强。但存在的主要问题在于分级依据过于简易，仅用于防治领域。

第二阶段在研究设计的基础上额外考虑了精确性、一致性以及特殊的偏倚，以随机对照试验系统评价作为最高级别的证据，主要代表有英国牛津大学循证医学中心（Oxford Center for Evidence-based Medicine，OCEBM）推出的 OCEBM 标准。该标准建议，证据评估应按照不同的研究问题分别进行。常见研究问题包括治疗、预防、病因、危害、预后、诊断、经济学评价 7 个方面。这样就使得证据质量的评估更具针对性和适应性，结论更加可靠。牛津大学的证据质量评估工具一度成为循证医学教学和循证临床实践中公认的经典标准，也是循证教科书和循证指南使用最为广泛的标准之一。但由于其级数太多（大小共 10 级），将证据质量和推荐强度直接对应（高质量证据对应强推荐，低质量证据对应弱推荐），且未充分考虑比较的间接性、发表偏倚和观察性研究的升级等问题，所以仍然存在理论和实践方面的问题。

第三阶段开始于 2000 年，针对当前证据质量与推荐强度分级存在的不足，包括来自世界卫生组织在内的 19 个国家和国际组织 60 多名循证医学专家、指南制定专家、医务工作者和期刊编辑等，共同创建了推荐分级的评估、制定与评价（The Grading of Recommendations，Assessment，Development and Evaluations，GRADE）工作组，旨在通力协作，遵循证据，制定出国际统一的证据质量和推荐强度分级系统。该系统于 2004 年正式推出。由于其方法科学、程序严密、过程透明等优点，目前已经被包括 WHO 和 Cochrane 协作网在内的 90 多个国际组织、协会和学会采纳，成为循证医学发展中的一个重要事件。

第二节　GRADE 分级方法简介

一、GRADE 系统的基本概念和原理

GRADE 系统首次清楚阐述了证据质量和推荐强度的定义，即证据质量是指对观察值的真实性有多大把握；推荐强度指南使用者遵守推荐意见对目标人群产生的利弊程度有多大把握。其中"利"包括降低发病率和病死率，提高生活质量和减少资源消耗等，"弊"包括增加发病率和病死率、降低生活质量或增加资源消耗等。证据质量分为高、中、低、极低四个等级，推荐强度分为强、弱两个等级，具体描述见表 24-1。

表 24-1　证据质量与推荐强度分级

证据质量分级	具体描述
高（A）	非常有把握观察值接近真实值
中（B）	对观察值有中等把握：观察值有可能接近真实值，但也有可能差别很大
低（C）	对观察值的把握有限：观察值可能与真实值有很大差别
极低（D）	对观察值几乎没有把握：观察值与真实值可能有极大差别
推荐强度分级	具体描述
强（1）	明确显示干预措施利大于弊或弊大于利
弱（2）	利弊不确定或无论质量高低的证据均显示利弊相当

和此前的分级系统一样，GRADE 对证据质量的判断始于研究设计。一般情况下，没有严重缺陷的随机对照试验的证据起始质量为高（即 A 级），但有 5 个因素可降低其质量。没有突出优势的观察性研究的证据起始质量为低（即 C 级），但有 3 个因素可升高其质量（表 24-2）。

表 24-2　影响证据质量的因素

影响证据质量的因素	解释
可能降低随机对照试验证据质量的因素及其解释	
偏倚风险	未正确随机分组；未进行分配方案的隐藏；未实施盲法（特别是当结局指标为主观性指标，其评估易受主观影响时）；研究对象失访过多，未进行意向性分析；选择性报告结果（尤其是仅报告观察到的阳性结果）；发现有疗效后研究提前终止
不一致性	如不同研究间存在大相径庭的结果，又没有合理的解释原因，可能意味着其疗效在不同情况下确实存在差异。差异可能源于人群（如药物在重症患者中的疗效可能更显著）、干预措施（如较高药物剂量的效果更显著），或结局指标（如随时间推移疗效减小）的不同。当结果存在不一致性而研究者未能意识到并给出合理解释时，需降低证据质量
间接性	间接性可分两类：一是比较两种干预措施的疗效时，没有单独的研究直接比较两者的随机对照试验，但可能存在每种干预与安慰剂比较的多个随机对照试验，这些试验可用于进行两者之间疗效的间接比较，但提供的证据质量比单独的研究直接比较的随机对照试验要低。二是研究中所报告的人群、干预措施、对照措施、预期结局等与实际应用时存在重要差异
不精确性	当研究纳入的患者和观察事件相对较少而导致可信区间较宽时，需降低其证据质量
发表偏倚	如果很多研究（通常是小的、阴性结果的研究）未能公开，未纳入这些研究时，证据质量亦会减弱。极端的情况是当公开的证据仅局限于少数试验，而这些试验全部是企业赞助的，此时发表偏倚存在的可能性很大
降级标准	以上 5 个因素中任意一个因素，可根据其存在问题的严重程度，将证据质量降 1 级（严重）或 2 级（非常严重）。证据质量最多可被降级为极低，但注意不应该重复降级，如果分析发现不一致性是由存在偏倚风险（如缺乏盲法或分配隐藏）所导致时，则在不一致性因素上不再因此而降级

续表

影响证据质量的因素	解释
可能提高观察性研究证据质量的因素及其解释	
效应值很大	当方法学严谨的观察性研究显示疗效显著或非常显著且结果高度一致时，可提高其证据质量
有剂量-效应关系	当干预的剂量和产生的效应大小之间有明显关联时，即存在剂量-效应关系时，可提高其证据质量
负偏倚	当影响观察性研究的偏倚不是夸大，而可能是低估效果时，可提高其证据质量
升级标准	以上3个因素中任意一个因素，可根据其大小或强度，将证据质量升1级（如相对危险度大于2）或2级（如相对危险度大于5）。证据质量最高可升级到高证据质量（A级）

对于推荐强度，GRADE 突破了之前将证据质量和推荐强度直接对应的弊端，进一步提出，除了证据质量，资源利用和患者偏好与价值观等证据以外的因素也影响推荐的强度，并将推荐强度的级别减少为两级。对于不同的决策者，推荐强度也有不同的含义（表24-3，表24-4）。

表 24-3 GRADE 中推荐强度的含义

决策者	推荐强度的含义
强推荐的含义	
患者	几乎所有患者均会接受所推荐的方案；此时若未接受推荐，则应说明
临床医师	应对几乎所有患者都推荐该方案；此时若未给予推荐，则应说明
政策制定者	该推荐方案一般会被直接采纳到政策制定中去
弱推荐的含义	
患者	多数患者会采纳推荐方案，但仍有不少患者可能因不同的偏好与价值观而不采用
临床医师	应该认识到不同患者有各自适合的选择，帮助每个患者做出体现他偏好与价值观的决定
政策制定者	制定政策时需要充分讨论，并需要众多利益相关者参与

表 24-4 影响推荐强度的因素及其实例

影响推荐的因素	强推荐的例子	弱推荐的例子
证据质量（证据质量越高，越适合给予强推荐，反之亦然）	多个高质量随机对照试验证明吸入类固醇药物治疗哮喘的疗效确切	只有个别案例考察了胸膜剥脱术在气胸治疗中的实用性
利弊平衡（利弊间的差异越大，越适合给予强推荐，反之亦然）	阿司匹林能够降低心肌梗死病死率，且毒性低、使用方便、成本低	华法林治疗低危心房纤颤患者有效，但增加出血风险，且使用不便
偏好与价值观（患者之间的偏好与价值观越趋同，越适合给予强推荐，反之亦然）	绝大多数淋巴瘤年轻患者都十分看重化疗延长生存时间的作用，且都可以接受其毒副作用	很多老年淋巴瘤患者十分在意化疗的毒副作用，但也有很多主要关注治疗延长生存时间的作用
成本（干预措施的花费越低，消耗的资源越少，越适合给予强推荐，反之亦然）	阿司匹林用于预防短暂缺血性脑卒中患者卒中复发的成本很低	氯吡格雷或双嘧达莫联合阿司匹林用于预防短暂缺血性脑卒中患者卒中复发的成本很高

二、GRADE 系统应用要点

GRADE 指出其分级系统适用于三个研究领域：系统评价、卫生技术评估以及临床实践指南，但在各自领域的应用不完全相同。对于系统评价和卫生技术评估，GRADE 仅用于对证据质量分级，不给出推荐意见；对于指南，需在对证据质量分级的基础上形成推荐意见，并对其推荐强度进行分级。虽然GRADE 没有明确指出 GRADE 在具体临床实践和卫生决策中的适用性，其应用价值是不言而喻的，完全可以借鉴。但是，无论在哪个方面使用 GRADE，应特别注意以下几点：

1. GRADE 的证据质量分级不是对单个临床研究或系统评价的分级，而是针对报告了某个结局指标的证据体（body of evidence，一般指一个系统评价里的所有证据）的质量分级。这种分级是建立在系统评价的基础上。即使系统评价最终仅纳入了一个研究，但其中报告了不同的结局指标，证据质量分级仍然应针对不同结局指标分别进行。此时，降级的五个因素里面，不一致性不适用，因为只有一个研究，而其他四个降级因素均适用。

2. 对于随机对照试验和观察性研究，均可以进行降级，因为其研究设计均可能存在缺陷。对随机对照试验应重点考虑降级，且在一般情况下，不考虑升级，因为如果设计无缺陷，本身就是最高级别，无须升级，如果设计有缺陷，则应降级。对于观察性研究，在无降级因素存在的情况下，如果有符合条件的升级因素，则可考虑升级。

3. 对于精确性和不一致性这两个条目，在临床实践指南和系统评价中的含义和用法有所不同。在临床实践指南当中是否需要在这两个方面降级，取决于其是否能够明确支持或反对临床实践指南制定者给出一个一致的推荐意见。

4. 如果结局指标较多，首先应按它们对患者的重要性进行排序，最多纳入 7 个指标，并分为 3 个等级：①至关重要指标，如死亡、严重的不良反应等；②重要指标，如疼痛缓解、糖化血红蛋白降低等；③一般指标，如轻度发热或胃肠道反应等。

5. 当一项干预措施可以同时影响多个结局时，关于该干预措施的总体证据质量则取决于至关重要结局的证据质量或者它们中证据质量较低的那个。如抗病毒药物治疗流感的有效性，病死率和 ICU 患者收治率均被列为至关重要的结局指标，但如果病死率的证据质量为高，ICU 患者收治率的证据质量为中，则总的证据质量为中等而非高。主要原因是在考虑结局指标相对重要性的基础上，下结论应保守。如果一旦将该证据质量定为高，则意味着将 ICU 患者收治率这一关键结局从中等升级为高，夸大了干预的有效性，可能会给出不恰当的推荐意见。

尽管在 GRADE 方法中证据质量的升级和降级都有较为具体、明确的标准，但这并不能确保所有人对同一个证据分级的结果是完全一致的。GRADE 的优势在于提供了一个系统化、结构化和透明化的分级方法，但由于分级人员本身水平的差异以及证据体的复杂程度，对同一个证据体有可能得出不一样的分级结果。研究显示，经过培训的分级人员较未经过培训的人员，其分级结果更为趋同，两人以上的分级结果相对于一个人更为客观。

第三节　GRADE 分级方法应用

一、GRADE 在诊断准确性系统评价中应用

基于不同研究类型的诊断试验系统评价，GRADE 分级的方法也存在差异。如果待分级的诊断试验系统评价纳入的原始研究是诊断性随机对照试验，其证据质量分级的原理与 GRADE 对干预性系统评价证据质量分级的方法相似，具体可以参考 GRADE 工作组发表的系列文章。另一种是基于诊断准确性试验的系统评价，也是当前最常见类型的诊断试验系统评价，影响其证据质量的因素见表 24-5。

表 24-5　降低诊断准确性系统评价证据质量的因素

比较类别	与干预性证据质量的区别和原因
偏倚风险	主要考虑诊断试验在其研究设计、实施、测量环节中出现的各种偏倚，有严重偏倚风险降一级，有非常严重的偏倚风险降两级
不直接性	主要有两个方面，一是考虑待评价试验与金标准在实际应用该结果时产生的差异，可从 P（患者），I（诊断措施），C（对照措施）方面考虑，①研究人群和推荐的目标人群有较大差异（之前接受过相同的检查，疾病谱不同，有共病现象）；②待评价诊断试验之间的差异，对照/金标准之间的差异
	二是若干个待评价的诊断试验之间没有直接比较，而是各自与相同的金标准比较，则考虑降级
不一致性	指敏感度、特异度的大小和方向变异较大，且这种变异没有合理的因素可以解释时，则考虑降级
不精确性	待评价诊断试验样本量不够，诊断敏感度和特异度的可信区间过宽，则考虑降级
发表偏倚	若有充分理由高度怀疑发表偏倚存在，则考虑降级

1. 偏倚风险　诊断试验系统评价的研究偏倚风险主要考察的是纳入诊断试验的设计、实施与测量。诊断试验系统评价偏倚风险的判断没有专门的标准，目前 GRADE 工作组推荐使用 QUADAS-2 评价工具，主要考虑四个方面，有关具体内容请参考 QUADAS-2 的相关论文及其解读。应用 GRADE 时，原则上如果四个方面都有严重的偏倚风险，则有可能连续降两级，若仅为某个方面，或虽有某几个方面有偏倚，但对结局指标影响不严重，可考虑降一级或不降级。

2. 不直接性　诊断试验系统评价的不直接性主要包括三个方面：①是人群（P）的间接性，系统评价纳入的人群与实际接受诊断的人群可能存在不一致，如一项旨在评价体格检查能否发现因下段椎间盘突出引起的神经根病变的 Cochrane 系统评价，其关注的是初级卫生保健机构中的患者，而纳入的 9 个研究中有 8 个研究关注的是二级或三级卫生保健机构的患者，两者在纳入人群方面存在较大的间接性；②是待评价诊断试验或策略（I）的间接性，如试验中使用的设备其型号或规格不一样，以及对照诊断试验或策略（C）的间接性，如不同试验参考的金标准不一致；虽然在结局指标（O）方面也存在间接性，即诊断准确试验中关注的结局指标，如真、假阳性和真、假阴性，只是与患者重要结局相关的中间指标，不能直接代表患者的终点结局，但若仅关注诊断试验的准确性，则此方面不降级；③是存在间接比较，即被研究的诊断试验之间无直接比较（不在同一研究中比较），而是各自与金标准进行比较，若要确定这几种待评价诊断试验各自的优劣，则会涉及间接比较。若间接比较的结果与直接比较的结果不一致，又无合理原因解释，则考虑降级。

3. 不一致性　与干预性系统评价相似，不一致性的判断可通过目测点估计值的差异大小及其 95% 可信区间的重叠程度，如果不同研究可信区间的重叠程度好，则说明纳入研究的异质性小，不考虑降级。另外更为准确的方法是通过异质性检验来判断，常用的统计方法是 Q 检验，若异质性检验结果 I^2 值大于 50% 且 P 值小于 0.1，则怀疑存在较大异质性，可以考虑降级。

4. 不精确性　诊断试验系统评价的不精确性主要从两个方面来考虑：一是纳入研究的样本总量，理论上应满足开展同样一项诊断试验达到检验效能所需的最小样本量，若通过计算样本总量发现不满足最低标准，则考虑降级；对于诊断试验样本含量的估算，当前尚没有统一的计算方法，目前比较常用的有公式计算法、画图法和查表法。三种方法的推算原理存在一定的差异，研究人员可根据具体情况选择。二是合并结果的 95% 可信区间宽窄，可信区间越宽则越难判断真实值的范围，对系统评价结果的信心程度就越不确定。一般临床专家会根据具体的诊断试验，给出能够接受的可信区间绝对宽度。如某项诊断试验的敏感度点估计值为 90%，临床专家认为可信区间下限应不低于 85%。如果该系统评价合并敏感度的结果为 90%（95%CI：82%～98%），则有理由怀疑其随机误差较大，可能考虑降级。

5. 发表偏倚　与干预性系统评价相似，在考虑发表偏倚之前，首先阅读系统评价的检索策略和纳入排除标准，如果系统评价未检索在研研究（如 WHO 临床试验注册平台）、灰色文献或进行了语言或数据库的限制，则有可能遗漏相关研究。其次应考察系统评价纳入的研究接受资助和利益冲突声明的情况，若纳入的研究敏感度和特异度均高且都为相关医药公司资助，则有可能怀疑发表性偏倚的存在。

一般情况下研究人员判断发表性偏倚多使用漏斗图法。常用的统计方法有 Begg 检验、Egger 检验、Deeks 检验和 Macaskill 检验。有研究显示在诊断试验系统评价的发表性偏倚方面，Deeks' 检验相对其他检验方法要更为精确。但也有研究报告利用漏斗图法判断发表偏倚本身可能存在偏倚。

6. 升高证据质量的因素　诊断试验系统评价的升级因素有两个方面，即剂量效应关系和混杂因素，然而当前尚没有相关研究对此进行论述。因此本文在此不做详述。

二、GRADE 在网状 Meta 分析中应用

（一）分级原理

目前网状 Meta 分析（network meta analysis，NMA）主要是基于 RCT，因此 NMA 中应用 GRADE 的基本原则主要是考察五个降级因素：①纳入研究的方法学质量（偏倚风险）；②研究关注的人群、干

预措施以及结局指标的外推性（间接性）；③不同研究间结果的一致程度（不一致性）；④不同研究合并结果的精确程度（不精确性）；⑤对符合标准研究纳入的全面程度（发表偏倚）。

　　结合 NMA 的特殊性和 GRADE 在 NMA 中的应用进展，其证据分级步骤为：第 1 步，将直接证据、间接证据和 NMA 证据的效应量和可信区间（或置信区间）分开呈现；第 2 步，不考虑不精确性因素，对每一个比较组的直接证据质量进行分级；若直接证据分级等级为"高"，且对 NMA 结果的贡献大于等于间接证据，则无须进行间接证据质量分级，直接基于直接证据质量评估 NMA 证据质量；否则，需进行间接证据质量分级；第 3 步，基于形成间接证据一阶环路的直接证据质量（不考虑不精确性因素），采取就低原则决定间接证据质量，此外尚需考虑不可传递性；第 4 步，基于直接证据和（或）间接证据等级，考虑不一致性和不精确性，最终确定和呈现 NMA 的证据质量。图 24-1 为 GRADE 分级流程。

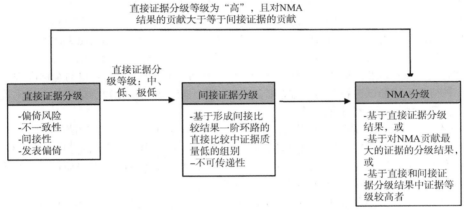

图 24-1　网状 Meta 分析 GRADE 分级流程

（二）补充说明

　　1. **直接证据分级时间接性降级需谨慎**　GRADE 工作组建议对间接性的降级需要谨慎，因为理论上任何两个相关的试验之间都会存在间接性，只有存在重大间接性才会考虑降级，并且分级者需要对降级理由给予详细的说明。

　　2. **对直接和间接证据质量分级时无须考虑"不精确性"**　GRADE 工作组推荐在对系统评价进行分级时主要通过检查 95%可信区间作为决定不精确性的最佳方法。根据先前推荐的方法，NMA 的不精确性需要基于直接证据和间接证据对不精确性的判断，然后取两者证据质量高者作为 NMA 的不精确性分级结果。然而该方法有待进一步完善，假设直接证据和间接证据对 NMA 结果贡献相等，且直接证据和间接证据分级均为"中"，根据先前推荐的方法，这里 NMA 证据质量应该评定为"中"。但设想两种情形，第一种是当导致直接证据降级的因素是由于偏倚风险、不一致性、间接性或者发表偏倚时，该方法是适用的。然而，第二种情形是假定降级因素仅仅是因为不精确性，其他降级因素均无严重问题时，由于 NMA 合并了直接证据和间接证据结果，其精确性均高于直接和间接证据，针对 NMA 的结果不应该对不精确性进行降级。因此在第二种情形下 GRADE 分级结果应当为"高"。

　　3. **当直接证据质量等级为"高"，且对 NMA 结果的贡献大于等于间接证据时，无须对间接证据质量进行分级**　为了简化 GRADE 在 NMA 中的应用，使其更具可操作性，GRADE 工作组考虑当直接证据质量为"高"，且其对 NMA 的贡献大于等于间接证据时，可以直接基于直接证据的质量决定 NMA 的质量等级，无需再对间接证据质量进行分级。然而当直接证据对 NMA 的贡献较间接证据小时，即使直接证据质量等级为"高"，也应当考虑间接证据质量等级。GRADE 工作组推荐通过可信区间的宽窄判断直接证据和间接证据对 NMA 结果的贡献度，可信区间较窄的证据对 NMA 的贡献度较大。另一种可选的判断证据贡献度的方法是采用 Stata 软件或 R 软件制作贡献矩阵图，然而该方法只能用于频率学的 NMA，目前尚不能实现贝叶斯 NMA 的贡献矩阵图的制作。此外，还应当考虑 NMA 的不一致性，当直接证据和间接证据存在不一致性时，考虑直接证据和间接证据对 NMA 结果的贡献度尤为重要。如当直接证据除可信区间较宽之外，其他降级因素无严重问题，此时直接证据等级为"高"；间接证据因为存在偏倚风险和间接性降级，其证据等级为"低"；然而由于间接证据的可信区间较窄，贡献度较大，此时 NMA 的证据等级为"低"；同时考虑直接证据和间接证据之间存在不一致性，尚需再降一级，因此，该 NMA 的最终分级结果为"极低"。

4. 分级间接证据质量时需考虑不可传递性 处理间接比较证据质量分级的过程中，需要注意不同组别之间在人群基线特征、共同对照以及结果测量方面是否存在明显差异，即不可传递性，这种差异会降低间接比较结果的可信程度。如在图 24-2 的 NMA 案例中，关于"利塞膦酸钠 vs 维生素 D+钙剂"的间接比较，安慰剂是共同对照，有 20 个试验比较了"利塞膦酸钠 vs 安慰剂"的疗效，其中有一半的试验纳入人群患有会影响骨代谢的慢性疾病（如炎性肠病）或接受糖皮质激素治疗。而在"维生素 D+钙剂 vs 安慰剂"试验中已将这部分人群排除。也就是说"利塞膦酸钠 vs 安慰剂"和"维生素 D+钙剂 vs 安慰剂"这两组试验人群的基线特征存在较大差异，因此需要对这组间接证据质量再降低一级。

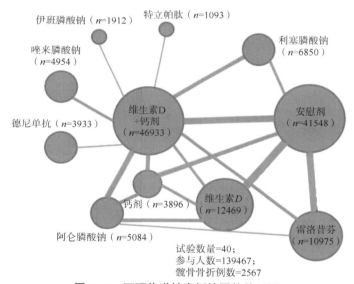

图 24-2 不可传递性案例的网状关系图

5. NMA 证据分级时不一致性降级需谨慎 在 GRADE 方法分级步骤的基础上，还需要考虑直接比较和间接比较结果的不一致性。如果直接比较和间接比较的一致性较好，那么上述的分级结果就是 NMA 结果的最后证据质量，如果两者的结果存在严重不一致，则 NMA 结果的最终证据质量还需要再降低一级。然而，不一致性降级需要谨慎，需要明确引起不一致性的原因，避免重复降级。导致不一致性产生原因很多，基于 GRADE 降级的因素，可将其划分为 3 类（图 24-3）：①直接证据和（或）间接证据的效应量可能会受到直接比较研究设计局限性（偏倚风险）或发表偏倚的影响（图 24-3，"1.偏倚"）；②直接证据或间接证据的效应量均可能受到直接比较间接性的影响（图 24-3，"2.间接性"）；③不可传递性可能会导致间接证据效应量出现偏差，从而导致直接证据和间接证据的不一致（图 24-3，"3.不可传递性"）。关于不一致性判断的方法，当前有较多定性和定量方法可以帮助分析，如比较试验的基本特征、不同质性模型、回测法、析因方差分析法等。

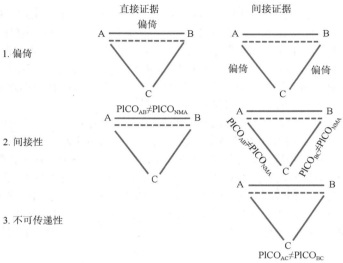

图 24-3 不一致性产生的原因

在对不一致性进行评估时,可从以下三个方面进行考量:①直接证据和间接证据的点估计值;②95%置信(可信)区间;③直接证据与间接证据差异的统计学检验结果。基于以上三个方面,如果直接证据和间接证据不存在不一致性,则无须降级。如果存在不一致性,则需进一步考虑直接证据和间接证据对NMA 效应量的贡献度;此时,如果 NMA 效应量主要来自于直接证据或间接证据,那么可认为不一致性对 NMA 结果产生的影响较小,可降级;相反,如果直接证据和间接证据对 NMA 效应量的贡献相当,则需要因为不一致性而降级(图 24-4)。需要注意有时候会出现直接比较与间接比较的证据质量差异可能很大,但是结果的一致性较好,对于这种情况可能的解释是相关的降级因素虽然存在但没有对结果产生大的影响。

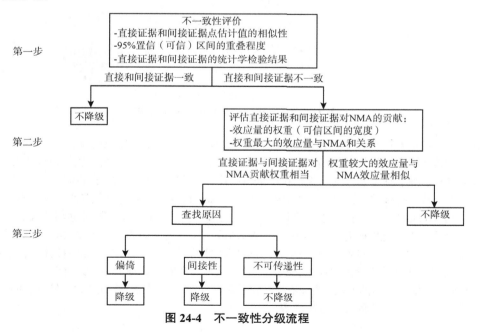

图 24-4 不一致性分级流程

6. 稀疏网络中 NMA 不精确性的判断需谨慎　NMA 的优势之一是在直接证据和间接证据之间不存在不一致性时，通过合并两者，达到增加效应量的精确性（可信区间更窄）的目的。然而，在稀疏网络的 NMA 中，由于数据不足及研究之间采用共同的异质性参数，可能会导致 NMA 的可信区间较直接证据的更宽。此时，GRADE 工作组推荐采用不同的模型进行 NMA 的敏感性分析，避免 NMA 精确性的错误判断。

固定效应模型与随机效应模型：由于随机效应模型考虑了研究之间的差异，针对同一比较组，研究间的异质性越大，相较于固定效应模型，采用随机效应模型合并的可信区间相对更宽。NMA 更侧重于解决一个广泛的临床问题，因此数据可能不满足固定效应模型的模型假定。NMA 研究者也认为在不同比较组研究间的异质性相同的假设是不现实的，或者说在稀疏网络中无法得到一个可靠的结果，并且会导致某些网络估计值的置信区间变宽，因此我们可以合理假设：进行 NMA 时使用固定效应模型而非随机效应模型，研究间的异质性为 0，结果更为合理。

贝叶斯与频率学方法：目前 NMA 常采用贝叶斯方法，而频率学方法则常用于传统 Meta 分析。然而，使用模糊先验的贝叶斯模型进行稀疏网络的 NMA，其结果的不精确性值得怀疑。因此在进行 NMA 时可考虑采用两种替代方案：即使用信息先验对研究间的异质性进行限制；或者使用频率学方法。此外，贝叶斯方法中使用固定效应模型，可认为是选择了信息丰富的先验方法。

选择不同的统计模型会对 NMA 的结果产生很大的影响。以比较五种抗心律失常药物与安慰剂治疗院外心脏骤停患者有效性的 NMA 为例，比较不同统计模型对 NMA 结果的影响（图 24-5）。由图可知，尽管间接证据极其不精确，对 NMA 的贡献较小，但在使用模糊先验的贝叶斯随机效应模型时，假设在所有比较中研究间的异质性相同，从而导致 NMA 结果的置信区间异常宽，这种虚假的宽可能是由对研究间异质性相同的不恰当的假设而导致的。然而，采用固定效应模型会得到更为可靠的结果。在这种情况下对 NMA 证据质量进行分级时，会由于 NMA 严重的不精确性对证据质量进行降级，这会使证据对于决策制定不再有用。为此，GRADE 工作组建议 NMA 的作者可以考虑使用频率学固定效应模型、贝叶斯固定效应模型或者信息先验的贝叶斯模型进行敏感性分析，避免过宽的置信区间以及由于使用不恰当的统计方法而误导结果推论。

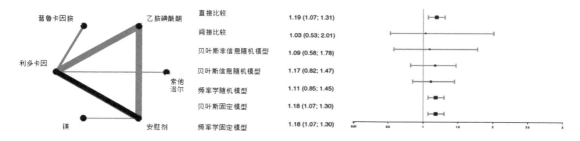

图 24-5　不同模型比较案例

第二十五章　GDT 网站

第一节　简　介

　　GDT 网站（https：//gdt.gradepro.org），是由 GRADE 工作组研发，旨在帮助指南制定者进行证据分级和形成推荐意见的在线工具，无须下载及安装，注册后直接在线使用。登录 GDT 网站后，按要求输入相应信息后，点击 Create an account 则完成账号注册。注册完毕后会自动登录账号进入操作页面。

第二节　证据分级操作

　　注册完毕后自动登录进入欢迎页面（图 25-1），该界面首先需要选择应用该网站的目的，有三个选项，制作证据表、生成指南和传播证据。如果是系统评价制作者可选制作证据表，而指南制订者可选生成指南或传播证据。在证据表里面包含证据概要表、结果总结表和证据决策表，不同类型的表格，最终对分级结果的呈现内容有差别，作者可根据需要进行选择。如选择结果总结后，系统则会自动弹出该类型表格的相关解释和呈现样式（图 25-2）。

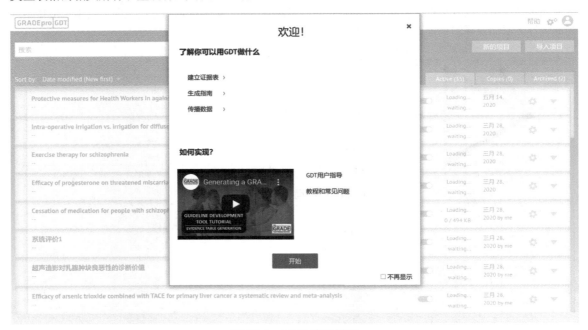

图 25-1　GDT 欢迎界面

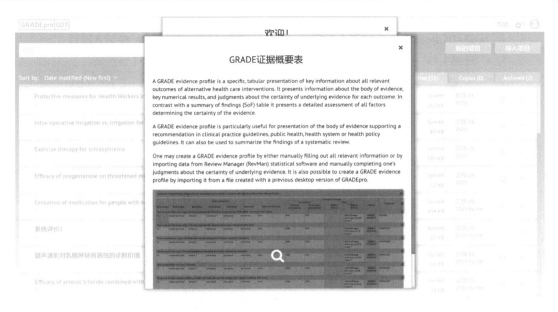

图 25-2　证据概要表呈现样式

一、GDT 项目的导入和新建

　　GDT 工具可手工录入亦可直接导入文件。首先点击界面右上角导入项目（图 25-3），然后点击从 GRADEpro 或 RevMan 中选择文件导入（图 25-4），支持导入的文件可以是 Review Manager 5 软件生成的.rm5 文件（图 25-5），也可是原 GRADEpro 软件生成的.grd 文件。选中文件后，点击 Next（下一步），选择需要进行分级的问题（图 25-6）

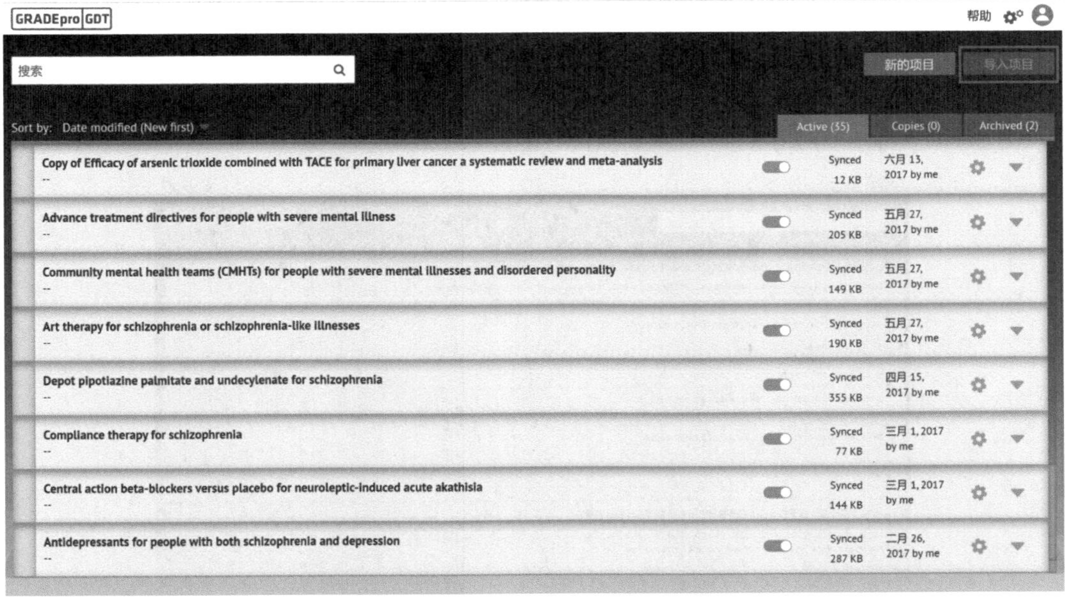

图 25-3　导入项目

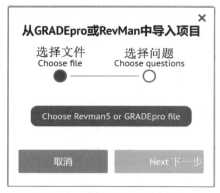

图 25-4　选择导入文件（1）

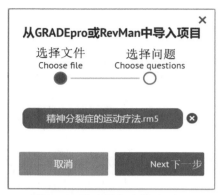

图 25-5　选中导入文件（2）

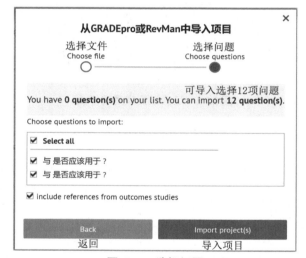

图 25-6　选择问题

　　如果暂无相应文件，则需要点击右上角新的项目（图 25-7），出现创建新的项目窗口，录入项目名称，点击 Create project（创建项目）完成新项目的建立（图 25-8）。

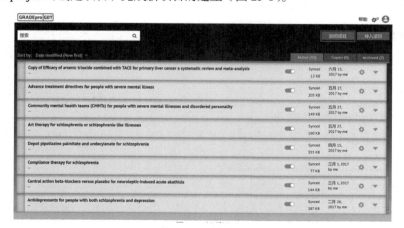

图 25-7　新项目

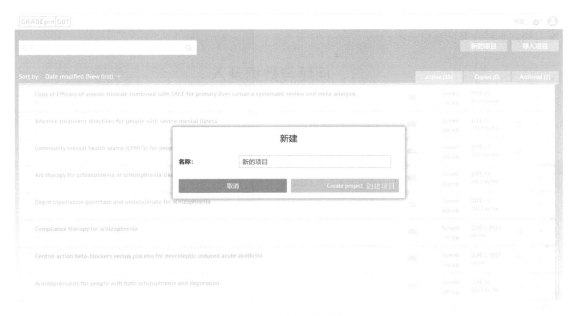

图 25-8　创建新项目

　　项目操作页面（图 25-9）分为左右两栏，左边是项目栏，从上至下分别是：任务栏目可以制订具体的工作计划及备忘提醒；团队栏目可以录入研究成员名单及利益冲突；范围栏目共分为三个部分，常规内容、问题和结局指标。常规内容部分可以录入该系统评价的题目、目的、目标人群、卫生保健机构等相关内容；问题部分共包含 7 个步骤：初始草案、头脑风暴、完成清单、优先排序、申请批准、批准清单和已完成；结局指标部分可以创建自己认为应该考虑的结局指标列表，并进行申请；参考文献栏目可以对指南制订过程中的参考文献进行记录；预后栏目中可以对疾病的预后情况进行描述；对照栏目为该网络工具的核心部分，证据质量评价即在此栏目下完成；文件区栏目可以进一步填写该系统评价或指南

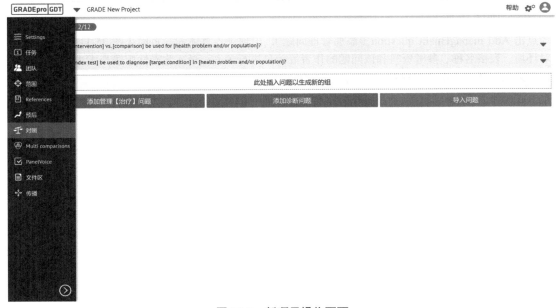

图 25-9　新项目操作页面

的标题、作者、潜在利益冲突报告、评审小组等具体信息；传播栏目是对研究结果进行初步展示和传播。页面右侧则是操作及信息显示栏。

二、问题与数据录入

对于直接导入的项目，系统评价包含的问题比较会自动在对照中呈现，大部分数据已自动填充（图25-10），补充空缺数据后进行证据质量评价即可。

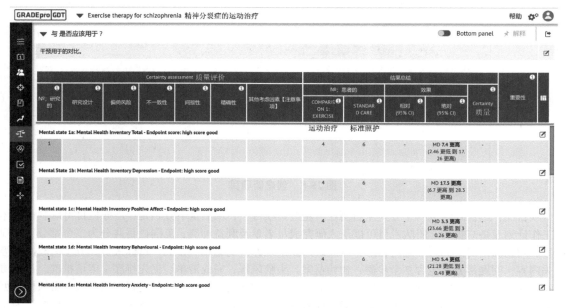

图 25-10　导入项目自动填充数据

（一）干预性系统评价

点击 Add management question（添加管理问题），出现录入具体问题页面（图 25-11），根据提示内容对环境、表格名称、参考资料和该问题的作者等信息进行录入，录入弥漫性腹膜炎术中灌洗与不灌洗的比较案例问题后点击右侧保存。

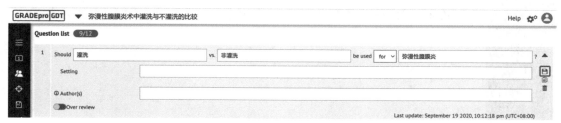

图 25-11　管理问题录入界面

点击保存后，则进入添加结局页面（图 25-12）。点击添加结局指标即可录入结局指标相关信息。首先录入结局指标名称，其次选择对应的结局类型，类型共分为四类，分别是连续性结局、二分类结局、时间相关事件结局和叙述性结局，最后对是否合并和随访时间进行选择填写后保存。

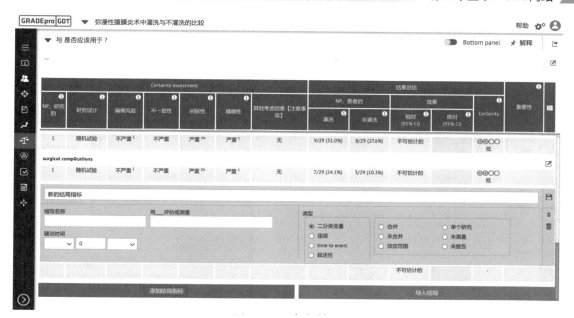

图 25-12　添加新结局

　　点击"No；研究的"（研究数目）下方空白栏，可输入系统评价纳入原始研究的数量；点击研究设计下方空白栏，可以选择研究类型为随机对照试验和观察性研究；再点击每个升降级栏目下方空白栏，即可进行 5 个降级因素和 3 个升级因素的证据质量评估，对于需要降级的因素，需要点击右键录入升降级的Explanations（解释）和 References（参考文献）（如有必要），点击右上角 Bottom panel（底部按钮）按钮可显示所有升降级解释（图 25-13）。

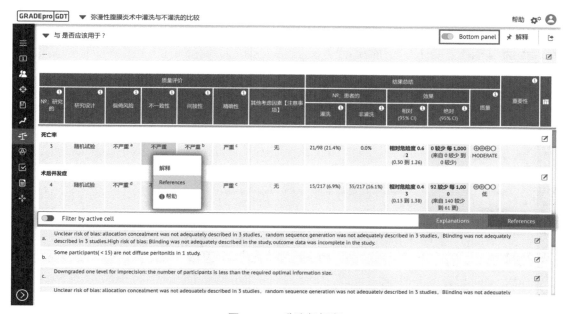

图 25-13　升降级解释

　　完成评价后，即可直接出现证据等级。在"No；患者的"（患者数量）与效果两个单元格下可以录入纳入研究的病例数、相关效应量及可信区间，在重要性表格中选择结局指标重要性分级，即可完成信息的录入。录入信息之后可点击右上角的图标对表格类型进行修改（图 25-14）。

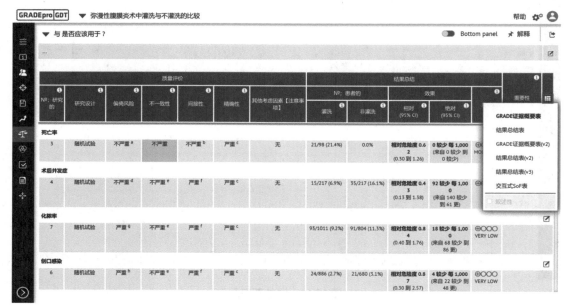

图 25-14　管理问题表格类型修改界面

（二）诊断准确性试验系统评价

点击添加诊断问题，出现录入具体问题页面（图 25-15），根据提示内容对待评价诊断性试验、参考诊断性试验、诊断的疾病和适用的人群环境、诊断切点、表格名称和该问题的作者等信息进行录入，录入完成后点击右侧保存。再次点击保存，则直接进入证据分级界面（图 25-16）。首先选择敏感度和特异度数据的来源，共分为三种来源，分别是来自单个研究、合并的研究结果和研究范围，录入灵敏度或特

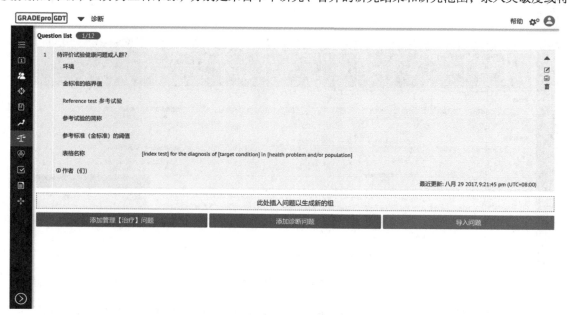

图 25-15　诊断问题录入界面

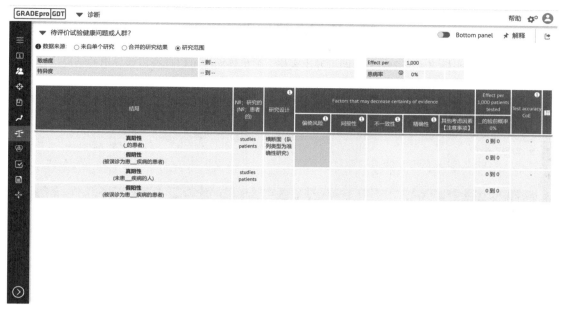

图 25-16　诊断证据质量分级界面

异度数值和可信区间，再点击患病率后的空格，录入诊断的疾病的患病率（验前概率）。在"No；研究的"（研究数量）和"No；患者的"（患者数量）单元格下可以录入纳入研究数和病例数；点击研究设计下方空白栏，可以选择研究类型，之后即可直接出现真阳性、假阴性、真阴性和假阳性的病例数。分别点击每个降级栏目和其他考虑因素下方空白栏，即可进行 5 个降级因素和 3 个升级因素的证据质量评估，点击右键可录入升降级的解释；点击打开 Show references（显示参考文献）可以对升降级解释进行显示查看，完成评价后，即可直接出现证据等级。录入信息之后可点击右上角的图标对表格类型进行修改（图 25-17）。

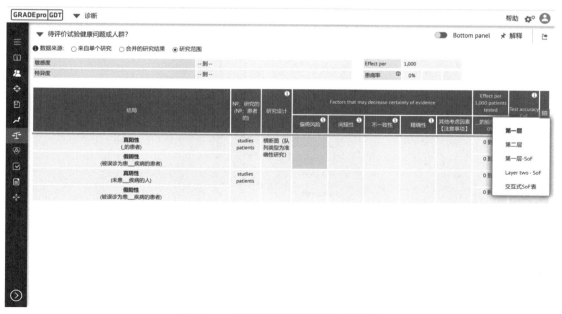

图 25-17　诊断问题表格类型修改界面

三、证据分级结果的导出

点击右上角箭头标志（图 25-18），即可导出表格。弹出界面中可以选择需要导出的结局指标，若同时完成了多个结局指标的分级，可以点击"全选"，选择全部导出，也可以点击前方的小方格，只导出需要的结局指标（最多 7 项）；导出的格式可选择 word 格式、pdf 格式或者网页格式；导出的表格可以选择方向为横向或纵向（图 25-19）。

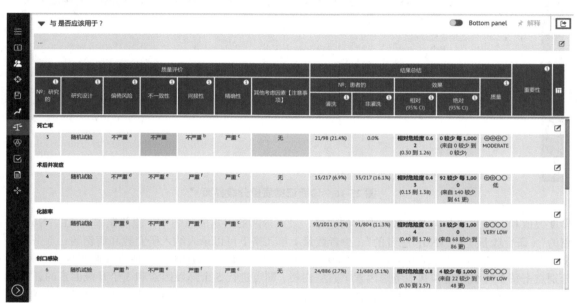

图 25-18 证据分级结果导出标志

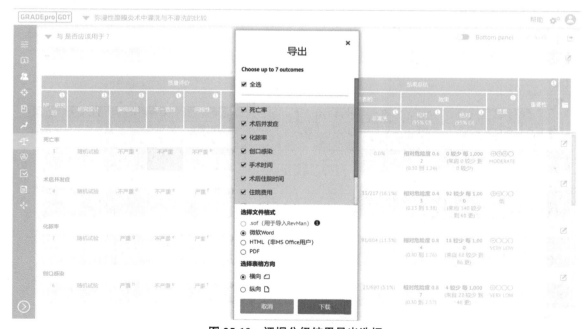

图 25-19 证据分级结果导出选择

　　GDT 在线工具可辅助进行指南推荐意见的证据决策表的形成，点击左侧对照分组下的推荐意见，即可出现指南推荐意见形成相关信息录入页面（图 25-20），该界面共包含 5 个部分：Question（问题）、Assessment（评估）、Summary of Judgements（结果总结）、Type of Recommendation（推荐意见类型）和 Conclusions（结论）。Question 部分主要呈现指南 PICO 和背景等信息。Assessment 部分主要包含 Problem（问题）、Desirable Effects（预期效果）、Undesirable Effects（不良效果）、Certainty of evidence（证据可信度、Values（价值观）、Balance of effects（效果利弊平衡）、Resources required（所需资源）、Certainty of evidence of required resources（所需资源的证据可信度）、Cost effectiveness（成本效果）、Equity（公平性）和 Acceptability（可接受性）等 12 条内容，必须对每一条做出详细的判断，点击 Detailed Judgements 可以查看具体的判断结果，其中包含专家组讨论、每一个具体问题的评价以及该标准的最终评价结果；研究证据部分可以对系统收集的现有最佳研究证据进行总结以形成最终决策。点击研究证据下方空白处，可以填写证据总结，添加链接和参考文献，也可以点击 insert 插入结果总结表或图像，更为细致地呈现证据现状；其他注意事项【考虑因素】部分可以填写其他支持或证明决策的信息和注意事项，如专家意见、项目经验和逻辑假设等。具体判断结果部分会用蓝色模块呈现评价结果，让使用者对评价结果一目了然（图 25-21）。Conclusions 部分则需要最终对推荐意见的类型、内容、理由及注意事项等内容进行阐述。完成所有信息的填写录入后，点击右上角的导出按钮，即可导出证据决策表，导出时同样可以对导出格式、表格方向进行选择（图 25-22）。

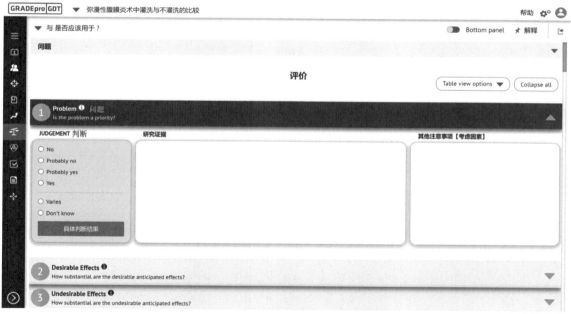

图 25-20　证据决策表的 Assessment 界面

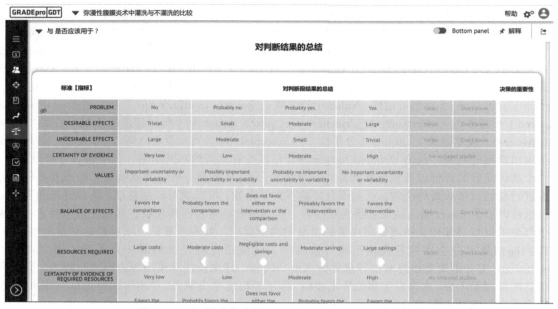

图 25-21　证据决策表的 Summary of judgements 界面

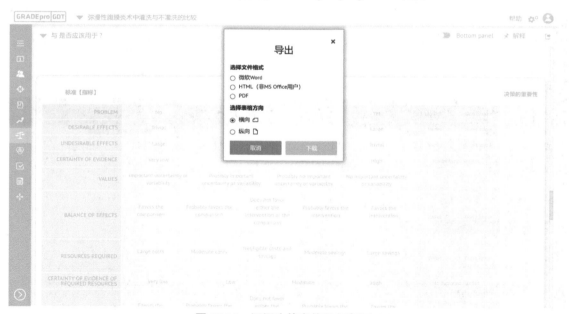

图 25-22　证据决策表的导出界面

第二十六章 CINeMA 软件

第一节 简 介

CINeMA（Confidence In Network Meta-Analysis）是 2014 年由瑞士伯尔尼大学 Salanti 等学者开发并在 2019 年进一步完善的一款在线的网状 Meta 分析（network meta-analysis，NMA）证据确信度评估软件，旨在对 NMA 进行证据质量分级，帮助证据使用者了解 NMA 效应估计值接近真实值的把握度，即了解 NMA 结论的真实性和可靠性。与标准的推荐分级、评估、制定与评价（grading of recommendations，assessment，development and evaluations，GRADE）证据分级标准不同，CINeMA 将 NMA 作为一个整体，综合考虑研究内偏倚（with-study bias）、研究间偏倚（reporting bias）、间接性（indirectness）、不精确性（imprecision）、异质性（Heterogenity）和不一致性（incoherence）6 个领域对 NMA 证据确信度进行分级。CINeMa 系统调用 R 语言中 netmeta 软件包生成 NMA 贡献矩阵，基于每项纳入研究对 NMA 结果的贡献程度评估 NMA 的研究内偏倚和间接性。根据用户定义的规则，系统将每个领域根据其存在偏倚的严重程度分为不严重、严重和非常严重 3 个等级，总体证据确信度分为高、中、低和极低四个等级。在必要的时候，用户可对自动分级结果进行手动调整。

CINeMA 是一款用 JavaScript 语言编写，Docker 容器化部署，与 R 软件相链接的 Web 应用程序，源代码可在 https：//github.com/esm-ispm-unibe-ch/cinema 获得。由于可直接在网页进行数据分析操作，充分体现其方便简捷性，从而高效满足用户需求。

第二节 下载和安装

CINeMa 是一款在线、免费和开源的证据确信度分级的在线软件，网页地址为：https：//cinema.ispm.unibe.ch。

第三节 证据分级操作

在浏览器输入网址后可跳转至 CINeMA 软件首页（图 26-1），页面右上角展示了软件整体设置、六个证据分级领域，即从左往右依次为研究内偏倚（偏倚风险）、研究间偏倚（发表偏倚或报告偏倚）、间接性、不精确性、异质性和不一致性，以及证据确信度分级结果。点击页面下方"MY PROJECTS"菜单，用户可上传数据集文件（".csv"文件格式），也可上传先前在软件中创建的项目文件（".cnm"文件格式）（图 26-2）。

一、数 据 上 传

CINeMa 软件可上传长数据格式（每行代表一个治疗臂，表 26-1）、宽数据格式（每行代表一个研究，表 26-2）和逆方差（Inverse Variance，表 26-3）格式的二分类数据、连续型数据和生存数据。其中，若数据为生存数据或仅报告了组间效应估计值的数据，可以用"逆方差"数据格式。上传的数据还应包含每个纳入研究的总体偏倚风险和间接性评估数据。偏倚风险是指从研究设计、实施、数据处理和分析、结果解释各个环节所产生的系统误差，导致研究结果和真实情况之间出现倾向性差异；间接性是指数据与目标研究问题之间存在的偏差。偏倚风险和间接性均可以用 1，2，3 或 L，M，H 来代表低、中、高偏倚风险/间接性。本节以《糖尿病患者服用降压药物和安慰剂后疾病发生率的网状 Meta 分析》(*A network meta-analysis of disease incidence after taking antihypertensive drugs and placebo in patients with diabetes mellitus*) 一文中数据为例，介绍 CINeMA 具体操作流程和证据分级 6 个领域的降级规则。

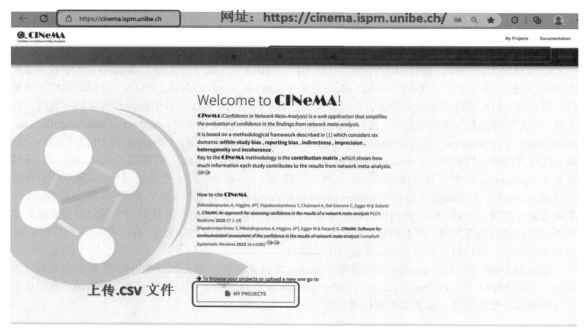

图 26-1　CINeMA 登录界面

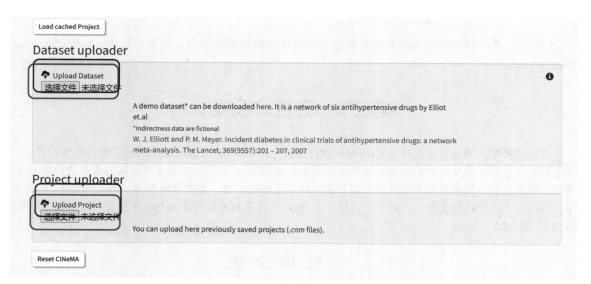

图 26-2　上传数据界面

表 26-1　长格式——二分类数据和连续型数据格

二分类数据						连续型数据						
id	t	r	n	rob	indirectness	id	t	y	sd	n	rob	indirectness
1	A	5	12	2	1	1	A	5	5	12	2	1
1	B	7	15	2	1	1	B	7	6	15	2	1
2	A	6	9	3	2	2	A	6	7	9	3	2
2	B	7	10	3	2	2	B	7	8	10	3	2
2	C	2	8	3	2	2	C	2	9	8	3	2

注：id. 研究序号；t. 干预措施；r. 事件发生数（二分类数据）；n. 样本量；y. 均数（连续型变量）；*sd*. 标准差（连续型变量）；rob. 偏倚风险，1、2 和 3 分别代表低、中和高偏倚风险；indirectness. 间接性，1、2 和 3 分别代表低、中和高间接性

表 26-2　宽格式——二分类数据和连续型数据格式

二分类数据								连续型数据									
id	t1	r1	n1	t2	r2	n2	rob	indirectness	id	t1	y1	sd1	n1	t2	y2	sd2	n2	rob	indirectness
1	A	5	12	B	7	15	2	1	1	A	5	5	12	B	7	6	15	2	1
2	A	6	9	B	7	10	3	2	2	A	6	7	9	B	7	8	10	3	2
2	A	6	9	C	2	8	3	2	2	A	6	7	9	C	2	9	8	3	2
2	B	7	10	C	2	8	3	2	2	B	7	8	10	C	2	9	8	3	2

注：id. 研究序号；t1 和 t2. 干预措施 1 和干预措施 2；r1 和 r2. 干预措施 1 和干预措施 2 的事件发生数（二分类数据），n1 和 n2. 干预措施 1 和干预措施 2 的样本量；y1 和 y2. 干预措施 1 和干预措施 2 的平均数；sd1 和 sd2. 干预措施 1 和干预措施 2 的标准差；rob. 偏倚风险，1、2 和 3 分别代表低、中和高偏倚风险；indirectness. 间接性，1、2 和 3 分别代表低、中和高间接性

表 26-3　"逆方差"数据格式

id	t1	t2	effect	*se*	rob	indirectness
1	A	B	0.5	0.3	2	1
2	B	D	0.8	0.2	1	2
3	A	C	0.7	0.4	3	3

注：id. 研究序号；t1 和 t2. 干预措施 1 和干预措施 2；effect. 效应量；*se*. 标准误；rob. 偏倚风险，1、2 和 3 分别代表低、中和高偏倚风险；indirectness. 间接性，1、2 和 3 分别代表低、中和高间接性

点击"选择文件"在本地选择待评价数据文件（图 26-3），此处以长数据格式二分类数据为例，图 26-4 为数据上传成功后信息预览界面，若需修改数据集命名，可点击"rename"操作；若上传数据信息有误，可点击"Clear project"移除数据集；点击"Save project"可将数据集保存为".cnm"文件，点击"Proceed"则进入下一步。

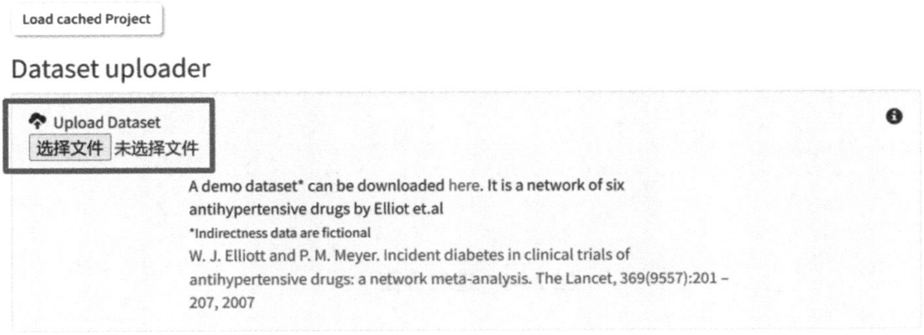

图 26-3　案例数据下载界面

Project details

二分类	Rename
Filename	二分类.csv
Created	8:57 2023/4/25

look at the documentation page for the definition of each field Clear Project

File format and outcome type

Format	long
Outcome	binary

Summary

Studies	22
Interventions	6
Comparisons	14

Save project ⓘ Proceed

图 26-4　案例数据上传显示界面

二、数 据 分 析

数据上传成功点击"Proceed"后可显示网状图，并可设置网状图样式以及定义网状 Meta 分析的统计分析模型与效应量（图 26-5）。

1. 绘制 NMA 网状图　用户可将网状图节点大小或线条宽度设置为相同大小，也可以根据样本量或者纳入研究数量修改；将节点颜色或线条颜色设置为默认颜色，也可根据偏倚风险或间接性修改（图 26-6）。图 26-7 为将节点与线条颜色设置为偏倚风险的网状图。

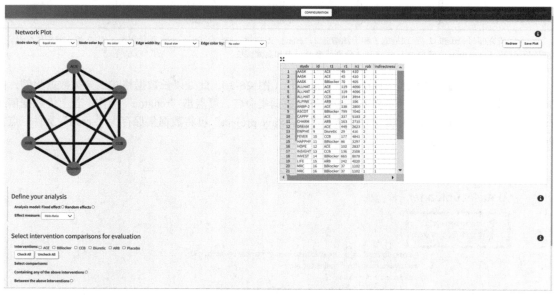

图 26-5　运行界面

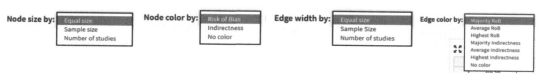

图 26-6　绘制网状图选项界面

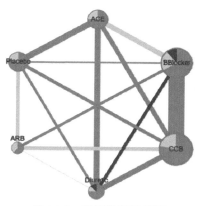

图 26-7　示例数据网状图

2. NMA 合并分析　用户可根据数据特性选择统计分析模型、效应量以及拟比较的干预措施（图26-8）。其中，统计分析模型包括固定效应模型或随机效应模型；效应包括针对二分类数据的效应量比值比（odds ratio，OR）、相对危险（risk ratio，RR）和率差（risk difference，RD）；连续型数据的效应量均值差（mean difference，MD）和标准化均值差（standard mean difference，SMD）。此外，用户可通过"Check All"全选数据中可比较的干预措施，也可根据需求逐一点选。

完成以上选项操作后，点击左下角"Set up your evaluation"菜单（图26-8），出现进度条表明加载NMA列联表结果，可下载并保存为".csv"文件格式（图26-9）。CINeMA还提供了贡献矩阵结果，包括每个研究和每个直接比较对每个比较组NMA结果的贡献度，该结果可用于后续研究内偏倚和间接性的评估。

三、证据确信度分级

1. 研究内偏倚评估　导出分析结果后点击"Proceed"，跳转至"Whitin-Study bias"评估界面（图26-10）。

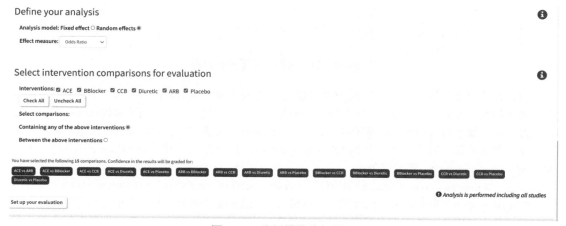

图 26-8　分析模块选择界面

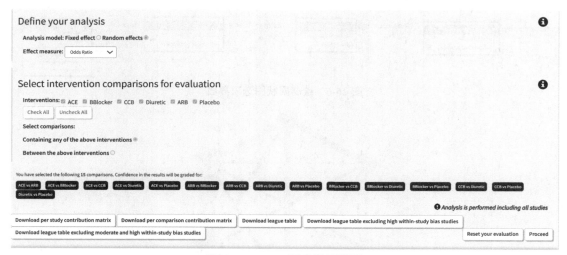

图 26-9　NMA 列表结果界面

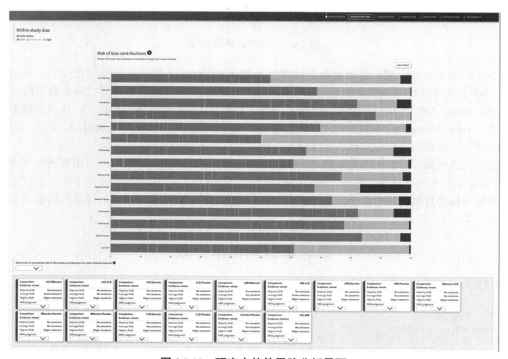

图 26-10　研究内偏倚风险分析界面

　　研究内偏倚解释为每个比较组总体的偏倚风险：结合每个研究的偏倚风险和每个研究对 NMA 结果的贡献度来评估。针对每个对比组，均绘制了一个条形图，图中红、黄、绿色分别代表高、中、低偏倚风险，红、黄、绿色所占的比例是基于每个高、中、低偏倚风险研究对该比较组 NMA 结果的贡献度形成。每个比较组的偏倚风险可判定为不严重（no concern，不降级）、严重（some concern，降一级）和非常严重（major concern，降两级）。

　　图下方 "Select how to summarize risk of bias across contributions for each network estimate" 设有三个选项："Majority RoB" 根据每组干预对照中占有最大百分比的偏倚风险（每个条形中绿色、黄色和红色之间的最大块）；"Highest RoB" 根据每个柱中的最高偏倚风险确定；"Average RoB" 根据每个偏倚水平的研究百分比，使用加权平均数对每组干预对照的偏倚风险进行评估（图 26-11）。

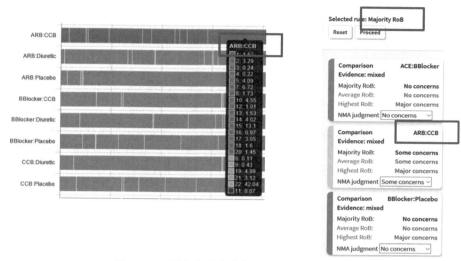

图 26-11　研究内偏倚分析不同干预选项界面

2. 研究间偏倚评估　点击"Proceed"，页面跳转至"Reporting bias"评估界面（图 26-12）。研究间偏倚是指由于发表偏倚、时滞偏倚、选择性非报告偏倚或纳入研究不具有代表性样本而产生的偏倚，用户可点击按钮设置为全部为低偏倚风险，中等偏倚风险或高偏倚风险（图 26-13）。研究间偏倚降级标准见表 26-4。

图 26-12　研究间偏倚跳转界面

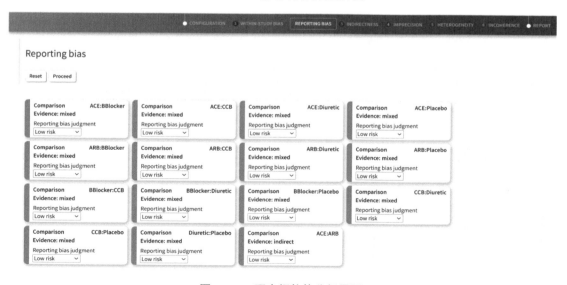

图 26-13　研究间偏倚分析界面

表 26-4　研究间偏倚降级标准

是否降级	降级标准
可疑（降级）	①未纳入未发表研究或者灰色文献数据；②Meta 分析时基于少数早期阳性研究结果，如上市后的新药，早期证据会夸大药物的疗效或安全性；③某一比较组排除了药厂资助的研究，或主要纳入药厂资助的研究；④先前证据显示存在报告偏倚，如 Turner 等的研究显示了安慰剂对照的抗抑郁临床试验存在发表偏倚
未检测（不降级）	①已纳入未发表研究，且其研究结果与发表研究结果相似；②存在前瞻性的临床实验注册，且发表的全文预注册的方案或研究方案不存在选择性报告；③比较校正漏斗图、回归模型或选择性模型显示纳入的发表研究不存在小样本研究效应

3. 间接性评估　点击"Proceed"跳转至"Indirectness contributions"评估页面（图 26-14）。"间接性"与"研究内偏倚"类似，通过导入数据中包含的每个研究的间接性评估结果，CINeMa 结合每个研究对每个对比组的贡献度，绘制条形图，用户根据每个条形图中存在间接性的研究所占的比例，确定每个对比组是否因间接性而降级。

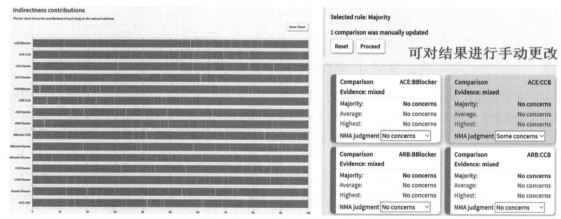

图 26-14　间接性分析结果展示

4. 不精确性评估　点击"Proceed"跳转至"Imprecision"评估界面（图 26-15）。"不精确性"直接通过 NMA 可信区间进行评估，在判断之前，用户需要设置临床最小重要差值（clinical minimal important

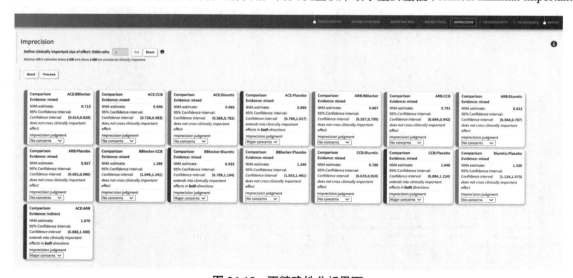

图 26-15　不精确性分析界面

differences，CMID），根据可信区间与无效线和 CMID 是否相交来判定是否存在不精确性。本案例设置其最小临床重要差值为 0.80 和 1.25，可分为三种情形：①若可信区间与 CMID 不相交，则判定为不严重，无须降级；②如可信区间与 CMID 不完全相交，则判定为严重，需降一级；③若可信区间与 CMID 完全相交，则判定为非常严重，需降两级（图 26-16）。

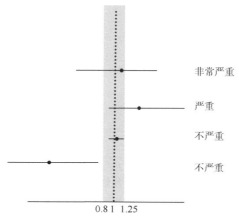

图 26-16　不精确性评估原理

5. 异质性评估　点击"Proceed"跳转至"Heterogeneity"评估界面（图 26-17）。异质性评估结合 CMID、NMA 可信区间和预测区间进行评估。若 NMA 可信区间和预测区间均未与 CMID 相交，可判定为不严重，无须降级；若 NMA 可信区间或预测区间与 CMID 不完全相交，则判定为严重，需降一级；若 NMA 预测区间和可信区间均与 CMID 完全相交，则判定为非常严重，需降两级（图 26-18）。

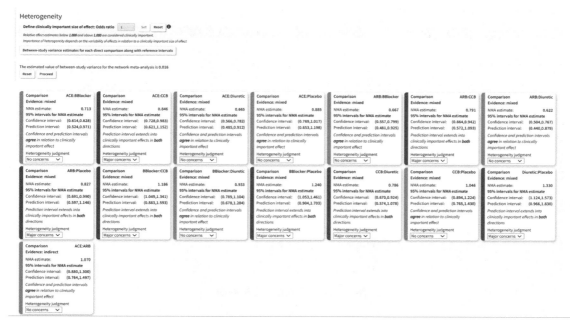

图 26-17　异质性分析界面

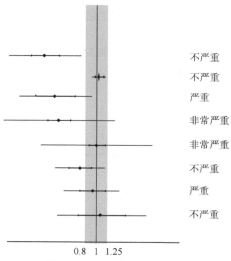

图 26-18　异质性评估原理

6. 不一致性评估　点击"Proceed"跳转至"Incoherence"评估界面（图 26-19）。不一致性是指直接证据和间接证据之间存在的差异，CINeMA 可实现对网络整体不一致性和局部不一致性的评估。其中，局部不一致性即对每个同时存在直接证据和间接证据的比较组进行不一致性检测，CINeMA 可计算生成 NMA、直接证据和间接证据的效应估计值，以及直接证据和间接证据的相对比值，和不一致性的 P 值（图 26-20）。不一致性的评估存在 3 中情形：①若 NMA 直接证据和间接证据的效应估计值区间均未与 CMID 相交，可判定为不严重，无须降级；②若 NMA 直接证据或间接证据的效应估计值区间与 CMID 相交，则判定为严重，需降一级；③若 NMA 直接证据和间接证据效应估计值区间均与 CMID 相交，则判定为非常严重，需降两级（图 26-21）。

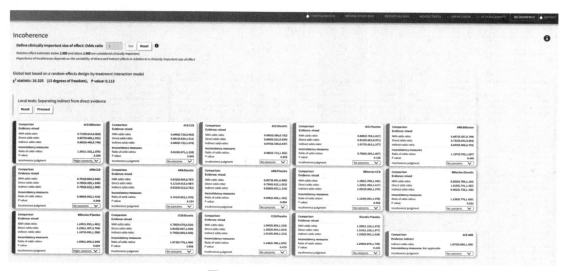

图 26-19　不一致性分析界面

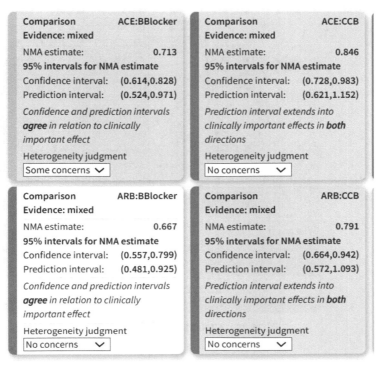

图 26-20　局部不一致性检测

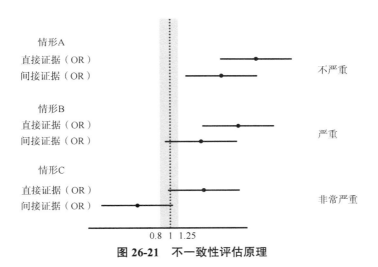

图 26-21　不一致性评估原理

7. 呈现证据分级结果　点击"Report"可查看 NMA 证据确信度分级的最终结果（图 26-22），该报告将混合效应证据（即同时存在直接证据和间接证据的比较组）和间接证据分开呈现。用户可通过点击菜单"Download Report"将最终报告下载为".csv"文件。此外，如有需要，用户可通过下拉菜单手动修改证据分级结果。

Comparison	Number of Studies	Within-study bias	Reporting bias	Indirectness	Imprecision	Heterogeneity	Incoherence	Confidence rating
			Mixed evidence					
ACE vs BBlocker	3	Some concerns	Undetected	No concerns	No concerns	No concerns	Some concerns	Low
ACE vs CCB	3	No concerns	Suspected	Some concerns	No concerns	Some concerns	No concerns	Very low
ACE vs Diuretic	2	No concerns	Suspected	No concerns	No concerns	No concerns	No concerns	Low
ACE vs Placebo	3	No concerns	Undetected	No concerns	Some concerns	No concerns	No concerns	Moderate
ARB vs BBlocker	1	No concerns	Undetected	No concerns	No concerns	No concerns	No concerns	High
ARB vs CCB	1	Some concerns	Undetected	No concerns	No concerns	Some concerns	No concerns	Low
ARB vs Diuretic	1	No concerns	Suspected	No concerns	No concerns	No concerns	No concerns	Low
ARB vs Placebo	2	No concerns	Undetected	No concerns	No concerns	Some concerns	No concerns	Moderate
BBlocker vs CCB	5	No concerns	Undetected	No concerns	No concerns	Some concerns	No concerns	Moderate
BBlocker vs Diuretic	2	No concerns	Suspected	No concerns	Some concerns	Some concerns	No concerns	Very low
BBlocker vs Placebo	1	No concerns	Undetected	No concerns	No concerns	Some concerns	Some concerns	Low
CCB vs Diuretic	2	No concerns	Undetected	No concerns	No concerns	Some concerns	No concerns	Moderate
CCB vs Placebo	1	No concerns	Undetected	No concerns	Some concerns	Some concerns	No concerns	Low
Diuretic vs Placebo	3	No concerns	Undetected	No concerns	No concerns	Some concerns	No concerns	Moderate
			Indirect evidence					
ACE vs ARB	--	No concerns	Undetected	No concerns	Some concerns	Some concerns	No concerns	Low

图 26-22　CINeMA 证据分级示意图

参 考 文 献

[1] 郑明华. Meta 分析软件应用与实例解析[M]. 北京：人民卫生出版社，2013.

[2] 罗杰，冷卫东. 系统评价/Meta 分析理论与实践[M]. 北京：军事医学科学出版社，2013.

[3] 曾宪涛. 应用 STATA 做 Meta 分析[M]. 北京：军事医学科学出版社，2014.

[4] 曾宪涛，何明武. 诊断准确性试验 Meta 分析软件一本通[M]. 北京：军事医学科学出版社，2014.

[5] 张天嵩，董圣杰，周支瑞. 高级 Meta 分析方法——基于 Stata 实现[M]. 上海：复旦大学出版社. 2015.

[6] 曾宪涛，张超. R 与 Meta 分析[M]. 北京：军事医学科学出版社，2015.

[7] 田金徽，陈杰峰. 诊断试验系统评价/Meta 分析指导手册[M]. 北京：中国医药科技出版社，2015.

[8] 曾宪涛，任学群. 应用 STATA 做 Meta 分析[M]. 2 版. 北京：中国协和医科大学出版社，2017.

[9] 田金徽，李伦. 网状 Meta 分析方法与实践[M]. 北京：中国医药科技出版社，2017.

[10] 杨克虎，田金徽. 循证医学证据检索与评估[M]. 北京：人民卫生出版社，2018.

[11] 杨克虎，李秀霞，拜争刚. 循证社会科学研究方法：系统评价与 Meta 分析[M]. 兰州：兰州大学出版社，2018.

[12] 曾宪涛，任学群. 分子流行病学研究与系统评价 Meta 分析[M]. 北京：中国协和医科大学出版社，2018.

[13] 詹思延. 系统综述与 Meta 分析[M]. 北京：人民卫生出版社，2019.

[14] 孙鑫，杨克虎. 循证医学[M]. 2 版. 北京：人民卫生出版社，2021.

[15] 陈耀龙. GRADE 在系统评价和实践指南中的应用[M]. 2 版. 北京：中国协和医科大学出版社，2021.

[16] 张天嵩，李博，钟文昭. 实用循证医学方法学[M]. 3 版. 长沙：中南大学出版社，2021.

[17] Shokraneh F，Russell-Rose T. Lessons from COVID-19 to future evidence synthesis efforts：first living search strategy and out of date scientific publishing and indexing industry（submitted）[J]. Journal of Clinical Epidemiology，2020，123：171-173.

[18] Rybinski M，Karimi S，Nguyen V，et al. A2A：a platform for research in biomedical literature search[J]. BMC Bioinformatics，2020，21（Suppl 19）：572.

[19] Councill IG，Giles CL，Kan MY. ParsCit：an Open-source CRF Reference String Parsing Package[C]. 6 th International Conference on Language Resources and Evaluation，2008：661-667.

[20] van Eck NJ，Waltman L. Citation-based clustering of publications using CitNetExplorer and VOSviewer[J]. Scientometrics，2017，111（2）：1053-1070.

[21] Bramer WM，Giustini D，Kramer BM. Comparing the coverage，recall，and precision of searches for 120 systematic reviews in Embase，MEDLINE，and Google Scholar：a prospective study[J]. Systematic Reviews，2016，5：39.

[22] Van DSR，De BJ，Schram R，et al. An open source machine learning framework for efficient and transparent systematic reviews[J]. Nature Machine Intelligence，2021，3（2）：125-133.

[23] Ouzzani M，Hammady H，Fedorowicz Z，et al. Rayyan-a web and mobile app for systematic reviews[J]. Systematic Reviews，2016，5（1）：210.

[24] Adams CE，Polzmacher S，Wolff A. Systematic reviews：work that needs to be done and not to be done[J]. Journal of Evidence Based Medicine，2013，6（4）：232-235.

[25] Tsou AY，Treadwell JR，Erinoff E，et al. Machine learning for screening prioritization in systematic reviews：comparative performance of Abstrackr and EPPI-Reviewer[J]. Systematic Reviews，2020，9（1）：73.

[26] Hamel C，Kelly SE，Thavorn K，et al. An evaluation of DistillerSR's machine learning-based prioritization tool for title/abstract screening - impact on reviewer-relevant outcomes[J]. BMC Medical Research Methodology，2020，20（1）：256.

[27] Munn Z，Aromataris E，Tufanaru C，et al. The development of software to support multiple systematic review types：the Joanna Briggs Institute System for the Unified Management，Assessment and Review of Information（JBI SUMARI）[J]. Inernational Journal of Evidence-Based Healthcare，2019，17（1）：36-43.

[28] McGuinness LA，Higgins JPT. Risk-of-bias VISualization（robvis）：An R package and Shiny web app for visualizing risk-of-bias assessments[J]. Research Synthesis Methods，2021，12（1）：55-61.

[29] Drevon D，Fursa SR，Malcolm AL. Intercoder Reliability and Validity of WebPlotDigitizer in Extracting Graphed Data[J]. Behavior Modification，2017，41（2）：323-339.

[30] Zhou X，Cao Q，Orfila C，et al. Systematic Review and Meta-Analysis on the Effects of Astaxanthin on Human Skin Ageing[J]. Nutrients，2021，13（9）：2917.

[31] Kyriacopoulou T，Martineau C，Martinez C. UNITEX/GRAMLAB：plateforme libre basée sur les lexiques et des grammaires pour le traitement des corpus textuels[J]. Revue des Nouvelles Technologies de l'Information，2018：467-470.

[32] Clark J，Glasziou P，Del Mar C，et al. A full systematic review was completed in 2 weeks using automation tools：a case study[J]. Journal of clinical epidemiology，2020，121：81-90.

[33] Graham K. TechMatters："Qiqqa" than you Can Say Reference Management：A Tool to Organize the Research Process[J]. LOEX Quarterly，2013，40（1）：3.

[34] Haddaway NR，Page MJ，Pritchard CC，et al. PRISMA2020：An R package and Shiny app for producing PRISMA 2020-compliant flow diagrams，with interactivity for optimised digital transparency and Open Synthesis[J]. Campbell Systematic Reviews，2022，18（2）：e1230.

[35] Torres M，Adams CE. RevManHAL：towards automatic text generation in systematic reviews[J]. Systematic reviews，2017，6（11）：27.

[36] Živančević K，Baralić K，Jorgovanović D，et al. Elucidating the influence of environmentally relevant toxic metal mixture on molecular mechanisms involved in the development of neurodegenerative diseases：In silico toxicogenomic data-mining[J]. Environmental Research，2021，194：110727.

[37] Schuemie MJ，Kors JA. Jane：suggesting journals，finding experts[J]. Bioinformatics，2008，24（5）：727-728.

[38] J Graph Ltd. Draw.io is a free Flowchart and diagram creation software[EB/OL].（2019-9-7）[2023-5-31]. https：//www.ghacks.net/2019/09/07/draw-io-free-flowchart-creation-software-windows-linux-macos/.

[39] Visser，E. Performing systematic literature reviews with Researchr：Tool demonstration[EB/OL].（2010-12-31）[2022-5-31]. https：//repository.tudelft.nl/islandora/object/uuid：22b480a7-d09e-4ae6-abe7-9a5769e03c2b?collection=research

[40] Grossetta NHK，Wang L. The Yale MeSH Analyzer[EB/OL].（2023-1-1）[2022-5-31]. http：//mesh.med.yale.edu.